シリーズ日米医学交流 No.14

放射線科診療にみる 医学留学への パスポート

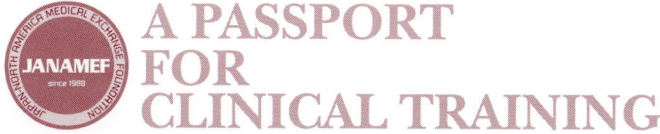

A PASSPORT
FOR
CLINICAL TRAINING

公益財団法人 日米医学医療交流財団／編

はる書房

巻頭言

　日米医学医療交流財団は1988年に創設されましたが，『医学留学へのパスポート』は創立10周年を記念して発刊が開始され，今では財団の活動の柱の1つになっています．

　第1巻の「アメリカ・カナダ医学留学へのパスポート」から第5巻までは，対象を医学から看護・歯学・薬学と広げながら，医療系留学のための一般的な手引書として刊行してきましたが，第6巻の『小児医療にみる医学留学へのパスポート』からは臨床医学の各専門領域別に焦点を当て，その留学体験や留学後の活躍についての特集をしています．留学準備や体験について書かれた単発の類書は珍しくありませんが，このような領域別の留学案内が『医学留学へのパスポート』の最大の特徴となっています．

　最近の特集は，第9巻「感染症」(2009)，第10巻「外科」(2010)，第11巻「女性医師のための医学留学」(2011)，第12巻「麻酔科」(2012)，第13巻「『MPH（Master of Public Health）留学」(2013)で，このシリーズは国際交流に関心のある大学・病院に保存版として揃えていただくと非常に有用だと思います．

　シリーズ14巻目となる今回のテーマは放射線科で，聖マリアンナ医科大学の中島康雄教授に企画をお願いしました．

　放射線科は，他の診療科に比べて日米の研修体制の差が大きい専門領域のひとつです．放射線診断医と放射線治療医の2つがまったく異なったプログラムで動いていること，放射線診断学の各項目（胸部，消化器，泌尿器，骨軟部，小児，神経，超音波検査，血管撮影・IVR，乳房，核医学，救急医療など）の細かいカリキュラムに沿って数カ月ごとの研修を受けるシステムが確立していること，診断医としての守備範囲の広さと責任の重さなどです．

　さらには，放射線科のレジデンシーに入ることは外国の医学部卒業生に

とっては極めて困難ですが，それでもまったく不可能ではないこと，レジデンシーには入れなくても様々なルートでリサーチフェローはもちろん，クリニカルフェローへの道も探せば見つけられるということなどが，様々な経験を経て現在様々なポジションで働いている執筆者の方々の体験記をお読みいただければわかると思います．

　また，海外留学の意義は，専門領域の臨床能力が身に付くだけではありません．例えば，海外で生活することによって国際人としての第一歩を踏み出せますし，日本の良さをあらためて見直す機会にもなります．逆に，海外に出て様々な国々の人たちと混じり合ってみると，混じり合うことの少ない日本のシステムの問題も痛感させられます．私自身も留学経験は人生観に大きな影響を与えました．おそらく今回の多くの執筆者にとっても同様であろうと想像します．それだけに，その筆にも力がこもっています．

　最後に，多くの筆者が日本からの留学生の受け入れを歓迎し，サポートすることを表明してくださっています．読者諸氏にお願いしておきたいことは，自分が頼るときだけ色々とお願いをして，後は梨のつぶてになることが決してないようにしていただきたいということです．感謝の表明（今の時代はメールでよい），経過の報告といった礼を失しないようにしていただきたいと思います．また留学はバラ色の経験だけではありません．途中で挫折して帰ってくる人もあります．1人の留学の成功は多くの人のサポートのお蔭であることは間違いありません．そのことを留学経験者は忘れないで，その気持ちを後に続く後輩たちへのサポートに生かしていただきたいと思います．

　本書が，一人でも多くの人の放射線科留学のお役に立つことを祈念しています．

2014年10月　　名古屋にて

公益財団　日米医学医療交流財団理事長
伴　信太郎

Contents

巻頭言 ……………………………………………………… 1
　伴　信太郎（公益財団法人 日米医学医療交流財団理事長）

I 部

夢実現への第一歩
　――それぞれの留学体験　PART14――

解説　日本の特徴をどのように生かすか，
より欧米化すべきこととはなにか ………………………… 9
　中島康雄（聖マリアンナ医科大学放射線医学講座教授）

特別寄稿　「さらなる飛躍」を目指した歩み …………… 155
　沼口雄治（聖路加国際病院放射線科特別顧問）

＊

〔臨床留学〕

chapter 1
ターゲットはコミュニティープログラム ……………… 17
　林　大地（イェール大学ブリッジポート病院放射線科）

chapter 2
レジデント2年目で味わう放射線科の醍醐味 ………… 41
　山本翔太（カリフォルニア大学ロサンゼルス校放射線科）

chapter 3
世界に日本のIVRを売り込む …………………………… 49
　堀川雅弘（オレゴン健康科学大学ドクター・インターベンショナル研究所）

chapter 4
今なぜ，全画像・24時間即時読影態勢なのか ……………… 67
北之園高志（ノースフィールド・インターナショナル）

chapter 5
フランスそしてアメリカと渡り歩く中で ………………… 83
サラモン典子（カリフォルニア大学ロサンゼルス校放射線科）

chapter 6
原点は"臨床に役立つ放射線科医" ………………………… 95
森谷聡男（アイオワ大学医学部放射線科・神経放射線部門）

chapter 7
フェローとしての再出発から13年を経て ……………… 109
酒井　修（ボストン大学医学部放射線科）

chapter 8
何用あってアイオワに ……………………………………… 127
大橋健二郎（アイオワ大学医学部放射線科）

chapter 9
米国の放射線診断医の日常 ………………………………… 145
河本里美（ジョンズ・ホプキンス大学医学部放射線科）

〔研究留学〕

chapter 10
UCLAでPETを学ぶ ………………………………………… 173
平田健司（カリフォルニア大学ロサンゼルス校）

chapter 11
研究留学と心に留めておくべき10のこと ……………… 189
隈丸（國島）加奈子（ハーバード大学医学部・ブリガムアンドウィメンズ病院放射線科）

chapter 12
自分のため，放射線腫瘍学のために ………………………………… 207
若月　優（放射線医学総合研究所重粒子医科学センター病院）

chapter 13
パッションの先に広がる道
──循環器画像診断を専門にするまで ……………………………… 217
真鍋（大山）徳子（北海道大学病院放射線診断科）

chapter 14
幸運な？出会いの連続 ………………………………………………… 233
齋藤アンネ優子（順天堂大学放射線医学教室放射線治療学講座）

chapter 15
臨床医師の基礎体力
──研究留学のススメ ………………………………………………… 253
中村聡明（京都府立医科大学放射線診断治療学講座）

chapter 16
米国の放射線治療と研究の体験 ……………………………………… 265
石川　仁（筑波大学人間総合科学研究科放射線腫瘍学）

II部

JANAMEF 留学セミナー 2013
── Going Global ?　これからの医師・医学研究者にとっての海外留学の意義──

chapter 01
長期的キャリア形成における卒後"臨床"留学の意義と課題
1. 米国臨床留学中の私からみた今後のキャリア形成 ………… 287
宮田（野城）加菜（ニューヨーク・マウントサイナイ・ベスイスラエル病院内科）

2．市中病院での診療/教育リーダーへの
　キャリア形成からみた卒後臨床留学の意義 296
　　　　本郷偉元（武蔵野赤十字病院感染症科）

chapter 02
長期的キャリア形成における卒後"研究"留学の意義と課題
1．アカデミックなキャリア形成の視点から見た
　海外大学院博士課程進学の意義 301
　　　　若林健二（東京医科歯科大学グローバルキャリア支援室）

■ 資料

資料1　2015年度 JANAMEF 研修・研究,
　　　調査・研究助成募集要項 309
資料2　2014年度　JANAMEF 助成者リスト 316
資料3　助成団体への連絡および，留学情報の問い合わせ先 317

執筆者紹介 319

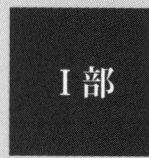

夢実現への第一歩
──それぞれの留学体験 PART 14──

日本の特徴をどのように生かすか，より欧米化すべきこととはなにか

解説

聖マリアンナ医科大学放射線医学講座教授
中島康雄

はじめに

　私の勤務する聖マリアンナ医科大学放射線科は歴史的に留学を奨励し，私自身米国でリサーチフェローとクリニカルスタッフの両方を経験し現在教室運営を行なう立場にある．ここではまず放射線科医の役割，放射線科の日本と米国の違い，その後の進路などについて解説し，私の体験を披露しながら放射線科医として留学する意義について考えてみたい．ご寄稿いただいた先生方の原稿を見ていただく前座としてお読みいただければ幸いである．

日本と米国の放射線科の役割，違い

1) 現代医療と放射線科医

　放射線科医は画像診断，IVR（Interventional Radiology），放射線治療

に分かれて診療している．どの分野においても先端的な画像診断をベースにしているところが共通で画像診断が放射線科医の基礎となる．

　多くの施設で放射線科医は，自ら病棟はもたず基本は臨床各科医師からの依頼に基づいて診療を行なうコンサルタントである．もちろん，直接患者に画像を説明して治療方針を説明することもあり，また IVR や治療ではすべての患者に内容説明から直接介入まで行なっている．しかし，基本は臨床各科の主治医との共同作業で，単科として診療を完結することはない．

　以上のようにわれわれ放射線科医は主治医に働きかけ，当該患者に主治医の技量を超えたより高いレベルの診療を提供するのが使命である．幸い画像診断の精度は格段に向上したため，画像に基づく病態の把握およびその判断は患者の問題点を正確にそして客観的に評価するツールとなった．このようなことから画像診断の専門知識，IVR の技術に長けた放射線科医が現代医療において大きな役割を果たせるようになった．

2）日本の放射線科の特殊性

　日本の画像診断はかつて臨床各科の医師が行なっていた．消化管のバリウムの二重造影法や胸部単純 X 線写真における区域解剖に基づく肺がんの読影技術などは，日本発の世界に冠たる画像診断だが，いずれも放射線科医が開発したものではない．CT，MRI が広く普及するまでは画像診断を専門とする放射線科医という認識は浸透してはいなかった．

　一方，欧米では放射線機器（MRI など非放射線機器を含めて）を用いた検査は放射線科医しか取り扱うことができず，そこから生み出される画像診断は当然放射線科医によるものとする土壌があった．したがって欧米では画像診断と放射線治療は取り扱う機器が異なることもあり放射線科医は二分野に早くから分かれたが，日本では放射線科という診療科は治療と診断両方を行なっている施設が多い．

3）専門医制度の違い

欧米およびその影響の大きい東アジアの先進国では，研修医が専門を選ぶときに"放射線診断医"か"腫瘍放射線科医（放射線治療医）"を最初から決め，その2つはまったく異なったプログラムで動いている．放射線治療医はオンコロジスト（Oncologist）としての教育を受け，がん専門医として認知されている．一方，日本では現在も放射線治療医と診断医は共通の専門医制度の中で存在し，基本診療科である放射線科専門医資格を得たのちに"診断"と"治療"に分かれての研修がスタートするのが原則である．

4）欧米の放射線科医

欧米で放射線科医と言うと，医師の中でもリッチな職業として認知されている．留学時代も娘たちが学校で父はradiologistと言うと，金持ちというレッテルを張られていた．私の留学していたときから20年経ったが，今でもその状況は大きくは変わってはいない．米国の放射線科学会は組織化され政府への働きかけが強力で，日本と比較すると放射線科医の読影に対するドクターフィーが高く設定されていることに起因する．

一方リッチの意味には"労働の割には"という意味も少しあり，オバマケアの影響で放射線科医の収入減少が学会レベルでよく話題になるようになってきてはいる．しかし，臨床的にきわめて重要な科であるという認識に変わりはなく，今でも学生のトップクラスでないと放射線科のプログラムには入れない．

5）海外研修後の日本における進路について

留学前に，帰国後の勤務先あるいは大学医局のひも付きで行くほうが楽であることは今も変わらない．しかし，放射線科医に関しては慢性的な人手不足が続いているため事前に決めてなくても何とかなることが多い．大学病院を含めて多様な人材獲得は組織の活性化に必要であると考える指導

者は多く，希望病院に固執さえしなければ今まで何の関係もなかった大学病院勤務も可能であると思われる．

6）聖マリアンナ医科大学放射線医学講座の取り組み

　進歩の著しい放射線科部門を支えるスタッフには留学をほぼ義務化している．なぜなら海外留学経験は状況変化や新しい考えを柔軟に取り入れ，どのような人ともうまく仕事ができるグローバルな人間養成に有効であると考えているためである．グローバルな人材に英語はやはり必須項目であり，教室でも米国人スタッフを非常勤として雇用し研究や論文作成補助をお願いしている．今後は英語によるコミュニケーション力養成にも関与してもらう予定である．

放射線医として留学する，ということ

　最後に聖マリアンナ医科大学放射線医学講座の強力なコネクションによって診療に携わる立場で，留学の機会が与えられた当時を思いだしながら再度，"放射線科医として留学すること"を考えたい．

2度目の留学は天から降ってきた

　1991年5月の連休明けに私は突然当時の主任教授に呼びだされた．『何かやらかしたかな』と最近の失敗を頭に思い浮かべながら教授室に向かった．部屋に入るといきなり，「7月からアイオア大学に行ってくれないか」と切り出された．

　私自身一度リサーチフェローとしての米国経験があり，その思い出はとてもポジティブであった．何のためらいもなく「わかりました」と答えてしまった．後日聞くところによると教授は，行くはずだった人がいけなくなり先方との約束もあり困っておられた，とのことであった．

　「はい」と言ったのはよいが，出発まで1カ月余りとあまりに時間がないこと，やりかけている仕事はどうするのか，など考えるだけで途方に暮

れたが，何よりも妻や小学校１年と３年の娘に何と説明すればよいのか？これには特に妙案はなく，とにかくその晩に妻に「もうすでに引き受けてしまった」ことを打ち明けた．「せっかくの機会だし米国で一人前の金を稼げる職に就けるという若いときの夢が実現するんだ」と説明したら，「いいんじゃない」と許可をもらい，動揺するので娘に話すのは直前にしよう，と決めた．娘には「ちょっと遠くへ引っ越しだ」と話し，私だけ単身出発し遅れて家族が合流した．

このように私の２回目の留学は自分から獲得したものではなく，天から降ってきたものだった．家族をもっている人なら是非とも家族と一緒に留学したほうがよい．共に喜び，共に苦しむことはその後の長い人生において大きな糧となる．

突然米国現地の小学校に放り込まれ最初は毎日泣いていた娘たちもあっという間に順応し，１年も経てばヒアリングは私よりも確かになっていた．その後娘たちは英語を生かした仕事をすることができるようになり，彼女たちの人生にも大きなインパクトを与えることができた．

米国医療の一端を垣間みた体験

就任早々学生講義，レジデントカンファレンス，セクション会議の主催とチェアマンへの報告など日常診療業務に加えて待ったなしの管理業務が押し寄せた．このころ一時的ではあるが円形脱毛症を患ってしまった．

IVR手技を毎日こなす傍ら救急患者の読影当番が定期的に割り当てられた．業務は"ペナルティボックス"と名付けられた読影コーナーに缶詰め状態とされ，事務員が絶え間なく運んでくる新患の画像フィルムを即読影しレポートするものだった．日本で画像診断も普通に行なっていた自分にとってあまり違和感はなかったが，欧米の教育の中で育ったIVR医にとってはかなりの負担であったと想像する．

ある当番のとき，中心静脈カテーテル挿入後の位置確認のポータブル写真を読影した．カテーテルの位置が深すぎると判断したので，そのことを伝えるために主治医に電話をした．相手は「何cm深い？」と聞いてきた

ので4cmと答えた．しばらくして再びそのときの患者の写真を読影した．するとカテーテルは適切な位置に変更されていた．当時はPACS（Picture Archiving and Communication System：医療用画像管理システム）などない時代でフィルムはずーっと私のそばにあり，主治医が見にきた様子もなかった．電話してみると「4cmと言われたから4cm抜いて固定した，どうだった？」と聞かれた．

　チーム医療，使い古された言葉であるが米国の医療はそれをある形で具現化している．それぞれの役割分担が明確でありオーバーラップしない形で合理的にチームが組まれている．自分で見もしないで見たこともない放射線科医の言うことをそのまま聞いてカテーテルを動かす，極端な例かもしれないが米国医療の一端を垣間見た．

　IVRに関して米国の患者と日本の患者について考えてみる．IVRの術前説明で治療方法，成功率などを説明するが，その際必ず「あなたの治療成績は」と聞かれたことを思い出す．今では日本でも想定される質問だが，当時の日本では経験のない質問であった．

　また，米国の患者は十分な説明さえ行なえば，比較的冷静に判断して合理的に物事を考えてくれることも知った．当時まだ比較的新しい治療手技であったTIPS（Transjugular Intrahepatic Portosystemic Stent Shunt：経皮的肝静脈門脈シャント造設術）を提案したときのことだ．自分もほとんど経験はないが必要な治療であることを説明したところ，納得してもらい治療することができた．

おわりに──日本の医療のよさを知る

　日本の放射線科医が放射線科医として留学することの意味は，日本と米国との違いを実体験として理解して日本のよさを再発見することである．もちろん海外のよさを学び日本の医療をよくするように向かうのを送り出す側のわれわれは望んでいる．

　日本の放射線科の特徴をどのように生かすか，もっと欧米化するべきことは何なのかをぜひ考えてほしい．そして人生の大きなイベントである留

学を家族のイベントとしてとらえ，その経験を最大限生かしてその後の人生を輝かせていただきたい．

chapter 1

林　大地

イェール大学ブリッジポート病院放射線科

ターゲットはコミュニティープログラム

September 1998-July 2004
Medical Student
King's College London School of Medicine

August 2004-July 2005
Surgical and Medical Internship
King's College London Hospitals

August 2005-February 2006
Department of Otolaryngology, Obstetrics and Gynecology Residency Program
Medway Maritime Hospital

September 2009-present
Research Fellow → Instructor → Assistant Professor
Department of Radiology, Boston University School of Medicine

July 2013-present
Resident
Department of Radiology, Bridgeport Hospital, Yale University School of Medicine

要旨………
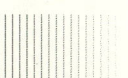
　米国放射線科レジデンシーは人気の高い科の1つで，マッチングでの競争率も高くなっている．外国医学部出身の医師がレジデントのポジションを取るのは一筋縄ではいかないが，決して不可能ではない．本稿では，筆者の体験をもとにして，マッチング応募に際して知っておく必要のあること，じっくり検討しなければならないことについて説明する．また，Yale University系列のCommunity Hospitalにおけるレジデンシープログラムの実際について，筆者が現在進行形で体験していることをもとに紹介する．

放射線科を選んだ理由

　私が医学校卒業後の進路として放射線科を選んだのはロンドンで学生をしていたときである．King's College London 医学部は2年間の基礎医学課程，1年間の研究課程，3年間の臨床課程というカリキュラムで構成されていたが，この「1年間の研究課程」で Radiological Sciences（放射線科学）のコースを選択した．解剖学，生理学，薬理学，分子生物学，遺伝子学，細菌学，哲学，病理学など，他にも選択肢はたくさんあったが，自分にとって興味をそそられたのは放射線科学だったのである．

　X線写真，CT，MRI，核医学，血管造影，バリウム造影など，数ある画像診断検査の背景にある物理学や生理学，情報科学，コンピューターサイエンスを学ぶコースは毎日がとても充実していて楽しかった．中でも，将来放射線科医になることを決定づけたきっかけは，学位論文（Bachelor of Science＝科学士号）を書くための研究テーマとして，Interventional Radiology に深く関わる題材に巡り合ったことである．

　肝臓転移がんのラジオ波焼灼術論文のタイトルは "Anatomical feature selection for registration of pre-operative tomographic images to intra-operative ultrasound images for use in percutaneous ablation of liver metastases." であった．臨床医学課程に進んでからも，選択課程では各学期において画像診断・Interventional Radiology に関わるコースを履修し，放射線科に対する興味・愛着が強まっていった．

思ってもみない米国への留学

　高校，医学校，研修医と10年にわたるイギリス生活に終止符を打ち，2006年に帰国したときには，日本で放射線科医を目指して働いていくつもりだった．海外生活が長かった分，しばらく母国で腰を落ち着けて研修を積みたいと思っていたのだ．1年間の勉強期間を経て，無事医師国家試験に合格し，東京慈恵会医科大学（以下，慈恵医大）で初期研修を開始，日本でのキャリアが軌道に乗り始めた．しかし，初期研修2年目の夏頃，医学生時代からお世話になっていた放射線医学講座教授の福田国彦先生よ

り，米国ボストン大学放射線科（Department of Radiology, Boston University School of Medicine）に研究留学してみないか，とお誘いを受けた．当時，海外に再留学するつもりなど毛頭なかった私にとって，この話は晴天の霹靂だった．イギリス生活が長かったせいもあり欧州びいきだった私は，米国への留学希望などまったくなかったというのも本音である．

「ボストン大学放射線科骨軟部画像診断チーフのAli Guermazi教授がリサーチフェローを公募している．条件は英語ができて，論文が書ける若手の放射線科医だそうだ．英語に困らない林先生に相応しいポジションだと思うよ．契約期間は2年間．フルタイム勤務相応の給与もボストン大学から支払われるから悪い話ではないよ，考えてみてくれ」とお声をかけていただいた．

「せっかくのお話ですが，私としてはまず慈恵医大で放射線科レジデンシーを修了したいのです．留学はそれからでも遅くないのではないでしょうか？」

と食い下がってみたが，福田先生は優しくこう諭された．

「レジデントとしての研修はいつでもできる．現地で給料がもらえるリサーチフェローの口は滅多にないから，このチャンスを逃す手はないよ．2年間しっかり研究の手法などを勉強して帰ってきて，うちの医局員にも還元してくれれば嬉しい」

結局，福田先生の熱意に押される形で，留学を内諾し，2008年11月に福田先生とともに渡米して，シカゴで開催された北米放射線医学会総会に参加．同じ学会に参加していたGuermazi教授と彼の研究チームメンバーたちとカジュアルな形の面接が行なわれた．

当時は論文執筆実績がほとんどなく，まだ放射線科レジデントを修了していない（それどころか，この時点では始まってもいない）ことがわかると，Guermazi教授は少し驚いたような表情を一瞬浮かべたが，イギリスの医学校出身で英語での読み・書き・会話がネイティブ並みであることを高く評価してもらえたようで，その場で翌年9月からのリサーチフェロー

採用が決定してしまった．

　Guermazi教授はとにかく「英語で研究の仕事ができ，英語で論文を書ける，即戦力となり得る若い人材」を求めていたのであり，「ある程度の研究業績はあるが，英会話や英語での論文執筆が得意でない中堅医師」は求めていなかったため，まだ研修医であり研究業績もほとんどなかった私が採用されたのだと思う．

　当時結婚したばかりの妻にこのことを話したら，「今後は日本でずっとやっていくんじゃなかったの？」とかなり驚かれたが，迷わず一緒についてきてくれると覚悟を決めてくれたのはとてもありがたかった．両親にもこのことを打ち明けたところ，父はすかさずこう言ったのだった．

　「2年間の留学というけれども，また長くなるんじゃないのかね？　お前が最初にイギリスに渡ったときは，1年間の語学留学だって言うからすっかりそのつもりでいたら，そのまま高校，医学校，研修医と進んで，結局10年間帰ってこなかったんだからな．今回は2年間の予定が20年になるんじゃない？」

　私の横で，海外生活の経験がない妻の顔色がかすかに青ざめたような気がしたので，間髪を入れずに「いや，今度は本当に2年間で帰ってくるから」と念を押した．「ま，精々頑張ってくるんだね．お前も苦労が好きだなあ，しかし．おとなしく慈恵で研修してればいいものを……」と言い捨てつつ書斎へと引っ込んでいく父の背中を見ながら，「たしかにその通り，われながら物好きだなあ……」と思ったのだった．

新たな目標〜研究漬け，勉強漬けの日々〜

Guermazi教授のように

　2年で戻ると高らかに宣言して渡米したのだが，リサーチフェローとしての仕事が始まって間もない9月中旬には，すでに米国で臨床研修を積みたいという希望が沸々と生じて抑えきれなくなった．

指導教授の Guermazi 教授は，もともと北アフリカのチュニジアの出身で，フランスで放射線科レジデント研修後に放射線科専門医として数年間勤務していた．2001 年に客員准教授としてカリフォルニア大学サンフランシスコ校放射線科に研究留学したのを転機として，数年間放射線科研究員として働きつつ USMLE に合格し，2007 年にボストン大学放射線科准教授に就任（のちに教授に昇進）した．母国から欧州に渡り，その後米国に渡ったという経歴が私の人生と共鳴し，自分も Guermazi 教授みたいに米国で臨床・研究の両面で活躍したいという希望が突然芽生え，抑えきれなくなった．

　米国で放射線科医として臨床の現場で働くには米国あるいは海外で放射線科専門医資格を取得することが必要である．私にとって選択肢は 2 つあった．日本に帰国して放射線科専門医の資格を取って米国に戻る．あるいは，ボストン大学で研究生活を送りながら USMLE に合格し，米国で放射線科レジデント研修を修了する．「2 年間頑張ってこい」と送り出された以上は即帰国することはできないため，後者の選択肢をとることにした．

　かくして，平日の 8 時～5 時は研究室でみっちり研究漬け，5 時になったら日本でも有名な「カプラン」のボストン校に通い夜 10 時の閉校時間まで勉強するという日々を送ることになった．実際に勉強を開始したのは 2009 年の 12 月だった．最初は週 6 日（平日夕方・夜間と土曜日終日）カプランに通っていたが，2 週間たったところで無理が崇って体調を崩し，同時に妻も生後 9 カ月の長女も風邪で体調をこじらすということが重なったため，その後は平日夜間週 3 日プラス土曜終日という「ゆとり」日程に変更した．

　カプラン・ボストン校は地下鉄グリーンラインのヘイマーケット駅ビルの中にあり，交通の便は至極よかったのだが，帰りの時間帯がアイスホッケーや野球の試合終了時間と重なることが多く，大勢のファンで満員状態の車両になんとか乗込んで必死に帰宅しなければならなかった．その様は，あたかも通勤ラッシュの山手線と変わらない「すし詰め」状態で，あのと

ターゲットはコミュニティープログラム……chapter 1　　21

きの苦労はもう二度としたくないし，やれといわれてもできないと思う．

リサーチ・インストラクターに昇進

　Guermazi 研究室では主に変形性関節症（Osteoarthritis）の画像診断に関する研究を行なっている．しかし，Guermazi 教授は臨床医として骨軟部画像診断だけでなく，血液腫瘍の画像診断の専門家でもあるので，この両分野に関する仕事が幅広く与えられた．レントゲン写真，CT 画像，MRI 画像を用いた変形性関節症の疫学的研究を行なうことが主な仕事だったが，ウサギを使った動物実験（膝変形性関節症の実験モデルをウサギで作成し，MRI を使って治療薬の効果を判定する実験）を行なったこともあった．
　Guermazi 教授に米国での放射線科レジデンシーを目指して USMLE の

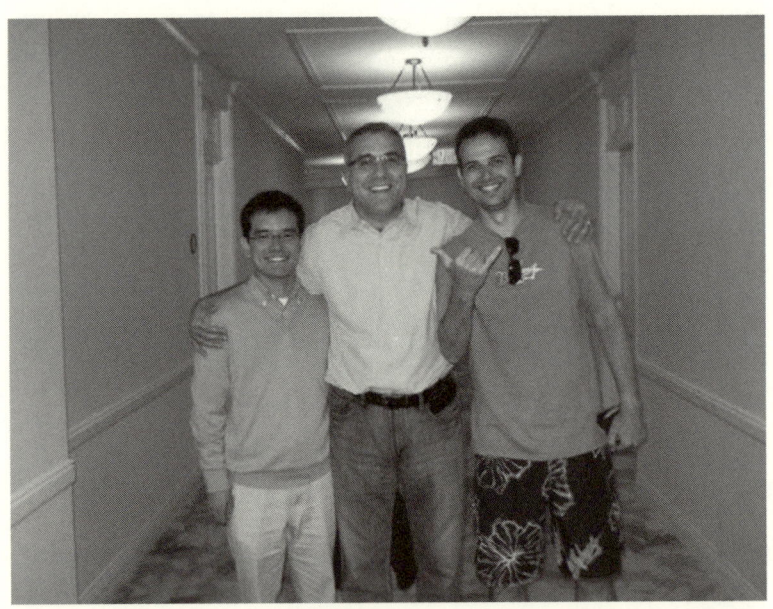

▲2012 年 9 月米国サンディエゴで開催された International Skeletal Society 学会にて―Guermazi 教授（中央）と同じ研究室の Assistant Professor of Radiology である Crema 医師と

勉強を開始したと報告したら，全面的に支援するから是非がんばれと応援してくれたのでとても心強く思った．とはいえ，本来の渡米目的である研究の仕事をおろそかにしては本末転倒なので，日中はしっかり研究の仕事に集中し，着実に研究成果を上げるべく仕事に邁進した．

　渡米してからの最初の2年間で論文20本（筆頭あるいは共著）を出版し，学会抄録15本を発表した成果を認められ，2011年にリサーチ・インストラクターに昇進することができた．USMLEに関しては，2010年8月にStep 1に合格．2011年1, 2月にStep 2CSとCKに合格．3月にStep 3に合格してECFMG証書を取得した．2011年6月にはボストン大学での研究成果をもとに，慈恵医大にて博士号を取得．すべてが順調に来ていると思ったのだが，レジデンシーのポジションを獲得するのは想像以上に難しいことだと思い知らされた．

これが現実～ポジション獲得までの道のり～

研究実績とコネがあってもダメ

　ボストン大学放射線科の研究員として，胸を張れるだけの研究業績を上げ，勤務態度などを含めてGuermazi教授からは最大限の評価をしてもらっていたので，心の片隅にはボストン大学放射線科のレジデンシーに雇ってもらえることを期待していた．Guermazi教授はその気まんまんで，内部でチェアマンやレジデンシー・プログラムディレクターに熱心に働きかけてくれたそうである．

　しかし，なんとボストン大学には「外国医学部出身の医師はレジデントに採用しない」という秘密のルールがあるのだとチェアマンが申し訳なさそうに教えてくれた．なぜ「秘密」なのかというと，これを公にしてしまうと外国医学部出身の医師を理不尽に差別しているということになり（事実そうなのだが……），レジデンシー・マッチングを監督している機関からお咎めを受けるため，表向きには誰でも採用を考慮するとホームページ

に明記してある．しかし，現実としては，仮に私がレジデンシー・マッチングに応募して，ボストン大学を希望しても，面接にすら呼ぶことはないというつれない返事だった．

そんな馬鹿な話があっていいのか，と自分も外国医学部出身者のGuermazi教授は激怒し，なんとかチェアマンを説得しようとしたがチェアマンとプログラムディレクターはそれを頑なに拒否し，ボストン大学でのレジデンシーは諦めざるをえなかった．

USMLEの得点とか研究実績などは一切関係ない門前払いを身内の放射線科から喰らうとは正直想像していなかったので，かなりの落胆をした．しかし，しょげていても仕方がないので，現実を見据え，2012年度のマッチングでは米国全土の放射線科を対象に，幅広くアプリケーションを提出した．

米国内での臨床経験がカギ

放射線科のレジデンシーはPGY-2から始まるため，1年間のインターンシップ（PGY-1）をまず修了しておく必要がある．そのため，2012年のマッチングにおいて，2013年7月から始まる放射線科レジデンシーと同時に，2012年7月から始まるインターンシップにも応募する必要があった．

放射線科のレジデンシーは人気の最も高い科の1つなので，競争は厳しく，応募するにもいろいろと条件がある場合が多かった．たとえば，USMLEの得点は240点以上で，医学部卒業5年以内，米国内で最低1年以上の「意味のある」臨床経験があること（医学生としての実習経験や，クリニカルフェローとしての勤務経験）など．

このうちUSMLEの得点は頑張ればなんとかなるが，卒業年度や米国での臨床経験については，自分ではどうしようもない場合もある．私は2004年にイギリスの医学部を卒業しているので，2011年秋の申し込み時点で卒後7年．米国での臨床経験はゼロ．学生時代に1カ月でもいいから研修留学に来ていれば，と悔いてみたところで，時すでに遅し．どう

にもならない。この時点で、応募できるプログラムが自然と限られてきてしまった。

　Guermazi 教授も私のことを全力で応援してくれ、ボストン市内の知り合いの放射線科をつてに、Brigham and Womens 病院や Beth Israel Deaconess 病院に掛け合ってくれたのだが、彼らの返事もつれないもので、米国での臨床経験がない医師はレジデントとしては採用しない、面接にも呼ばない、と言われてしまった。

　なぜそんな門前払いをするのか、せめて面接に呼ぶくらいは問題ないのではないか、Guermazi 教授が家族ぐるみの友達だという Beth Israel 病院のプログラム副ディレクターに直接質問すると、以前、米国での臨床経験のない外国医学部出身医師を放射線科レジデントに採用したら立て続けに仕事上の問題を起こし、そういうことが何度も重なったことで病院としても厳しい方針を貫かざるをえなくなったと教えてくれた。

応募の対象を Community Hospital に絞る

　日本の恩師である福田先生も全面的に支援してくださり、米国内のお知り合いの放射線科医（B 先生）を紹介いただいたので、その方に会いにニューヨークまで行ってきた。

　B 先生はブルックリン地区にある小中規模の Community Hospital の放射線科チェアマンで、福田先生と同じ骨軟部画像診断を専門としていて、学会を通じて長いお付き合いがあるのだそうだ。B 先生はとても温かい人柄で、初対面の若造である私にもとても丁寧な対応をしてくれたが、レジデンシーのアプリケーションに関しては、時間を無駄にすることなく、はっきりと、簡潔にこう教えてくれた。

　「君のような外国医学部出身の医師が米国でレジデンシーポジションを得るのはとても難しい。すでに日本あるいはイギリスで放射線科専門医資格を得ているのならまだしも、君の場合はイギリスと日本でのインターンの経験しかない。米国内の大学病院などはまず見向きもしてくれないと思ったほうがいい。USMLE の得点が抜きんでて優秀であれば不可能ではない

かもしれないが，君の Step 1 のスコアをみるかぎりは厳しいだろう」

ちなみに，レジデンシー・マッチングでは USMLE でできるだけ高得点を獲得しておくことが最重要だが，必ずしも思い通りの得点が取れるとはかぎらない．2010 年 8 月に受験した Step 1 では 223/95 点，2011 年 2 月に受験した Step 2CK では 214/91 だった．2009 年度のマッチング統計[1]によると，放射線科レジデンシーにマッチした米国医学校卒業生の Step 1 スコアは平均 238 点．外国医学部出身医師の場合，マッチした人の平均が 235 点，マッチしなかった人の平均が 223 点．また，Step1 スコアが 223 点でマッチする確率は 35% 未満だった．

B 先生は続けた．

「私からのアドバイスとしては，ターゲットを小中規模の Community Hospital に絞ることだ．たとえば，コネチカットにはいくつもそういう病院があって，外国医学部出身の医師を積極的に雇用するという話を聞いたことがある．ただし，注意しなければならない点は，そういう病院の場合，レジデンシープログラムの質が悪い場合があって，レジデンシー監督機関 ACGME（Accreditation Council for Graduate Medical Education：卒後医学研修認定委員会）の監視下（Probation という）に置かれている場合がある．そういうプログラムは，Probation の状態が数年続いても改善されない場合，プログラムが突然閉鎖されてしまうことがあるから気をつけないといけない．そういう病院をきっちり調べて，注意深く応募することだ．ちなみに，うちの病院も小さな Community Hospital ではあるが，あいにく外国医学部出身者は採用しない方針をとっているので，大変申し訳ないが力にはなってあげられない．もし，うちの病院に応募してくれたら，面接には必ず呼んであげるけれども，最終的に採用されることはないと思っておいてほしい」

なるほど，そういうものなのか，と思い知られたが，厳しいとはいえ現実を直視することができるようになった．覚悟は決まった．コネに頼っていても道は開けないようなので，自分の履歴書だけをもって正々堂々と勝負できる病院に確実に応募して，あとは人事を尽くし天命を待つことにし

た．

プレマッチでの決着

　結果としては，応募した全米80のプログラムのうち，コネチカット州とペンシルベニア州の合計3つのCommunity Hospitalの面接に行き，Yale University系列病院であるBridgeport病院に採用された．立場の弱い外国人応募者としてはのんびりとマッチングの結果を待っている気にはなれなかったこともあって，面接では積極的に自分を売り込み，プレマッチでの採用を希望する旨を強く訴える作戦をとった．すると，11月に受けた面接の翌週にBridgeport病院のプログラムディレクターから直接電話があり，プレマッチでの採用を受諾する意思があるかどうか聞かれ，迷わず受諾すると即答したのだった．

　面接のシーズンは11月から翌年の2月まで続くが，11月半ばという早い段階で早々と就職先が決まったのは言葉にならないほど嬉しかったし，それまでの自分の努力が報われた気がした．しかし，これはもう過去の話で，翌年のマッチングからプレマッチによる採用が一切認められなくなった．すべてのレジデントは百％マッチングを通し採用することが義務化されたので，病院と応募者がお互い相思相愛になったとしても即座の採用は不可能である．

　ちなみに，同時に応募していた1年間のインターンシップについては，最後まで1つの病院からも面接に呼ばれることはなかった．おそらく，米国での臨床経験がゼロだったからだろうと推測される．幸い，私はイギリスで1年以上インターンの修練経験があったので，米国内で「もう一度」インターンをやらなくてもよいとAmerican College of Radiology（ACR：米国放射線学会）から認定されて事なきをえた．イギリスでなくても，オーストラリア，ニュージーランドなど英語圏の医療先進国でインターン以上の経験があれば，米国内のインターンは免除されるようであるが，日本の場合は「英語圏でない」という点において，仮に日本ですでに放射線科専門医になっている場合でも，自動的には免除にならない可能性

が高い．将来的に米国でのレジデンシーを目指す読者諸氏がいたら留意しておいてほしい．

　昨年度のマッチングでは，ボストン大学 Guermazi 研究室の後輩研究員がペンシルベニア州の Community Hospital に採用が決まった．彼はチュニジアの医学部を卒業して，放射線科専門医の資格をチュニジアで取得，その後2年間フランスでフェローシップのトレーニングを積んだのち，ボストン大学に研究留学してきた．彼は研修のすべてをフランス語圏で行なってきたので，免除対象とはならない可能性が高かったが，運よくインターンシップ1年プラス放射線科4年という「一体型」のプログラムにマッチしたので，無事この問題を回避することができた．よく調べればこういうプログラムも全米にいくつか存在するので，参考にするといい．

外国人放射線科医の嘆き

　米国以外で放射線科専門医の資格を取得している医師は，米国国内でレジデンシーをしなくてもクリニカルフェローとして働くことができる．そのような外国人放射線科医が同じ病院でフェローとして4年間働くと，米国の放射線科専門医試験を受ける資格が与えられる "Alternative Pathway" という制度があり，それを利用して専門医資格を取得するのが最近までは通例だったようである．しかし，ここ数年の傾向として，この方法で専門医資格を取得するのは難しくなってきているようである．

　面接で知り合い，現在は Bridgeport 病院の同期レジデントとなったインド人放射線科医によると，彼はレジデントになる前はクリニカルフェローとしてワシントン DC およびシアトルの病院でそれぞれ1年ずつ勤務経験があったが，どの病院からも1年契約しか提示してもらえず，同じ病院でフェローを4年間続けることは事実上不可能だった．そのため，彼らのようなフェロー経験者であっても，専門医資格を取るにはレジデンシープログラムを修了せざるをえなくなったと教えてくれた．

　しかも，1年契約のクリニカルフェローには J-1 ビザしか支給されないので，その時点でレジデンシーも J-1 ビザに縛られてしまう[2]．かといっ

て，インドから直接レジデンシーに応募してH-1Bビザを希望しても，米国内の臨床勤務経験がないからという理由で面接にすら呼んでもらえない．仕方ないからフェローとしての1年契約を足がかりとして米国に渡らざるをえない．悪夢のような負のサイクルで，レジデンシー後の人生設計がとても難しくなってくる，と彼は嘆いている．

レジデンシー：コミュニティープログラムの実際

2013年7月から始まったYale University School of Medicine 付属のBridgeport 病院は国際色豊かなプログラムである．1学年4人，合計16人の小規模なプログラムではあるが，2013年度は米国人4人，インド人5人，パキスタン人1人，オランダ人1人，中国人1人，そして日本人のわたし1人で構成されていた．

合計4年間のカリキュラムは1年ごとに4週間1ブロックのローテー

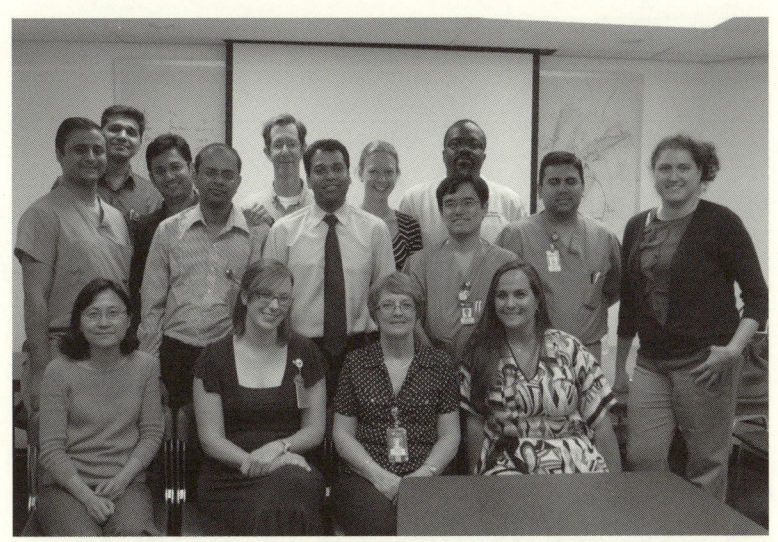

▲ 2014年6月撮影，レジデント集合写真―前列左から3番目は秘書さん，中列左から4番目が筆者，後列左から3番目がProgram Director の Dr. Scott Williams

表1

ブロック	研修の内容
1	- 胸部画像診断・小児画像診断
2	- 消化管造影・バリウム検査
3	- 超音波
4	-Body CT（中枢神経・頭頸部を除く）
5	- 救急部画像診断・単純X線写真
6	- 中枢神経・頭頸部画像診断
7	- 核医学
8	- 乳腺画像診断・マンモグラフィ
9	-MRI
10	- 超音波
11	- 中枢神経・頭頸部画像診断
12	-Body CT
13	-Interventional Radiology

表2

ブロック	研修の内容
1	-Nightfloat（夜勤）/2週間 - 救急部画像診断・単純X線写真/2週間
2	-MRI
3	-Body CT（中枢神経・頭頸部を除く）
4	- 中枢神経・頭頸部画像診断
5	-Interventional Radiology
6	-Nightfloat（夜勤）/2週間 - 中枢神経・頭頸部画像診断/2週間
7	- 核医学（Yale大学病院・本院）
8	- 救急部画像診断・単純X線写真
9	-Interventional Radiology
10	- 超音波
11	- 乳腺画像診断・マンモグラフィ
12	- 核医学
13	-Nightfloat（夜勤）/1週間 - 乳腺画像診断・マンモグラフィ/3週間

ションが組まれる．2013 年 7 月から 2014 年 6 月までの 1 年間は表 1 のようなローテーションだった．

　2014 年 7 月から始まった 2 年目のローテーションは表 2 の通り．

　Bridgeport 病院は Yale New Haven System の系列病院（いわゆる「分院」に値する）で，レジデンシープログラムは Yale 大学医学部の管轄下に置かれているが，レジデントの採用・雇用そのものは Bridgeport 病院のレジデンシー・プログラムディレクターに任されている．

研修の追加

　第二学年時に 4 週間，New Haven にある Yale 大学病院本院で核医学の研修，第三・四学年時で小児放射線科の追加研修を行なう．Bridgeport 病院では核医学および小児画像診断の症例数が少ないため，症例が豊富な本院で研修の補充をするのである．第三学年ではさらに，Bridgeport 病院産婦人科にて 2 週間の周産期画像診断の研修を行ない，メリーランド州 Silver Spring にある American Institute of Radiologic Pathology にて 4 週間の Radiologic-pathologic Correlation Course に参加する．第四学年時には乳腺画像診断・マンモグラフィを専門に行なっている院外の画像診断センターで 4 週間の研修を行なう．

　レジデント期間中には，一定数の症例を読影しなければならないというノルマが設定されているのだが，Bridgeport 病院だけだとマンモグラフィの症例数が足りないため，院外での追加研修を行なうわけだ．さすがにマンモグラフィ専門画像診断センターだけあって，1 週間の研修でそのノルマを達成できてしまうと先輩レジデントが言っていた．

勤務形態とその制約

　レジデント 1 年目は当直業務が最初はなく，11 月になってから Buddy Call といって先輩レジデントと 2 人 1 組になって，当直業務のイロハを学び始める．2 月になると先輩と一緒に夜間当直も始まるが，ひとりで週末あるいは夜間当直をするのは 2 年目になってからである．

2014年7月から始まった2年目はいきなり2週間の夜勤ローテーションであった．当院では，勤務形態が日勤（8時〜17時），Short Call（17時〜21時），Nightfloat（21時〜翌朝9時）に分かれている．Short Callは1日ごとに交代で担当するが，Nightfloatは2週間1ブロックとして行なう．週末は昼当番が朝9時から夜21時まで，夜勤担当が21時から翌朝9時という担当になっている．夜勤週間は日曜日の夜21時から始まり，6日間勤務して土曜日の朝に「明け」たら，土曜日の夜は休みとなり，翌日曜日の夜から再び6日間勤務となる．土曜日は一晩だけ，別のレジデントが担当となる．なぜこういうシステムを取るかというと，レジデントの勤務時間にはいろいろと制約があるからである．

表3

- 1週間の勤務時間が合計80時間以内
- 1週間の中で24時間連続した休息時間が最低1回あること
- 1回の勤務時間が連続24時間を超えないこと
- 2つの勤務枠の間に8時間以上のギャップがあること（義務）
- 2つの勤務枠の間に10時間のギャップがあること（奨励）

　たとえば，当直業務なしに普通に1週間働くと，8〜17時の1日9時間×5日なので1週間の勤務時間は合計45時間となる．ここに週1回Short Callが入ると，4時間勤務時間が追加される．さらに，土曜日の夜勤が入ると12時間追加となるが，それでも80時間にはまだまだ余裕がある．6日間の連続夜勤をした場合でも，12時間×6日なので72時間となり制約内でおさまっている．

日勤帯の仕事内容
　通常，1日に2回レジデントのためのレクチャーやケースプレゼンテーションが行なわれる．朝は講師の都合にもよるが早い場合で朝7時から9時までの2時間，あるいは8時から9時までの1時間．昼休みはランチ

を食べながら他科との合同カンファレンスが行なわれる場合が多い（12時〜13時）．たとえば火曜日は消化器内科との合同カンファレンスが毎週行なわれ，放射線科からは消化管画像診断をローテーション中のレジデントがプレゼンテーションを担当する．金曜日には隔週で腫瘍カンファレンスが行なわれ，各科から興味深い症例が持ち寄られて数例について議論を行なう．こちらのカンファレンスは3年目のレジデントが交代で担当している．

　朝8時からCTやMRI，核医学などすべてのルーチン検査が始まるので，レジデントは朝のレクチャーが終わり次第，各々の担当部門の読影を開始する．ただし，救急部は24時間稼働しているので，時々レクチャーの途中で緊急検査の関係で呼び出しを受けることもある．

　レジデントはまず自分ひとりで読影して仮のレポート（Preliminary Report）を作成しておく．レポートはすべて音声入力ソフトを用いたDictationで作成するので，一昔前のようにカセットテープに録音したものを後で事務方がレポートに起こす，という面倒くさいことはなく，とてもありがたい．Yale New Haven Health Systemでは全画像がデジタル化されていてフィルムレスな環境なので，読影作業も効率よく進む．ある程度Preliminary Reportがたまってきたら，指導医（Attending）に声を掛けてRead outしてもらう（＝一緒に画像をレビューして，自分のレポートの内容を細かく修正してもらう）．

　数あるローテーションの中で一番忙しいのは超音波で，1日に30件程度の読影と，平均で2〜3件の手技（超音波ガイド下胸水穿刺や腹水穿刺，肝臓生検，甲状腺生検など）を行なう．次に忙しいのは中枢神経・頭頸部画像診断で，1日に脳や脊髄，頸部のCTおよびMRIを30〜40件読影する．Body CTローテーションでは，1日10〜20件の読影（体幹部および骨軟部のCT）を行ない，救急部・単純X線画像診断では1日50〜80件程度の単純写真を読影する．

　忙しさは日によってまちまちであるが，どんなに忙しくても，17時半くらいまでには日勤帯の画像検査すべての読影を終えて帰宅できる．また，

まれに夕方の時間帯にレクチャーが設定されることもあり，その場合は大体16時から18時からという枠で行なわれる．ただし，夕方の時間帯は帰宅前にすべての読影を終えなければならないというプレッシャーがあるため，上述した部門をローテーション中の場合，16時からレクチャーにできることは現実的には難しいこともあり，比較的忙しくないローテーション（核医学，乳腺・マンモグラフィ，消化管造影・バリウム検査）をローテーション中のレジデントのみ参加できる，ということも珍しくない．

Short Call の仕事内容

　17時から夜勤帯の21時までの「中継ぎ」がShort Callである．Late Shift（15時から22時半）のAttending Radiologistと一緒に救急患者および入院患者の画像をすべて読影する．この時間帯は外来患者など緊急性を要さない検査は原則として行なわれないので，Attendingとレジデントがそれぞれ1人ずつでも十分対応できる．この時間帯は能率よく読影を進めるため，単純X線写真はAttendingがひとりですべて読影し，CT，超音波，MRIは通常通りレジデントがまずPreliminary Report作成後にAttendingがレビューするという形を取る．悠長に食事休憩をしている暇はない場合がほとんどなので，必要に応じてちょっとした軽食をとりつつ仕事を進めていく．

Nightfloat の仕事内容

　21時から始まる夜勤帯では，22時半まではAttendingが一緒に読影するので，それまではShort Callとまったく同じ仕事内容となる．しかし，22時半にAttendingは帰宅し，それ以降は自宅で緊急時に備える「On-call」となり，原則として読影は行なわない．
　その間，夜勤のレジデントはどうするかというと，単純X線写真と超音波検査についてはひとりで読影してPreliminary Reportを作成し救急部あるいは院内の当直医に報告する．CTとMRIについては，Nighthawkという遠隔画像診断サービスに依頼し，インドやオーストラリアな

どにいる米国放射線科専門医資格をもった画像診断医に読影してもらうので、レジデントの仕事は画像が撮像され次第、Nighthawk に画像を転送することである.

　もちろん、ひとりの読影でも診断に自信がある場合（たとえば、尿管結石や虫垂炎など、経験の浅いレジデントでも確実に正しい診断が下せる症例の場合）は Preliminary Report を作成して救急部に報告して構わないし、救急部としてもレジデントの診断を信頼してそのまま然るべく治療を進めていくこともある. その場合は Nighthawk のレポートができてきたら「答え合わせ」をし、もし診断に食い違うところがあれば至急救急部に報告しなければならない. 難しい症例で、レジデントだけでは診断に自信がもてない場合は、Nighthawk から診断レポートが出来上がってくるのを待って、それから Nighthawk Attending の読影を直接救急部に報告する.

　いずれの場合も、原則としては Nighthawk の診断レポートは自前の Attending のレポートと同じ価値（＝法的責任）があるとされるので、救急部としては本来ならばすべての検査において Nighthawk の読影を待つべきだ. しかし、遠隔画像診断のレポートが出来上がってくるまでに 1 時間以上かかることが多く、能率がよくないというのが Nighthawk の欠点である.

　院内では原則として救急部の画像検査は撮像完了から 2 時間以内に読影するというルールがあるので患者を効率よく回したい救急部としては、かならずしも Nighthawk の読影を待ってくれないことがある. とくに、特定のレジデントと救急部の医師の間で良好な信頼関係が築けている場合は、レジデント単独の読影に基づいて治療方針が決定されてしまうことがある.

　困るのは、レジデントが「異常なし」と読影しておいて、救急部が患者を帰宅させてしまったあとで、Nighthawk の読影が届き、何か入院治療が必要な異常が報告された場合である. こうなると、救急部は患者を呼び戻して治療を行なう必要が生じるので、画像診断医としては「迷惑をかけ

て申し訳ない」としか言いようがない．

　22時半から翌朝7時半までの画像検査すべてを読影しておくと，7時半には「早番（朝7時半から15時まで勤務）」のAttendingが出勤してくるので，一緒に「答え合わせ」をし，正式な最終報告書としてAttendingがレポートを承認する．大体一晩で単純X線写真30～40件，CTは5～20件，超音波は2，3件，MRIは多くても1，2件読影するというのが通常である．仕事量は日によってまちまちで，途中で仮眠をとれる夜もあれば，一切休みなくぶっ通しで読影をしなければならない夜もある．

　Bridgeportはとても治安の悪い街なので，時々ギャング同士の抗争が勃発し，銃創を負った患者が複数運び込まれてくるときがある．そうなると，休む暇がなくなる．銃創は血管損傷を引き起こす可能性が高いため，造影CTだけでなく，血管造影を依頼されることがある．血管造影はInterventional RadiologyのOn-call Attendingを電話で呼び出さねばならない．ほかにも，Interventional Radiology専門の技師と看護師も呼び出す必要があり，彼らの到着前に患者のデータを揃え，同意書に署名をしてもらうなど，仕事が一気に増える．

　そのほかにも消化管出血や胆汁漏出など，緊急手技が必要な症例が発生すると，1件につき約2時間は拘束されてしまう．その間も，他の緊急検査の画像は着々と撮像されていくので，手技のほうが一段落してさあ読影に戻ろうと思うと，画像が山積みになっていてげんなりしているところへ，救急部から診断レポートの催促電話がかかってくる，という負のスパイラルに陥る．なにしろ夜勤帯は自分ひとりで誰もほかに手伝ってくれる人がいないため，精神的かつ肉体的なスタミナが必要なのだ．

朝方の生活パターン

　妻と娘2人（5歳と3歳）との4人で送る米国生活は，妻の最大限の協力のおかげで成り立っている．当直業務のない日であれば，早ければ夕方5時半過ぎには帰宅できる．子どもを風呂に入れたり，夕食の支度を

するなど，時間が許すかぎりは家事の手伝いをすることができる．これは放射線科ならではの生活パターンであり，同期の内科や外科のレジデントは毎晩帰宅が夜9時過ぎだそうだから，いつも羨ましがられる．

　出勤は早朝レクチャーが7時にある場合を除いて，基本的には始業時刻は午前8時である．自宅からは車で片道25分程度なので，7時過ぎに家を出れば十分間に合う．わが家では，子どもたちを寝かしつける午後8時半〜9時頃に私も妻も皆一緒に寝てしまう．そして，午前3〜4時には私も妻も起床して，勉強したり，必要な事務的雑用をこなす．子育てに関する相談ごとなども，この早朝の時間帯に行なう．午前6時頃シャワーを浴びて，午前6時半から朝食を食べて，7時過ぎの出勤に備える．

　Bridgeport病院における研修の良いところは，カンファレンスや勉強会が午後6時以降は一切ないことである．臨床業務に欠かせないカンファレンスはすべて早朝およびランチタイムに設定されているし，レジデントのためのレクチャーも，どんなに遅くても午後6時には終了する．その代わり，日によっては朝，昼，夕方とカンファレンス・レクチャーが詰め込まれる日もあり，そういう日は出勤してから退勤するまで一寸たりとも休んでいる暇がないほど忙しくなる．自分がカンファレンスで発表する担当だったりすると，ランチを食べている暇がないこともよくある．

　私にとっては，このような勤務スタイルが合っているので，勤務時間中がどんなに忙しくても構わないと思っている．このような勤務スタイルはイギリスと米国に共通しているように思える．夕方4時45分になるとAttendingの放射線科医は帰宅準備を始め，5時ぴったりには確実に退勤してしまう．レジデントの仕事は，Attendingが帰宅する前に，すべてのPreliminary Reportをチェックしてもらうことであるが，翌日に読影を持ち越すことは，原則として許されないため，夕方（特に金曜日）になると毎日緊迫した雰囲気が漂うのである．

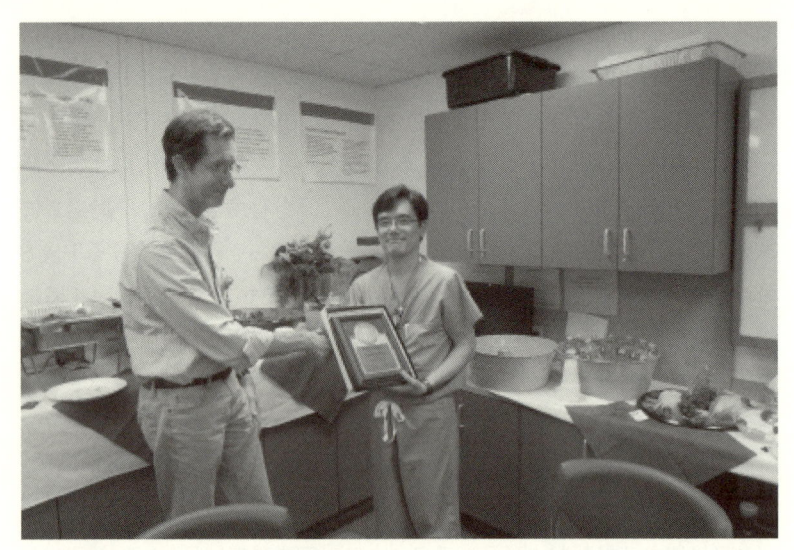

▲プログラムディレクターの Dr. Williams から "Roentgen Resident/Fellow Research Award" の記念の盾を授与される

受賞の喜びに

　2009年に渡米してから4年間をボストン大学で研究員として過ごした．この4年間は人生においてかけがえのない期間となった．USMLE合格，博士号取得，次女の誕生，米国永住権取得……人生の節目となる出来事がたくさん起こったからである．ビザのことも考慮すると，渡米のきっかけが臨床留学ではなく研究留学だったことが，私にとっては幸いだったとしか言いようがない．
　2013年7月からは臨床医（レジデント）として忙しくも充実した日々を送っている．外国医学部出身という立場で米国放射線科レジデントになるのは一筋縄ではいかないが，決して不可能ではないということが実証できたことはとても嬉しかった．現時点では，レジデンシー修了後は1年間のフェローシップを経て，その後は米国内でAttendingとして働いて

いこうと思っている．

　ボストン大学のGuermazi教授とは今でも研究活動を継続しているので，レジデントになってからも学会発表，論文執筆を続けられている．おかげで，北米放射線学会（Radiological Society of North America：RSNA））が発行する2014年度のRoentgen Resident/Fellow Research Awardを受賞できた．私を米国に導いてくれ，その後も人生のすべてにおいて全面的なサポートを続けてくれているGuermazi教授に深い感謝の意を表したい．また，医学生時代から公私にわたってお世話になり，渡米を渋る私の背中を強く押してくれた慈恵医大の恩師，福田国彦教授にも，深謝の意を表する．最後に，私のわがままに文句を言わずついてきてくれ，米国の地で子育てに専念してくれている妻・咲子にも最大限の感謝の気持ちを表しつつ，筆を措くこととしたい．

［参考文献］
1) National Resident Matching Program（NRMP），Association of American Medical Colleges（AAMC）：Charting Outcomes in the Match—Characteristics of Applicants Who Matched to Their Preferred Specialty in the 2009 Main Residency Match.
http://www.nrmp.org/data/chartingoutcomes2009v3.pdf
2) ECFMG J-1 visa sponsorship factsheet.
http://www.ecfmg.org/evsp/j1fact.pdf

chapter 2

山本翔太

カリフォルニア大学ロサンゼルス校放射線科

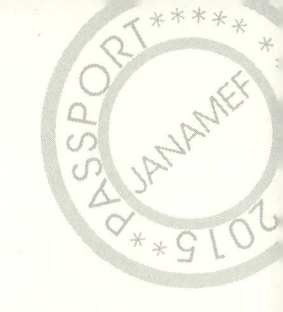

レジデント2年目で味わう放射線科の醍醐味

July 2007-June 2011
Medical Student
University of California Los Angeles

July 2007-June 2009
Research
Reuhm Lab at University of California Los Angeles

July 2009-present
Research
Kuo Lab at University of California Los Angeles

July 2012-June 2013
Surgical internship
University of California San Francisco

July 2013-present
Radiology residency
University of California Los Angeles

要旨.........

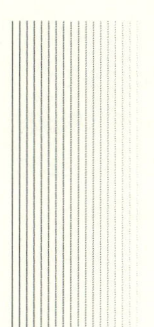

　小学生のときにアメリカに渡り，それは自分の意思ではない上に，はじめは語学に苦労する日々であった．幸い，こちらでの生活に馴染むのに時間はかからなかった．そして現在は，アメリカ人と同じ土俵で医師として忙しいながらも充実した毎日を送っている．渡米した当時の自分には，まったく思い及ばなかったことである．医師となり，放射線科を選ぶに至った経緯，そして放射線科を取り巻く事情など，内側からの目線でその臨場感をお伝えできればと思う．

私は，小学生のときに父親の仕事の赴任先であるアメリカに移ることになった．その後，こちらの教育をアメリカ人と同様に受け，カリフォルニア大学バークレー校（University of California, Berkeley：UC Berkeley）の生物学，その後カリフォルニア大学（University of California, Los Angeles: UCLA）の Medical School で学び，現在 UCLA の Radiology でレジデントの2年目として日々医療に従事している．
　ご存じのように，アメリカではカレッジの4年を経たのち，医学部は4年（または博士号取得コースの場合は7年から10年）であり，その間に自分が目指す科を選択することになる．
　医学部卒業後，1年のインターンを経験し，希望する科のレジデンシープログラムに入る．
　通常，インターンを始めた段階で，自分がどこでレジデンシーを行なうかはすでに決まっている（卒業時に，インターンとレジデントの志願をしている）．インターンとレジデンシーを別施設で行なうことも可能である．
　アメリカで人気の高い，つまりレジデントのポジションを得るのに競争率が高い科のひとつに，放射線科がある．参考までに，人気が高く，ポジションを得るのが難しい科としては他に整形外科，皮膚科，眼科が挙げられる．
　放射線科のレジデントのポジションを得るには，平均40施設に応募し，10施設の面接に招かれる．一番人気と言われる整形外科にいたっては，100施設に応募し，面接まで辿り着くのが，やはり5施設から10施設，であり，いずれの場合も希望する所へ入るのは至難なのが現状である．
　私の場合は，UCLA の Medical School の卒業生で UCLA の放射線科を希望する，というアドバンテージがあったが，それでも他に10施設に応募していた．ここで言うアドバンテージとは，学生の間に顔を知ってもらい，その人となりを相手に分かってもらっているという，ソフトの面でのアドバンテージであり，これがかなり大きいと言える．
　CV（Curriculum Vitae）だけでは優秀な人材はいくらでもいるため，選択する場合の重要な要素に，やはり紹介や顔見知りであることが大きく

影響する．
　放射線科が人気である理由として，比較的QOLが保たれていることがある．現に，放射線科に進む女性の医師は増え続けており，離職率も低い．また，読影料が直接放射線科に入ることからも分かるように，医療の世界で，放射線科としての特殊性，そして役割は非常に大きく，尊重されている．

放射線科医に期待されていること

　Interventional Radiologyを除けば，放射線科の医師が直接患者に関わることは少ない．読影以外のProcedureとしては，脊髄穿刺，エコー下での生検，膿瘍や嚢胞の穿刺などは放射線科が行なうことが多い．
　読影に関しては他の臨床医との関わりが強く，彼らの診断・治療を進める上で，放射線科の意見，読影所見は不可欠である．見逃しや読影ミスは，患者の予後を左右すると言ってもよい．もちろん，訴訟に巻き込まれるリスクを併せ持つのは，他の科の医師となんら変わりはない．
　時間的なQOLは比較的高いかもしれないが，常に緊張やプレッシャーとの背中合わせに画像と向き合っている．特に，休日の当番や当直帯では，読影に当たるのは自分ひとりであり，その役割と責任をいっそう感じ業務に当たっている．
　放射線科の中は，さらに専門が分かれ，神経，胸部，腹部，乳腺，筋骨格，小児，IR，DNIR（Diagnostic Nuerointerventional Radiology）が主な部門である．それぞれに専門医制度が存在するのも，放射線科医の役割が重要であることを物語っている．
　仕事の多くの内容は，他国と大きな違いはないと思うが，他科との合同カンファレンスでは進行をつとめることも少なくなく，重要な発言権を担う．レポートを書くことだけでは放射線科医の務めは十分につとまらない．患者の診断そして治療を正しい方向へ導く役割が求められる．そのためには，解剖はもちろんのこと，小児から成人，人種間の違い，各臓器，そし

て多岐にわたる疾患，またその治療について，常に学び知識を積んでいかねばならない．

修行のような4年間

　レジデントの間は，学ぶことも大事な仕事であるので，毎日Lectureが行なわれる．放射線科内の専門：神経，胸部，腹部，乳腺，筋骨格（Muscle-skeletal: MSK），小児，IR，DNIR：のアテンディング（Assistant Professor, Associate Professor, Professor）が私たちレジデントに講義を行なう．

　1年間のインターンを終え，いよいよレジデントとしての日々が始まると，放射線科内をローテーションする．同学年は10人から12人が平均である．1年目は習うことがメインであり，当直は一切ない．2年目以降，休日当番や当直を受け持つ．3年目で放射線科一般の専門医試験を受験し，晴れて放射線科医を名乗ることができる．また，レジデンシー修了後にフェローシップを希望する者はこの時期にポジションを得るための活動を行なう．4年目は，自分が補足したい分野を集中的に選択し経験を深めるための時間である．

　もちろん，レジデントの1年目から読影を開始する．はじめは当然，読影能力が乏しいため，そのスピードも遅く，アテンディングのReviewでの訂正箇所が無数であるため，学ぶことで一日が終わってしまう．言ってみれば，日々の読影が学びであり，その積み重ねを，限られた時間の中で自分のものにしていかなければならない．

　現実的なことを述べれば，レジデントの4年間は収入も極端に少ないため，働きながら学ぶ，いわば修行のような4年間である．

アカデミックコースを選択した理由

　放射線科に限らずどの科でも，大学でのポジションを得，そしてそれを

維持するには，研究の業績，教育への従事が通常業務以外に重視される．すなわち定期的に論文を発表することが要求される．

　私の場合，放射線科，そしてアカデミックコースを選択した理由には，学生からの研究が大きく影響した．

　UC Berkeley の大学時代は生物学を選択し，その流れで医学にも興味をもちはじめた．余談だが，手塚治虫のブラックジャックの影響が一番かもしれない．そして医学部を目指し，UCLA の医学部へ入学することになった．

　医学部在籍中から，放射線科に興味をもつようになった．アメリカでは人気の高い科でありそれだけ魅力があるということ，また，「医者のコンサルタント」と言われるように，あらゆる科の臨床医のサポートそしてコントロールをする立場にある科であるところに惹かれた．そんな中，UCLA の放射線科に所属するアテンディングの指導を受け，本格的に研究をする機会を得たのである．

　初めは IR を専門とする放射線科医の指導のもとで研究を行ない，何本か論文にもしている．その後，指導教官をかえ，今は悪性腫瘍の画像診断及び遺伝子解析を融合した方法を探している最中である．現在の指導教官とはもう 5 年以上一緒に研究を行なっている．彼はスタンフォードで輝かしい業績があり，UCLA の Radiology に雇われた医師である．

　日々の業務の合間に定期的にラボに通い，時間を見付けては研究そして論文の執筆を行なっているが，研究の時間を捻出するのに苦労している．4 年間のレジデンシーを通し研究日を与えられているが，1 年に 1 カ月以内と非常に限られた日数である．

　直近の論文としては，6 月の *Radiology* に掲載された，肺がんに関する論文がある．また，9 月の国際学会では，優秀発表として選抜され，学会で発表する予定である．

　放射線科医として学ぶべきことは日々山積みであるが，アカデミックコースを目指す以上，研究や論文をないがしろにはできない．

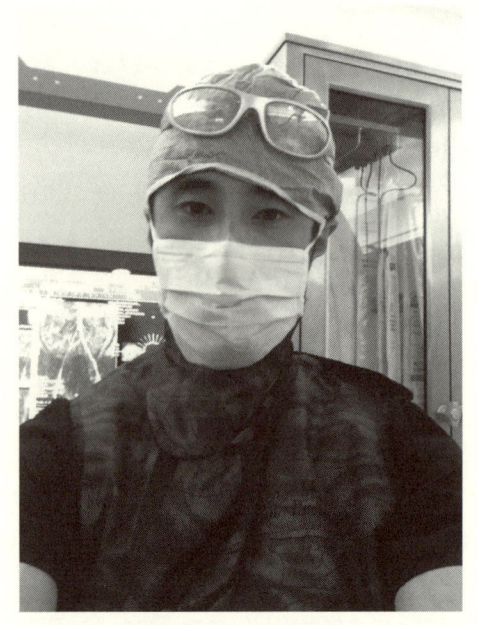

▲ Interventional Radiology での筆者

身近な日本人医師の活躍

　レジデントのポジションを得る上でも，研究は非常に大きな評価項目である．特にアメリカという多民族が共存している社会では，USMLE の点数が完璧なだけでなく，研究の能力，貪欲なまでの自己アピール力が求められる．そしてそれらを併せ持つ人物であれば，外国籍であっても，活躍のチャンスをつかむのは不可能ではない．ただ，非常に狭き門である．
　UCLA の場合，この地域の特色として，アジア系アメリカ人が多く，医師もむしろ，アジア系，インド系，アラブ系がその多くを占めている．
　私の場合は，幸いグリーンカードホルダーであったため，レジデンシーに進むにあたり，いわゆる外国人としての苦労は経験していない．唯一，医学部に入る際，面接で，卒後もアメリカで仕事に従事する意思があるか

どうかを確認されたくらいである.

　UCLA の放射線科には，アテンディングの中に，外国で医師を経験した後，アメリカで臨床医として地位を築いている医師が数は少ないが存在する．日本出身の医師も 2 人おり，私も直接指導を受けている．

　一人は神経放射線科教授の女性で，日本で放射線科の経験を積んだのち，フランス留学を経て渡米．USMLE の取得，レジデントを経て，多くの業績を評価され現職に就いた．チームのスタッフはもちろんのこと，他科の医師や，医師以外の職員からの信頼は厚く，周囲から一目置かれている存在である．研究の業績もすばらしく，その専門分野で重要な論文を発表し続けている．

　もう一人は，Neuro-intervention の Associate Professor として活躍されている方である．研究のテーマとインターベンションの腕を買われ，現在，UCLA の Neuro-intervention ではなくてはならない人物である．

　外国人として渡米し，上記のようなポジションまで到達するケースは本当に稀であると思われるが，私は幸いにもその素晴らしい医師たちからの指導を得られる環境にいる．

放射線科の醍醐味

　アメリカの放射線科の一般的な進路に話題を戻す．

　インターン，レジデント，そしてフェローまでは大学で経験を積むことになる．フェローを最低 1 年経験し，その後アカデミックコース，つまり，大学のアテンディングとして残るのは約 20% である．それ以外，つまり放射線科の大多数はプライベートの施設へ就職するのが一般的である．

　放射線科の中で最も人気の高いのは IR である．ここで言うところの IR は腹部など神経以外を指している．同じ放射線科でも特殊技術を要し，専門性がさらに高いことから人気を得ている．その特殊性において Neuro-intervention なども高いと言えるが，医師の数はすでに充足している．特に施設が集中している場所では，症例が増えることはない．

私自身はレジデントの2年目が始まったばかりで，祝日当番や当直のシフトに組み込まれ，慣れるのに精一杯な時期である．
　この先，どの専門分野を選択するかを，まさにこれから日々学びつつ，決めていければと考えている．毎日いろんな症例に接しながら，知識を深めることに喜びを感じている．
　そんな中，時に自分より先輩の医師から意見を求められることも少なくない．自分の知識の中で正しいと判断した所見や鑑別診断については，一放射線科医として自信をもって伝えるように心がけている．もちろん，初めて目にする症例と出会う機会も多く，相談に来た臨床医から逆に教わることも多い．
　そのようなフィードバックを得られるのも，放射線科の醍醐味ではないかと考えている．

chapter 3

堀川雅弘
オレゴン健康科学大学ドッター・
インターベンショナル研究所

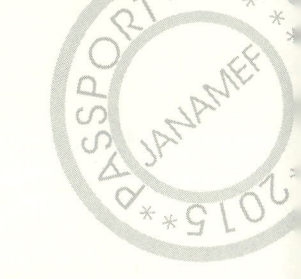

世界に日本のIVRを売り込む

October 2013 -July 2014
Research Fellow
Dotter Interventional Institute/Oregon Health and Science University

August 2014 -present
Instructor
Dotter Interventional Institute/Oregon Health and Science University

要旨………
　本書を手に取っている読者群を想像してみる．医学生，初期研修医，そして放射線科後期研修医が大部分であるように思う．それぞれの立場に応じて，放射線科という選択肢，自分にとっての米国臨床留学の意義を可能なかぎり明確に理由づけ，動機づけてほしい．そして，本稿がIVR（Interventional Radiology：米国ではIRと略されるが，本稿では日本で一般的に使われているIVRという名称を用いる）というSubspecialtyについて知り，選択肢のひとつとして考えてもらえる一助となったらと願う．

本書を手にする人たちであればすでに噂は耳にしたことはあるかもしれないが，米国での放射線科の人気は恐ろしく高い．Specialist としての収入も高く，医師としての生活の質も保たれている．何より Doctor's doctor として他科の医師からの尊敬を集める Specialty で，全米の Residency 人気ランキングでは常に top 5 に入っている．それはすなわち，外国人が入り込む隙はものすごく狭く，そして険しいということと同義である．

　この隙をどのようにくぐり抜けるか，そして，決して容易でないその道を進むにあたってどうやって自分の意欲を保ち続けるのか．放射線診断科の中でも血管内治療をはじめとする低侵襲治療を専門とする Subspecialty である IVR という道で 2014 年 8 月から Instructor としての臨床ポジションを得た立場から，外国人に対してはより一層門戸の狭くなりつつある米国の放射線科臨床留学を成し遂げるための対策を考えていきたい．

IVR とは？～その歴史と革新性～

　そもそも IVR がどんな Subspecialty なのかがわからないと，話が呑み込みにくいと思われるので最初に IVR について言及する．Interventional Radiology（IVR）は大雑把に言えば血管内治療と言えるが，元々は血管造影という放射線診断行為の一部から派生した分野であるため，世界的に放射線治療医ではなく放射線診断医の Subspecialty のひとつとして分類されている．

　近年では循環器内科や血管外科も Endovascular Therapy を治療手段として掲げており，境界が不明瞭であるが，IVR は一言で言えば「画像ガイド下低侵襲治療」を行なう分野である．臨床の現場一般では Angiography に由来する"アンギオ"という名称で呼ばれることも少なくないが，代表的な手技としては肝臓がんに対する X 線透視下でのカテーテルによる動脈化学塞栓療法（TACE：Transcatheter Arterial Chemoembolization）や超音波ガイド下のラジオ波焼灼療法（RFA：Radiofrequency

Ablation），心臓を除く全身の動脈硬化性病変に対する経動脈的血管形成術（PTA: Percutaneous Transluminal Angioplasty）などがある．

元々は大動脈ステントグラフト内挿術や脳血管内治療も放射線科の IVR 医が考案した手技であり，今でも米国では放射線科の IVR 医が施行している施設も少なくない．また，治療の領域も動脈内の治療にとどまらず，静脈の硬化療法やレーザー治療から門脈圧亢進症に対する治療，そして脊椎の圧迫骨折に対しての経皮的椎体術や胆管病変に対する経皮的治療などの非血管病変に対する治療まで，標的臓器は画像で捉えられるほとんどの全身臓器に及び，事実あらゆる疾患に対する知識と画像評価能力が要求される．

事の発祥は今から半世紀前の 1964 年に米国・オレゴン州にて放射線診断医であった Charles Dotter 先生が世界で初の血管内治療を行なったことに由来する（閉塞性動脈硬化症に対する大腿動脈の血管拡張術）．診断から治療行為へ，その歴史的転換点から約 50 年．画像診断機器や血管内治療デバイスの発展を牽引し，数々の低侵襲治療を世界に広めた歴史をもつ非常に尖った先進分野である IVR の進歩は今なお続いている．"Innovate or Die（革新か，さもなければ死か）" というこの業界で語り継がれる文言は，端的にこの分野の特徴を表していると言える．

日本人 IVR 医として
～日本は世界トップレベルの実力～

Doctor's doctor の実体験

筆者が IVR の道に進むきっかけとなったのは外科をローテーションしていた研修医時代に膵頭十二指腸切除後の合併症である動脈出血を魔法のように止めたカテーテル技術に出会ったことにある．学生時代，放射線科研修の際にも血管造影室での手技は一体何をやっているのかチンプンカンプンであったのとは対照的に，主治医チームの一員としてどうしても解決できない致死的状態をカテーテル 1 本でものの見事に治療してしまう技

術を目の当たりにし，臨床医にとって最後の砦として頼りになる存在＝まさに Doctor's doctor であることを実感させられた．そして同時に，これこそ日本人の器用さが生きる分野であると直感した．

そのときの外科チームの主治医の言っていた言葉は，今でも筆者の耳に残っている．「優秀な放射線科医は病院の財産だ．特に，何が起こっても助けてくれる優秀な IVR 医がいるお陰で外科医はアグレッシブな治療にも挑戦できる」．

日本型医療を世界に売り出すチャンス

その後，実際に放射線診断科を選択し卒後 8 年目で日本 IVR 学会専門医を取得するに至るまでの過程で，その直感は確信へと変わった．国際学会に出てみても，日本の IVR 医たちの勤勉さ，そして技術は確実に世界のトップレベルにある．肝細胞がんの治療として全世界的に行なわれている肝動脈化学塞栓療法は日本が発祥の地であることにも示されるように，IVR の歴史的の中でも重要な位置を占めている．

けれども悲しいかな，なかなかに勤勉さや技術の高さという要素は学会講演などの短期間で示しきれるものではないし，誤解を恐れずに言えば中でも日本人医師の英語でのコミュニケーション能力の低さが正当な評価を妨げていることを痛感した（もちろん，本書の企画者のお一人である中島康雄先生や国立がん研究センター中央病院院長も務める荒井保明先生をはじめ，英語が堪能な高名な IVR 医も居られるのだが）．

本来の実力を考えれば，日本人医師はもっと世界に出てもいいはずで，世界的に評価されて然るべし．そしてそれは科学雑誌での評価だけでなく，世界中で招聘講演や招聘治療，専門教育に参画する機会がもっとあっても不思議ではないし，日本型医療を世界に売り出していこうと考えれば，低侵襲で高度技術そして革新と歩みを共にするこの分野ほど適した分野は他にはない．

"理解してもらう" に留まらず，"売り出す" ことを念頭に置くならば，ますます英語でのコミュニケーション能力，そして国際的な信頼は必須に

なる．今のままの日本の医学教育，卒後教育制度でそれが果たして可能か．そして，このままで自分はそれに値する人材となれるか．当時，筆者の出した答えは敢えて記すまい．

常に未来志向で

　自身の業界に対して，内部だからこそ見える厳しい言葉を並べたかもしれない．けれども適切に前に進むためには現状評価は何よりも重要で，特に自己評価を含む場合はやや厳しめの評価で問題点をあぶり出したほうがよいというのが筆者のポリシーだ．

　問題点が明確にできれば，自分たちの世代でそれを変えていけばいいし，そのために自分ができることから始める．望むべき未来を思い描き，それに続く自分の「今やるべきこと」まで道を逆算して引いてくることができるかどうか，そしてどれだけ考えたとしても結局は何が起こるかわからないという未来のもつ不安定性を目の前にして，それでも自分の選択を信じてその第一歩を踏み出せるかどうか．

　まだ何も成し遂げていない若輩者ではあるけれど，結局は自己批判に裏打ちされた勇気と覚悟の有無が，安全な場所から批判だけする人間と新しい何かを創り出せる人間の違いなのではないかと信じているし，願わくは自分は後者になりたい．

最初の関門

ECFMG 取得まで

　元々，学生時代に漠然と臨床留学に興味を抱き USMLE Step 1 を米国人の平均点程度の点数（Score は 212/86；当時はこれでも米国人の平均点．現在はオンライン教材の普及に伴い平均点は格段に上がっており，2 digit score は 99 の乱発で役に立たなくなり廃止）で合格していたが，放射線診断科の Residency に入り込むには点数が低すぎるため，放射線

診断科を専攻にした時点でほぼ臨床留学は諦めかけていた．
　そんな自分をもう一度臨床留学へと駆り立てたのは，矛盾するようだけれども日本人IVR医としての矜持だった――点数が悪くても，どんな方法を駆使してでも臨床医として渡米する方法を模索してみせる．そして決して単に教わりに行くのではなく，勝負しにいく挑戦でありたい．
　そんな最中に発生した2011年3月11日．当時，緊急手段的に専門研修を一時中断し，陸上自衛隊医官として現地に派遣され見た景色．そこでした決意．この国がもう一度立ち上がり，世界に胸を張れる国であり続けるために，挑戦することを躊躇っている暇などないというシンプルな結論．
　派遣から帰り，半年強の期間でより一層ギアを上げ，一時は無理だと思っていたStep 2 CK（Scoreは223/94; これも平均をわずかに上回る程度）及びStep 2 CS（1st Attempt）に立て続けに合格することができた．元々放射線診断科として，そしてIVR医として幅広い臓器・疾患・治療適応に精通する必要があったことはStep 2 CKには非常に有利に働いたが，特に当時の英語力でStep 2 CSを合格できたのは幸運というほかない．

ECGMG Certificate 取得後

　ECFMG Certificateの取得は卒後6年目の2011年12月．その約2年後の2013年9月に無給のResearch Fellowとして渡米し，その後IVRのInstructorとして2014年8月より正式に働き始めた．放射線診断科のResidentを経ずに直接Facultyとしてのポジションで4年間の契約．その内，中間の2年を脳血管内治療でのトレーニング期間に充てることとなっている．
　この4年間というのはその後ABR（American Board of Radiology：米国放射線科認定委員会）のAlternate Pathwayと呼ばれる制度により専門医取得が可能となる条件である（後述）．傍から見れば「順調」に見えるかもしれない．けれども，結果として自分にとって最良の条件に

辿りついただけの話で，ECFMG Certificate 取得後の過程はまったく順調ではなかった．むしろ，勉強だけして合格すればいいそれまでのステップよりも，ずっと不安定で先行きが見えないものであった．

第一に，放射線科の場合は情報が極端に少なく，正規の Residency で入るというおそらく 99% の日本人医師には不可能な方法以外の裏道の全容がまったく見えてこなかったこと．さらに，最初はコネがまったくなかったこと．極めつけは，一旦は 2014 年 7 月からの IVR Fellow 内定が決まったにもかかわらず，ACGME（Accreditation Council for Graduate Medical Education：卒後医学研修認定委員会）の Fellowship に関する規約改定の影響[※1]で，取り消されたこと．これらをどうやって乗り越えてきたかを書き始めると，単に自分の体験を語るのみで終わってしまう．

代わりに，次項から 2014 年 8 月現在，IVR 医が正規の Residency を経ずに米国でポジションを取得することができる条件・可能性を戦略としてまとめ，後進への礎としたい．

※1 2015 年 7 月から，ACGME の規定改定により，ACGME-accredited Fellowship への応募条件が，英米加で Residency を終えた者のみとなった．実質，外国人の締め出しである．さらに，それを受けて SIR（Society of Interventional Radiology）は独自に 2014 年 7 月からの IVR Fellowship を同様の条件とすることを決定した．詳細は後述の「Direct Fellowship の終焉」の項を参照．

考察：臨床留学の必要条件とは

その 1　3 つの Step に合格

USMLE のうち，臨床研修を行なうのに必要な Step は Step 1（基礎医学），Step 2 CK（Clinical Knowledge：臨床学科），Step 2 CS（Clinical Skill：臨床実地）の 3 種類である．これらはどれを先に受けても構わないが，最初の 1 つを受験した後，7 年以内に他の 2 つの Step に合格する必要がある．

Step 1 基礎医学	Step 2 臨床学科	Step 2CS 臨床実地
医師となった後に受験するには3つの中で最も大変な試験．特に，正攻法でResidencyを取ろうと思ったら上位10％程度の高得点が必要である．46問×7 blockで休憩時間を含めて計8時間のCBT形式．日本で受験可能．	医師にとっては最も敷居は低い．点数はよいに越したことはないが，正攻法の場合でもStep 1ほどは重要視されないため，医師になってから受験する人はまずこれを受験したい．44問×8 blockで休憩時間含む計9時間のCBT形式．日本での受験可能．	12人の患者に対して問診および診察15分，カルテ書き10分を繰り返す実地試験．年々難易度が上昇し，日本人にとっては近年最も敷居が高い．高額だが米国での試験対策（Kaplan 5 days courseなど）の受講が必須．試験は米国本土の5カ所のみ．

▲ USMLE各Stepの特徴と対策

▲筆者が取得したECFMG Certificate

その2　7 year rule の意味

　ECFMG Certificate は米国で臨床研修（Residency/Fellowship）を行なうための資格で，上記3種類の試験に7年以内に合格すると得られる臨床留学のための必要条件である．

　混同しがちであるが，Step 3 は臨床研修（Residency/Fellowship）には必須ではない．ただし，Faculty 以上のポジションを得る場合には必須である．ECFMG Certificate 取得後に申し込み資格が得られるが，申し込みの州により要件は異なる．

　以前は米国での臨床開始から1年以上経過後にしか受けられなかったが，近年では米国での臨床経験なしでも受験可能な州が増加している．筆者は臨床経験なしであったが，バージニア州で申し込み可能であった．試験自体は CBT 形式で2日間にわたる試験で，Prometric 社に委託されており，受験場所は申請の州とは異なっても構わない（グアム・ハワイを含む米国内の多くの都市で受験可能）．

　いわゆる"7 year rule"も紛らわしいので明記しておく．ECFMG Certificate は，最初の Step 合格から7年以内に取得しなければならない．これが一般に言われる"7 year rule"で，ここには Step 3 は含まれない．しかし，最終的に米国で州ごとのライセンスを得る場合に，州によっては Step 3 までを7年以内に合格しなければならないと定める州も数多く存在し，これもまた7 year rule と呼ばれることがあるのが紛らわしい．

　実際には10年以内と定める州も相当数存在し，その場合は 10 year rule と呼ばれるし，中には年数を定めない州もある．いずれにせよ，将来の可能性を最大にするには最初の Step から7年以内に Step 3 に合格するに越したことはない．

その3　Position 探し

　放射線科の場合，USMLE の合格よりもこちらが圧倒的に難題である．ACGME 認定の Residency Program へ Matching で採用されるのが最も一般的な方法であるが，放射線科 Residency は全米でもトッププログ

	専門医取得の可否

1. Residencyに入り込む方法＝正攻法

Intern1年＋Radiology Residency4年の計5年．Residencyを修了すれば無条件で専門医受験資格を得られる＝その後も米国で働ける（ただしビザ問題は除く）

1-1：USMLEで超高得点（Step 1で255以上）　◎

＋コネ/業績，永住権，語学に不安なし，田舎program etc.

1-2：他のUS-graduate Candidateを蹴散らせるコネ/業績　◎

通常のコネや業績ではまず無理．研究部門と臨床部門のトップが同じ施設で研究成果を出し，必要不可欠な人材と認められることが一番．

2. Residencyに入る以外の方法＝裏道？

2-1：ResidentをやらずにFellowshipに入る

ACGME認定Fellowship ⇒ 2014年7月から日本人には原則不可　△

ACGME非認定Fellowship ⇒ IVRではほとんどない（IVR，神経放射線，核医学，小児放射線は原則認定Fellowship，他のSubspecialtyは非認定Fellowship）　△

International Visiting Fellowship：原則無給，ABR Alternate Pathwayは不可　×

2-2：Resident, Fellowを経ずにFacultyのポジションを得る　○

最低条件としてECFMG Certificate＋Step 3合格．＋コネ/業績，永住権，語学力，州のトップ施設（テンポラリーライセンスが得やすい）．就労ビザ（H-1Bビザ）になるため連邦の最低賃金法に縛られ「無給条件でOK」が通用しない．

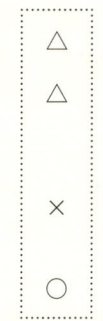

ABR Alternate Pathwayに入ることが専門医取得には必須（Fellowは通常1〜2年のポジション）

▲放射線科医としての米国留学の選択肢

ラムに含まれ，その道は非常に険しい．内科や小児科等では「Nプログラム」など，マッチング外で採用可能な臨床留学プログラムは存在するが，いまだかつて放射線科で採用された実績はないようだ．

　左に，放射線科医として臨床ポジションを得られる選択肢をまとめる．示される選択肢の中から自分なりの戦略を固めて辛抱強く交渉するより方法はない．100〜200というApplicationを出しても無理なものは無理かもしれない．希望通りの所に行ける保証などおそらくない．けれども，資格と意思さえあれば，思わぬところからチャンスは生まれるものである．そのチャンスを信じて準備することができるか，最初から無理だと諦めるか．その決断はその成否にかかわらず，もしかするとその後の人生において単なる進路決定以上の意味をもつのかもしれない．

　医学生の場合，USMLE（特にStep 1で255以上）の高得点を目指すに越したことはない．もしかすると，Residencyに入り込めるチャンスもあるかもしれない．しかし，実際は臨床志望の日本人医学生および研修医の99％は，結局は正規のResidency以外の選択肢を取ることにならざるをえないと思う．その場合，必ずしもUSMLE高得点は必要とされない．ただし，米国での放射線科専門医（Board Certification）を取るつもりがあるかどうかは非常に重要な要素だ．

　専門医取得のつもりがない場合，SIRのWebsiteなどを参照にInternational Visiting Fellowを受け入れている施設を探し，米国のACGME認定Fellowとはやや異なるObserverに近いポジションで妥協するのが最も容易であると思われる．1〜2年であれば，無給条件を受け入れればポジションは手に入れられると思う．ただし，そのためであっても患者に触れる場合はECFMG Certificate取得は必須である．

　専門医取得を狙う場合，Residencyを経ずに直接ACGME Accredited（ACGME認定）のFellowshipに応募し採用され，その後のNon-accredited（ACGME非認定）のFellowshipやFaculty Positionを組み合わせて後述の「ABR Alternate Pathway」使うのが最も一般的な手であった．しかしながら，筆者が直面したように，2014年7月以降ACGME

認定 Fellowship のポジションを得ることは日本人医師には原則不可能となった（63 頁「Direct Fellowship の終焉」を参照）．また，IVR の場合，現状では非認定 Fellowship は存在していないに等しい．したがって，必然的に今後は 1-2 および 2-2 を狙うのが残された方法となる．

　コネがない場合，そもそも最初のきっかけをどこからつくるかは大きな問題である．筆者は国際学会で次々と目ぼしい施設のボスにアタックすることでそのきっかけを得たが，ECFMG Certificate 取得前は見向きもされなかった．

　海外でも名の知れた日本人放射線科医から推薦をもらうのも，自分の信頼度を上げることに繋がるだろう．必ずしも自分の施設の上司でなくても構わない．日頃からネットワークを広げ，国際学会などで何とかきっかけをつくろうとする意志と行動力が何よりも必要だ．放射線科，特に IVR の業界は内科や外科に比べると狭い世界なので，若い頃から気後れせずに意欲的に活動していれば，ネットワークは簡単に繋がる．最初のコンタクトに対して何かしらのリアクションがあった場合，積極的に次のコンタクトに繋げることが重要である．

　筆者は「スッポン作戦」と名付け，リアクションのあった施設のボスの出席する国際学会を調べ上げ，短期間で立て続けに会うことを病院見学へと繋げた．病院見学についても，OK はもらったものの先方から具体的な日程をもらえずどうしようか悩んだ経験がある．結局，当時の所属先に 2 週間の夏休みをもらい航空券もホテルも取ってその期間に一方的に当地を訪問する「押しかけ女房作戦」を実行したのだが，1 つの病院からは，それまで梨のつぶて状態だったにもかかわらず直前になってまるで何事もなかったかのように Welcome との返事が来た．「押しかけ女房作戦」で訪問した 2 つの病院のうち，現在の所属施設がその見学を採用面接として扱ってくれたことが幸いし，現在のポジションへとつながった．

　ひとたび興味をもってもらえた場合，どのように自分を売り込むかも非常に重要だ．しばしば CV（Curriculum Vitae：履歴書）の厚みと呼ばれるが，自分が有能な人物であることを書類上で示せるに越したことはない．

地方会の奨励賞でも，ポスター受賞でも，何でもいいから Awards & Honors の項目に記載があるのは魅力的だ．筆者は日本の履歴書では絶対にしないが，大学や自衛隊での表彰歴を誇らしげな英訳で書き連ねた．研究業績や論文も，＋αとして認識されるかもしれない．筆者は Case Report のみであったが採用決定時点で英語の Peer Reviewed Journal に5本筆頭論文があった．

そして，最終手段は金銭条件である．米国社会の場合，とにかく社会に一度入り込まなければキャリアはスタートしない．一方で，ひとたび仲間とみなされると自施設で条件が合わない場合であったとしても，その後に親身になって適した施設に紹介してくれるということがしばしばある．したがって，最初に入りこむ段階が最も難しい．その段階を超えるための手段を選んでいる余裕はない．

筆者は当初は防衛省に所属しながらの身で渡米するつもりで先方からの給与はゼロでの条件で交渉を開始した．制度上の問題で防衛省からは長期の留学は困難との結果となり，残念ながら退職しての渡米となったが，その際も自費の条件を有給条件に変更することはポジションを失うことに繋がるとの確信があった．結局，研究者としての期間は自費，その後も Instructor としては最低賃金という条件で採用が決まった．当然，少なくとも専門医取得までの間は日本での給与よりは遙かに低い給与である．

しかし嘆くなかれ，放射線科には最大の武器である遠隔画像診断という副収入の術がある．放射線科医にとって非常に幸いなことに，2000年代後半以降，海外に居ながらも日本の遠隔画像診断ができる状況が構築された．実際には日米の法律の問題もあり，その導入方法には注意を要するが，無給でも食いつないでいけるくらいの収入は得られる．研究留学にしても臨床留学にしても，貯金を削りに削って生活を切り詰めての留学が常識とされる中，海外に居ながらにして副収入を得られる——それはすべての科を見渡しても，放射線科だけの特権だ．これを利用しない手はない．

Alternate Pathway の条件にもなっているが，日本の遠隔画像診断を副収入とするためにも，Residency 以外の道で臨床留学する際には日本

の放射線診断専門医取得は必須である．もちろん，遠隔画像診断も楽ではない．海外であるが故の注意・制約もあり，何よりも時間を割くことが難しい．けれども放射線科，特に IVR での留学を志す後進がいるのであれば，筆者はもてる手段を駆使してサポートすることをお約束する．

わずかな可能性を残した ABR Alternate Pathway

Residency を経ずに専門医を取得する方法

ABR Alternate Pathway とは，ABR の定める，他国出身の放射線科専門医に対して Residency を経ずに米国放射線科専門医受験資格を与える特別コースであり，要件としては以下の項目が挙げられる．

①他国（日本を含む）の放射線診断医または放射線治療専門医であること

②米国の教育施設で 4 年間連続の臨床ポジションを確約されていること（臨床ポジション＝ Resident/ 認定 Fellow/ 非認定 Fellow/Faculty[※2] のいずれかのポジション．このうち研究期間は 12 カ月まで許容される）

③専門医試験受験までにいずれかの州で永久ライセンスを取得すること

※ 2 Faculty とは日本の"スタッフ"の名称とほぼ同様で，Instructor/Assistant Professor/Associate Professor/Professor のいずれかのポジションのことを指す．

核医学での 4 カ月の研修項目が追加されたりと，時折マイナーチェンジは加えられているため，常に ABR の Website で最新版をチェックする必要はあるが基本要件の①②は長年変わらない．また，③が問題になる可能性も考えられる．州の永久ライセンスには通常 1 ～ 3 年の ACGME 認定トレーニングを受けることが定められており，Step 3 の 7 year-rule/10 year rule の制限もある．しかし，非認定 Fellow や Faculty のポジションのみでも州の永久ライセンスを取れる州は複数存在する．筆者

の場合，オレゴン州はACGMEの認定トレーニングを受けていなくても，Facultyとして4年の実地経験があれば永久ライセンスを申請できる要綱がある．

　米国のすべての専門医制度の中でも，Residencyを経ずして他国の医師が専門医を取得できる制度があるのは放射線科だけである．最大限利用できる方法を模索してほしい．

Direct Fellowship の終焉

　2015年7月開始分より，ACGMEの認定Fellowは英米加でResidencyを終えた者でなければ応募できないこととなった．それに伴い放射線診断科の中ではACGME認定FellowshipであるIVR, Neuroradiology, 核医学，小児放射線領域では，Residencyを終えなくてはFellowshipに入れないこととなった．通常，認定Fellowshipを定めている領域では非認定Fellowshipは採用しないため，他国出身のIVR医としては，ABR Alternate Pathwayの4年間に認定Fellowshipを組み入れることができなくなった．

　つまり，Alternate Pathwayに入るには，IVRとしては極めてまれな非認定Fellowshipをみつけるか，さらに難易度の高いFacultyのポジションを得るか，他のSubspecialtyで非認定Fellowshipを組み合わせるかの方法しか残されていない．そうなると現実的には，研究者や他のSubspecialtyの非認定分野Fellowとしてまずは米国施設に入り込み，最初からFacultyのポジションや正規Residencyのポジションを得るための努力をしたほうが可能性は高いようにも思う．

最新情報：
2017年から開始されるIR/DR Residency

　2017年より，米国でIR/DR ResidencyというIVR（IR）と放射線診断（DR）の2つのCertificateを取得できるResidency Programの創設が決まった．これは，米国においてはIVRが放射線診断や放射線治療

と同様のPrimary Certificationとして認められたということにほかならず，発展的解消という形で2022年よりIVRの認定Fellowshipは消滅することも併せて決定された．

　Residencyの要件は1年のインターン＋3年の診断トレーニング＋2年のIVRトレーニングコースの計6年で，IVRトレーニングには手技要件だけでなくCritical Careや患者Careが含まれることになる（詳細は2015年内に決定する模様）．現時点では，米国のIR Communityはこの IR/DR Residencyは現在の放射線診断のResidency以上の人気プログラムとなると予想している．

　人気度の真偽はともかく，当然IVRでの臨床留学志望者は，この認定Fellowship消失とIR/DR Residencyの人気具合に多大なる影響を受けることになる．外国人に対してのFellowshipの道が完全に閉ざされてしまう可能性もあるが，この新しいResidencyが始まることで今までIVRの認定Fellowship Programをもっていなかった施設もIR/DR Residencyの波に乗り遅れないように新たにIVR部門を創設する可能性もある．その場合，人員不足でむしろFaculty Positionに多く募集が出る可能性もある．

　また，既存の施設では今のFellowの人数と比較してIR/DR Residentの人数が減る可能性が噂されている．その場合，移植外科のようにマンパワーを確保するためにかえって非認定Fellowのポジションはより一層得られやすくなる可能性も残されている．必要な準備をしながら，注意深く動向を追いたい．

”Innovate or Die（革新か，さもなければ死か）!”

　放射線科での臨床留学は，言うまでもなく他科と比較して敷居が高い．しかしながら，遠隔画像診断やABR Alternate Pathwayのように放射線科のみの特権といえる状況も確実に存在している．また，特にIVRについて言えば日本のトップIVR医の技術レベルは米国と比較しても高い．

しかしながら，教育制度や症例集約，国際的地位の話になると，まだまだ米国に来て臨床をするメリットは計り知れないものがあると筆者は考えている．

専門医さえ取ってしまえば給与条件の圧倒的に良い米国に残るのもいいだろう．米国の看板を引っ提げていつか日本に凱旋するもいいかもしれない．けれども米国は良くて日本はダメという近視眼的な見方ではなく，お互いのメリットを味わい，日本の IVR 医たちと連携を取り，将来チーム Japan として真の意味において世界レベルで一緒に闘っていける仲間を増やすことが最も大事なことだと思っている．

医師としての技量向上はもちろん，Science の進歩も目指す．けれどもそれに加えて，わずか人口 12 億の先進国の中でもごく一部の施設のみで享受されているこの低侵襲医療を先進国の 4，5 倍の人口を抱える発展途上国にもたらすような活動も，今後は求められるかもしれない．

公衆衛生や感染症対策が重宝される国境なき医師団のような活動の次のステージに，産業の発達とともにハードは設置されてもソフトが伴わないような国々があるとしたら，「国境なき"専門"医師団」が必要とされる時代がきっとやって来る．先進医療の費用面は解決しなければならないけれど，患者にとってはより低侵襲で回復期間がより短く，医師にとっては遠隔でも指導に携われるこの IVR 分野ほど，その先駆けとなるに適した科はない．

「困難だから選ばない」のではなく，人生を賭けて夢を見られるかもしれないこの分野に，志ある若者が参戦することを願ってやまない．Innovate or Die！

chapter 4

北之園高志

ノースフィールド・インターナショナル

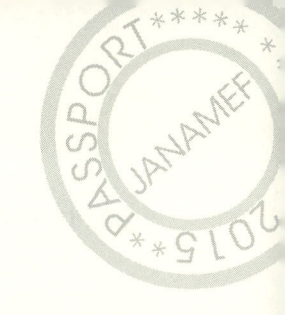

今なぜ, 全画像・24時間即時読影態勢なのか

July 1995-February 1997
Clinical Fellow
University of Texas MD Anderson, Department of Radiology

April 2004-November 2012
Assistant Professor
University of Rochester, Department of Imaging Sciences, Vascular/IR section.

November 2012-present
President
Northfield International Inc.

要旨………

　放射線科医として日米で研修医およびスタッフとしての経験を通じ日米の医療, 特に放射線科の差違について考察しました. 日本の放射線科医は個人として大変優秀ですが放射線科全体としての社会貢献度が米国に比べ少なく, その差が待遇や人気の差の一因となっていると考えました. 特に夜間緊急現場における放射線科医のプレゼンスは非常に限られています. このような考察をもとに, 日本の医療や放射線科界に貢献することを視野にホノルルにおいて開業した目的, 経緯, 今後の展望について説明します.

IR スタッフ募集, 渡米へ

IR と UTMDACC

　私は10歳〜18歳まで父の仕事の関係で英国に滞在していたこともあり，学生の頃から海外での研修や就業に関心をもっていました．医学部在学中より当時の ECFMG 取得試験である FMGEMS（Foreign Medical Graduates Examination in the Medical Sciences）を受験しました．
　1993年に合格し ECFMG Certificate を取得しましたが，E-mail やインターネットがない時代のことで，何十通もの手紙を Program Director 宛てに送付しそのうち5施設からインタビューの招待が届きました．米国を面接してまわり2施設から合格の通知をいただき，University of Texas MD Anderson Cancer Center（UTMDACC）において Interventional Radiology（IR）の Fellowship を行なうことを選択しました．
　留学前より IR に興味があり将来は IR の専門を志していました．放射線科自体が CT，MRI などの新しい画像診断法で大変な隆盛を見せつつある時代でしたが，中でも IR は当時様々な新しいデバイスや手技が次々と開発され，低侵襲で手術に勝るとも劣らない治療が次々と現実のものとなるエキサイティングな分野であったことが志望の理由に挙げられます．
　UTMDACC は，IR の歴史上も重要な施設の1つであり，現在も使われる塞栓コイルや Gianturco Z-stent，Bird's nest IVC filter などが開発された場所として知られています．当時私が所属していた昭和大学放射線科の3〜5倍程度の症例数があり，IR の知識や技術を習得するにはもってこいの施設でした．がんセンターであったことから，生検や動注，塞栓療法など腫瘍の診療に手技が偏在していたものの，プログラムの3分の1は隣の St Luke's Episcopal Hospital で研修を行ない血管系の手技を補う体制となっていました．この病院は Dr. DeBakey で有名な Texas Heart Institute がある施設で症例の数，種類も豊富で血管系手技の修練

を十分行なうことができました.

米国医師国家試験制度の変更

　帰国後昭和大学へ戻り，2001年より開院した昭和大学横浜市北部病院へ配属となりました．当時米国ロチェスター大学勤務を終え帰国し聖路加国際病院放射線科部長に就任されていた沼口雄治先生が，昭和大学横浜市北部病院の名誉教授として，月1回程度北部病院でカンファレンスを開かれていらっしゃいました．そのときに将来の希望を聞かれ，できれば米国で今度はスタッフとして働いてみたいと述べたところ，しばらくしてロチェスター大学（University of Rochester）でちょうどIRのスタッフを募集しているから興味があればCV（Curriculum Vitae：履歴書）を送るようにいわれたのです．

　2003年9月にインタビューを兼ねてロチェスター大学を訪問し諸条件を相談したところ，その時点で米国医師国家試験の体制が変わり，私が合格したFMGEMSはもはや有効ではなく，米国医師免許を取得したければ新しい試験であるUSMLEを最初から受験しなければならないとのことでした．面白いことに，旧体制で発行されたECFMG Certificate自体は有効とのこと，また当時はUSMLE Step 2 CSが導入されたばかりでしたが，こちらは免除されるとのことでした．

　再び生理学や生化学など基礎医学から勉強し直すのかと躊躇しましたものの，考え直し改めて準備を開始しUSMLE Step 1およびStep 2を受験，なんとかその年に合格でき，交渉の末2004年4月からロチェスターへ渡り，USMLE Step 3に合格後，診療への変更を目指すこととなりました．

　渡米し5月に試験を受けましたが発表時期が独立記念日の週にぶつかったこともあり合格通知到着は遅れに遅れ，その後も延々と続くPaperworkに辟易としながらも何とか医師免許，病院でのCredentialingを通過し11月から正式にFacultyとして診療に従事することとなったのです．

米国放射線科医の高い地位

各科とのTurf Battle

　以後2012年まで放射線科医として勤務してきましたが、症例数も多くchallengingであり、非常に充実した時間を過ごすことができました。米国ではIRは他科から独立した分野として認知され、日本でも放射線科医が行なう塞栓術から血管形成術といった血管系の手技に加え、中心静脈カテーテル挿入やその管理、生検、腎瘻造設や管理、肝胆道系手技といった施設によっては日本では放射線科があまり関与しない領域の手技も放射線科が行なうことが一般化しています。

　一方で他科とのTurf Battleも常に存在し、私が在籍した間に末梢血管のIRや大動脈ステントグラフト留置などは血管外科へと移行していきました。しかし冠動脈系のインターベンションが減るやいなや今度はCardiologyが末梢血管へと進出し、血管外科から症例を奪うという現象が起きています。放射線科IRはこれを受け、静脈瘤などの静脈系手技、あるいは塞栓術、動注、アブレーションといった腫瘍の治療に重点を移しつつあります。

　IRや放射線科にかぎらず、米国の医療はcost drivenな側面が強く、その時代の医療、法制度、経済情勢により、診療科や取り扱う手技の隆盛が移り変わっていきます。例を挙げますと冠動脈CT Angiographyがあります。領域としてはCardiologyと放射線科のTurf Battleが非常に激しい分野でした。検査分野としては血管系なのでIRが読影を担当し画像処理用ワークステーションもわれわれの読影室に設置されていましたが、Cardiologyはこれを逃すまいと連日20人程度の教授、専門医、Fellowなどからなる回診を数時間にわたって行ない、われわれの職場を占拠していました。しかし2008年1月にMedicareが保険適応を治験に参加している患者に限るとの決定をした途端、次の日から回診は行なわれなくな

りワークステーションは埃を被る事態となりました．

放射線科の人気と待遇

　米国の放射線科医は日本に比べ桁違いの人気と待遇を勝ち得ていると思います．ロチェスター大学では毎年10人程度のレジデント募集枠に対し300人以上の応募者があり，書類選考の段階で70人程度に絞られインタビューを実施します．応募者は皆非常に優秀でUSMLEはほぼ満点の人ばかりです．

　放射線科は報酬が比較的よいことと勤務が相対的に安定し厳しくないこと，いわゆるWork Life Balanceの良さが人気の原因と考えられます．私がこのことを強く意識したのが最初の年に受け持ったFellowの話を聞いたときでした．仕事の間にしていた雑談で，Fellow修了後の進路を聞くとPrivate Practiceに就職が決まっているとのことでした．条件は報酬49万ドル（当時為替レートで5,000万円以上），休暇年19週（学会出張など含む）で，それでも彼はPartnership（経営権）取得まで3年かかるといって不満を述べていました．

　もちろんFellow修了者全員がこのような条件で就労できたわけではないと思いますが，それでも日本の現状との余りの違いに開いた口がふさがらない気持ちでした．現在でも放射線科は全米で平均年収は30万ドルを超えていると報告されています．

好待遇の理由

　そのような現状を目の当たりにして，自分なりに米国放射線科医好待遇の理由について考察してみました．一言で表現すると，米国放射線科が全体として果たしている社会的責任の大きさによると考えます．

（1）全画像読影

　まず米国の放射線科医はCT，MRI，核医学検査はもとより，単純X線写真，超音波など画像診断はほぼすべてを読影しレポートします．各保険

会社は放射線科医が作成したレポートをもとに医療費支払いをします．さらに近年ではタイムリーなレポート作成（24時間以内）に対する要求が高まっています．したがって病院経営において十分な数の放射線科医を確保することが必須となっています．

　放射線科のレポートは医療費支払い以外にも公的な効力をもちます．経験した例としては肝細胞がんの画像診断が挙げられます．米国では肝細胞がんの根治治療として肝移植が定着していますが，当時TNM分類のT2症例が適応となっていました．腫瘍径3cm以下というのがT2クライテリアの1つの条件です．極端な例では放射線科レポートにおいて31mmと記載すると，他の条件がいくら整っていても肝移植のリストから外されてしまいます．移植外科医が放射線科医に対し計測値の確認に放射線科を訪ねるのはよく見かける光景でした．

(2) 24時間態勢

　次に，昼夜を問わず放射線科医が常時画像診断に従事していることが挙げられます．夜間緊急は，教育機関においては研修医が初期トリアージを行ない必要に応じオンコール態勢にある専門医が呼び出されるのが主流でしたが，近年発達してきた遠隔診断技術により，夜間は時差のある地域よりオンラインで診断を担当するいわゆる「ナイトホーク（Nighthawk）」と呼ばれる仕組みが普及しています．

　また近年は，臨床現場からの要望で救急を行なう施設では専門医レベルのスタッフを院内に常駐させる体制も広まりつつあるようです．私が在籍していたロチェスター大学では数年前より，救急室夜間専属のスタッフを3人雇用し，1人1週間夜間業務を担当，その後2週間はオフという体制を確立しています．他の大学でも似たような体制を取りつつあるということです．

　私の実体験では，MD Andersonで研修当時夜間の中心静脈カテーテル確認X線の診断がありました．他科がベッドサイドで中心静脈カテーテルを挿入した後，その確認X線を放射線科医が診断しないとなりません．

当時はPACS（Picture Archiving and Communication System：医療用画像管理システム）や遠隔読影システムはありませんので，深夜早朝であろうと要請があれば病院へわざわざ出向きX線を読影しないとなりませんでした．当初は「手技を行なう人間は確認X線くらい読めなければならないだろう」と憤懣やるかたない気持ちになりましたが，しばらくして事情を聞くと放射線科が画像を見たというカルテの記載がないと診療費が請求できないこと，また他科からすると訴訟対策の意味も含め責任所在の明確化などの理由があることが分かりました．

（3）政治的団体としての放射線科機関

このように放射線科医が画像診断全体を常時把握することにより画像診断医の需要が増し，数も増え全体として発言権が増加します．American College of Radiology（ACR：米国放射線医学会）は専門医からなる団体であり，またAmerican Board of Radiology（ABR：米国放射線科認定委員会）は専門医試験を管轄する団体です．これらの団体は施設の基準や安全の管理，試験や教育の環境や内容などを監視し常に質の向上に努めていますが，その他にも意識的に放射線科の社会的地位や待遇の向上といった業務にも取り組んでいます．政府へのロビー活動も積極的に行ない，診療報酬の変更には常に敏感にかつ迅速に対応します．

米国ではMedicareによる保険支払いが事実上診療報酬のスタンダードになりますので，Medicareの決定に対し様々な陳情を行なっています．従来腹部CT検査において，上腹部と下腹部の撮影は診療報酬上それまで別々の項目と数えられていましたが，あるときMedicareはそれを同一の検査として見なすという検討がなされました．そのことを察知したACRはメンバー施設に一斉に例文つきの回覧を送付し，各構成員にその書面をプリントアウトして署名した上に，それぞれの選挙区の議員に陳情するよう指示が出ました．

事の正否はともかく日常的にこのような政治活動を行なっています．このような活動の背景には放射線科が全体として高い社会貢献を担い，常に

その向上に努めているという事実があり，それが要求の根拠となっているということです．ABRによる厳しい専門医研修プログラムの設定や試験，さらに近年開始された専門医更新システム（MOC: Maintenance of Certification）などもこのような概念の一環と考えられます．

（4）選択の多様性

　米国放射線科医師の研修後の進路は多様です．大まかなカテゴリーだけでもPrivate Practiceと呼ばれる開業，大学病院などのAcademic Institute，その他，米軍関連の施設や退役軍人保険施設であるVeterans Administration，そして近年は遠隔画像診断に就く人も増えています．

　さらに雇用形態もフレキシブルでフルタイムからパートタイム，あるいはLocum Tenensと呼ばれる臨時雇用まで様々です．

　厳しい研修を終えた医師たちはそれぞれの希望する専門分野，地域，報酬，家庭事情などの条件の組み合わせから自分が理想とするライフスタイルを追求できます．

（5）存在理由を問われる日本の放射線科医

　翻って米国放射線科に対し，日本の放射線科業務は少数の例外を除き全体としてはCT，MRIおよび核医学に限定されるといっていいと思います．そのCT，MRIにしても，放射線科専門医によりレポートされているのは全国で発生する検査の約40％でしかないそうです．単純X線写真をすべて読影している施設はないに等しく，超音波も他科の管轄下にある施設が多いと考えられます．

　夜間の読影に関しても同様で，夜間に画像診断医が従事している施設はごく少数にとどまり，大部分は翌朝画像をチェックし事後のレポート作成という態勢ではないでしょうか．

　ライフスタイルに関しても例外はありますが，放射線科医は比較的大きな病院での勤務医というのが大多数と考えられます．

全画像読影，24時間即時読影態勢の構築のために

「楽しく社会貢献」の意味

　このように待遇や全体としての業務内容に大きな差がある日米放射線科ですが，実感として放射線科医個々の資質や能力に日米間で大きな差があるようには思えず，むしろ各々の専門領域では日本の放射線科医のほうが優れていると感じることも多々ありました．それなのに日本の同僚は相対的に低い賃金で，多忙，過酷といっていい労務に従事しています．

　真面目で勤勉に社会貢献をする仲間たちが少しでも報われ，よりよい環境で仕事してもらえるようにすることは結局，日本の国民医療への貢献になると考えました．待遇の差の一因が社会貢献度の差にあるとするならば，放射線科医の待遇を改善するには画像診断医が網羅する画像診断の種類を増やし全画像読影に近づけることと，24時間読影態勢の構築が必要となります．

　その実現には社会貢献と個人のライフスタイルを高い次元で融合させることが必要という結論に到達し，「楽しく社会貢献」をモットーに今後の活動を行なうと決めました．従来日本の社会は「尊い」ことと「個人の享楽」は相反し，公共性の高い仕事は自己犠牲を伴わなければならない暗黙の了解があるように感じていました．これでは非常に奇特な人間しか社会貢献できません．

　実はそこにこそ現在の放射線科の人手不足の原因があるのではないでしょうか．「楽しく社会貢献」を実現することにより美徳以外の理由で人を惹きつける，ついては全体としての社会貢献も高まることになると考えます．

人手不足の解消

　では，全画像を24時間態勢で診断するにはどうしたらよいのでしょう

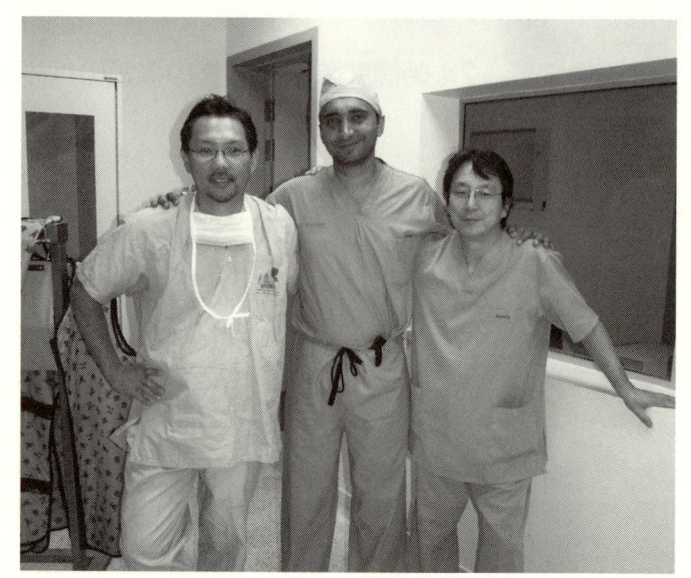

▲同僚と日本からの訪問医師とともに（筆者左）

か．日本の同僚医師は，会う度に「忙しい」「画像枚数が多い」「検査が増えた」「疲れた」などとこぼしています．日常に忙殺されている様子がうかがえます．このような姿は若い人の放射線科を志すモーティベーションを下げるのではないかと常々思っていました．

　日本の放射線科医は 2007 年の統計で経済協力開発機構（OECD）加盟国の内最下位で人口 10 万人に対し 36 人（OECD 平均 104 人），医師全体に対する割合 1.8％（同 3.3％），CT，MRI 装置台数あたりの放射線科医数 0.28 人 / 台（同 3.3 人 / 台）となっています．諸国と比べ圧倒的な少なさです．これでは放射線科医が疲弊するのも当然で，われわれ放射線科医の待遇改善のための社会貢献拡大にはまず放射線科医を志望する医師を増やし人手不足を解消する必要があります．

遠隔画像診断と夜間診断の狙い

　近年の IT 技術の発展と医療画像のデジタル化に伴い遠隔画像診断が発

達しましたが，この技術は距離や時間の制限を取り払い，遠隔地にいながら元の検査と寸分違わない画像を診断することができます．このことを利用したのが前述の米国のNighthawkと呼ばれるシステムで，広い国土と時差を利用し夜間検査の診断を遠隔地において覚醒している医師が担当します．

　医師は夜間起こされることがなくなり，当直やオンコールによる疲労から解放されました．米国医療機関の25％以上がこのようなシステムを採用し夜間画像診断を運営しているそうです．

時差の利用

　このように遠隔画像診断システムを用いれば，少ない医師でも複数の，立地の離れた病院業務を兼務できます．Nighthawkを参考に私はホノルルで独立起業し，日本の医療機関との間で遠隔画像診断を行ないつつ，同時に時差を利用した夜間緊急検査の即時読影コンサルテーション事業を目指すことにしました．

　以前の雑誌への寄稿がきっかけとなり，2013年4月の日本医学放射線学会総会にて共通の知人を介し岐阜県美濃加茂市にある木沢記念病院放射線科西堀弘記部長と面識を得ることができました．西堀先生はちょうど夜間救急画像の即時読影の実現に向け試行錯誤を重ねていたところでした．システムや運用，その他諸条件を整え，2013年10月から3カ月間の試用期間を経たのち，2014年1月より本格運用の開始となりました．

　ホノルルと日本の時差は19時間ですが，日本の午前零時〜8時30分まで，ホノルル現地時間午前5時〜午後1時30分までが待機時間です．日本で緊急CT，MRIが行なわれますと当直の診療放射線技師が画像を送信し，インターネット通話を通じ連絡があります．画像到着を確認した後すぐさま読影し暫定コンサルテーションレポートを作成します．レポートは翌日，常勤放射線科医がチェックし正式レポートを発行します．必要に応じ，やはりインターネット通話を利用して担当医師に直接質問や報告を行ないます．

業務を開始してから現在まで1日平均2.25件の依頼があります．検査開始より暫定レポート作成に46分間，画像アップロード終了からは約19分で完了しています．救急医へのアンケートでは46％程度で救急医が読み取った以外の付加情報があったとされ，また4％の症例で救急医の読影では診断ができなかった，あるいは治療方針が決定的に変わったと判断され評判は良好です．

仕事と生活のバランスにも配慮

　時差を利用して覚醒した医師が夜間救急画像コンサルテーションを行なうのが最も大きな医療面での貢献ですが，依頼医がコンサルテーションを頼む際に寝ている相手を起こさなければいけないという心理的な負担を取り除けたのも大きな利点でした．木沢記念病院は3人の放射線科常勤医がいますが，彼らにも無理なく夜間コンサルテーションを開始することができました．

　直接の医療への貢献以外のメリットも挙げられます．ハワイは言わずと知れた世界的なリゾート地であり，1年を通じて温暖な気候に恵まれ多彩なレジャーを楽しめます．さらに日系人をはじめとしたアジア人が多く，日本人にはきわめてなじみが深い外国です．

　現地時間午後1時30分までの待機ですので，仕事の後の生活を楽しむ時間を十分取ることができます．夜間緊急業務という重大な社会貢献を果たしつつ快適なリゾートライフを満喫できる体制を構築することができます．家族がいる医師は家族連れでの勤務や子どもを英語教室に通わせるのも可能です．

　従来になかった社会貢献とライフスタイルの融合，すなわち目標に挙げた「楽しい社会貢献」が実現可能です．最終的には放射線科をより魅力のある診療科とすることにより志望医師を増やし，社会貢献を果たすのに必要な人員を確保することを目論んでいます．

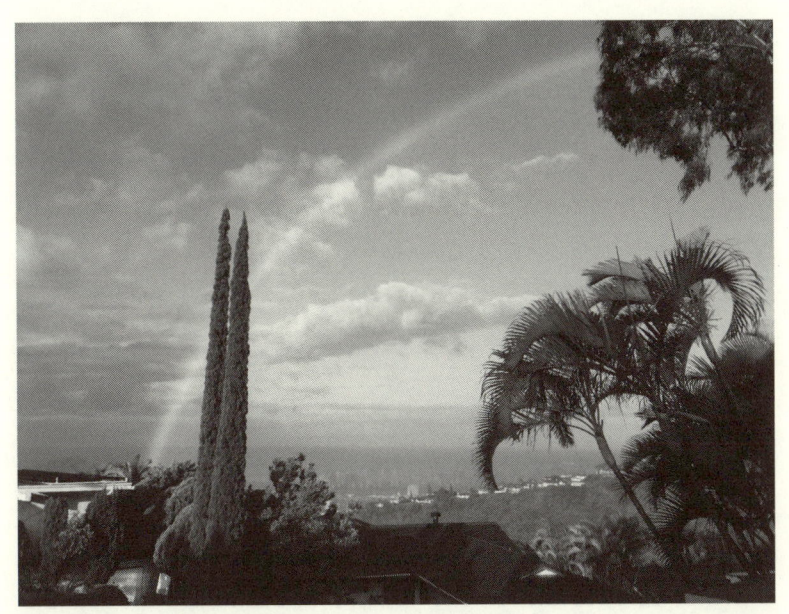

▲ハワイのオフィスからの眺め

日本への「貢献」という想い

業務拡大に向けて

　現在は1人で始めた計画であり，土日や私が出張するときなどは提携病院勤務の放射線科医に夜間を担当してもらっています．今後は人員を増やし，常時深夜業務を海外で担当する態勢を構築していく計画です．具体的にはまず聖マリアンナ医科大学放射線科との協力のもと，交代で人員を派遣・常駐してもらう計画が進行中です．さらに今後，他の施設，個人の参加，米国医療機関に就労している日本人放射線科医の参加を募っていくことにしています．こうして十分な人員を確保しつつ，提携先を増やし，時差を利用した夜間救急即時読影が日本の夜間救急画像のスタンダードと

して認知されることを目標としています．

在外機関，医師との交流
　ハワイ大学との提携により医師が滞在中に米国医療施設の見学やカンファレンスに参加といったことも可能になります．ハワイには米本土との遠隔画像診断を行なう米国の団体が数多くオフィスを構えています．それらと提携して共同で読影室を運営しコストやインフラを共有するのみならず，日米放射線科医の交流を図るのも可能です．

アジアへそして世界へ
　時差を利用した夜間救急即時読影態勢のモデルを構築し，まずはアジア諸国への展開を計画しています．東南アジア諸国は近年経済発展がめざましく，先端医療のニーズも増しています．画像診断においても機械の設置などハード面での拡充は進行していますが，読影医の数はまだまだ不足しており日本人医師への読影要望も増えつつあります．まずは通常読影において提携医療機関を開拓し，その後夜間読影へと範囲を拡大していく計画を立てています．
　さらに深夜帯の読影に関しては世界のどの国でも寝ているところを起こされて読影業務を行なうより，時差を利用して覚醒した医師が行なうほうがいいのは明らかです．アジアの次は世界各国へ同じモデルを適応していけると考えています．

総合救急医療コンサルテーション体制
　情報がデジタル化しておりIT技術の発展による遠隔画像診断が一般化していること，なにより筆者が放射線科医であることから画像診断の夜間即時コンサルテーション業務に焦点を当てて業務を進めて来ましたが，聖マリアンナ医科大学松本純一先生にもうひとつの方向を示唆されました．
　総合的な救急，緊急医療コンサルテーションシステム構想です．救急医療，ICU，CCU，産科や小児科など夜間診療において高度の知識，判断

が即時に必要とされる分野においてもスタッフの充実度は施設間や地域での格差があり，専門家によるオンライン・コンサルテーションの需要は潜在的にあると考えられます．そこで画像診断業務と同様に，専門家を海外に常駐させ，複数の医療施設とモニタリング機器をオンラインで繋ぎリアルタイムで適切な処置のアドバイスを行なうのです．

また，これらの分野の専門家たちにしても，交代で海外勤務することによりリフレッシュされ「楽しく社会貢献」を行なえるはずです．

多くの診療科、多職種の参加

最終的には全画像の24時間読影を実現したいと考えています．そのために執筆や学会活動，講演などを積極的に行ない賛同者の獲得を目指します．またなるべく多くの診療科や業務の方々も参加できるような体制も構築したいと考えています．放射線科は他の診療科や業種の人々と密接に連携してこそ威力を発揮することができます．前述の総合的な即時コンサルテーション業務実現もその一環とも考えられますし，依頼をくださる他診療科や関係のある様々な業種の方々を集めて現地での学会や研究会活動，研修や見学，意見交換のための懇親会などを開催したいと考えています．

外から見た日本

海外への留学，就労を経た後に独立，起業と，通常留学される先生方とは多少「異質」な選択をしたと自覚していますが，その根底には日本の同僚，医療そして国民に何らかの恩返しがしたいとの思いがあります．海外に出たことがある人間は多かれ少なかれ同じように考えるのではないかと思います．

私にとって海外に出た一番の意味は，外から見た母国でありました．立ち位置を変えることにより認識は変わります．そのためだけでも，海外へ飛び出す価値があると考えます．この書を手にする方は多かれ少なかれ日本の外に目を向けていると思われますが，その先にはきっと母国への想いが募ってくると思います．

どうぞそれぞれの道において成功なされますよう心からお祈りします．

[参考文献]
1) 2013年度米国医師報酬情報：
　　http://www.medscape.com/features/slideshow/compensation/2014/
　　　public/overview
2) 諸外国における放射線科医の実態調査：
　　中島康雄ら．2007年ＪＣＲニュース161
　　http://www.jcr.or.jp/wghoukoku/161_2.pdf

chapter 5 サラモン典子

カリフォルニア大学ロサンゼルス校放射線科

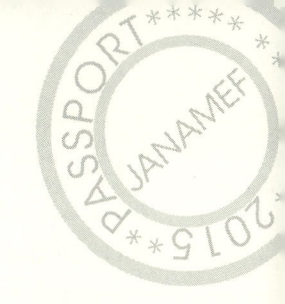

フランスそしてアメリカと渡り歩く中で

September 1990-September 1996
Neuroradiology Fellow, Foreign Professor, Marseille Université

July 1996-June 1997
Research Fellow, Department of Radiology, Northwestern University

July 1997-June 1998
Resident, Department of Neurology, Northwestern University

July 1998-June 2001
Resident, Department of Radiology, Northwestern University

July 2001-June 2002
Clinical Fellow, Department of Neuroradiology, Northwestern University

July 2002-June 2008
Assistant Professor of Radiology, University of California, Los Angeles

July 2008-June 2012
Associate Professor of Radiology, University of California, Los Angeles

July 2012-present
Professor of Radiology, Program Director, University of California, Los Angeles

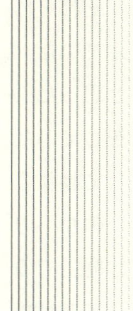

要旨………

　日本を離れてはや24年が過ぎた．時代も変わり，自分が医学生や留学生を受け入れるようになって，外国で何を得られるのか，なぜ外国に渡るべきなのかという質問を受けることになった．答えを模索しながら自分の経験がいかに日本に生かせるのか真剣に考えるようになった．自分の生まれ育った国を離れて生きていると，様々なことに遭遇し新しい発見をする．それは知識だけでなく，自分自身を見直すということにもつながるのではないか．

私が医学生だった1980年代は，放射線科が治療と放射線物理の研究科から放射線診断科へと目覚ましい変遷を始めた時期であった．放射線診断科（Diagnostic Radiology）という名前自体が未来への期待を意味しているようで，今までにない新しいものが始まるという興奮を感じた．CTからMRIへ，血管撮影もDSAとしてデジタル化され，フィルムの管理も各科の管理から放射線科による一元化した管理体制が提唱され，病院の中で放射線科医が医療の一端を担い始めていた．

女性の放射線科医が珍しい時代に

　そんな中，日本の医学会はまだ古い封建的な男世界で，内科や外科ではX線写真を放射線科が管理することに違和感を感じていた．もちろん放射線科自体にも偏見があり，女性で放射線科医になると言うと白い目で見られた時代である．女性なのに被爆する職場を選ぶなんて言語道断と思っていた男性は多くいたはずである．私は，昭和大学で放射線科研修医を最後まで終えた最初の女性医師であった．何も肩肘はったつもりはなかったが，周りの目は時に厳しかった．

　胃透視検査を習得するために鉛入りのエプロンを着て準備していると，男性医師から「女医さんは危ないから外から見学するように」と丁寧に断られ，研修にならなかったことを覚えている．

　でも，私は検査を介して患者と接するのが楽しく，生き甲斐であった．病変の状態を，画像を見せて説明したり，非侵襲的な治療で患者がよくなっていくのを見ながら病気を治すのは内科や外科だけでなく，それぞれ専門家が助け合ってより良いチームを形成していくべきだと考えていた．そのためにも，放射線診断医の果たす役割は幅広く重要であると思った．

　埼玉総合医療センターに出向していたとき，腹部の血管撮影をしていた私の反対側の部屋で脳外科の研修医が頸部の血管に直接針を刺して動脈瘤の術前検査をしていた．なぜ大腿動脈からカテーテルを入れないのか不思議に思いながら，横目でちらちらと観察していた．ある日，大腿経由での選択が困難な症例があり，私はたまたま暇だったので少し手伝ってあげた．

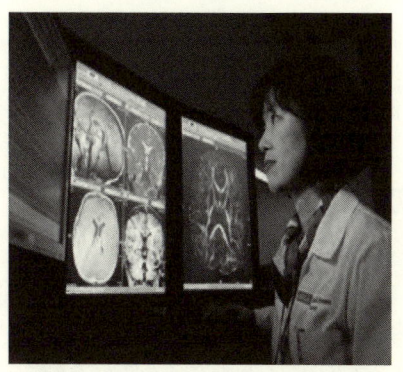

▲読影室でMRの画像を診断中の筆者（現在の職場であるロナルドレーガン医療センターにて）

　そのうち色々と情報交換するようになり，数カ月後には私も脳の血管撮影を任されることになった．そこから私の神経放射線科への興味と関心の長いジャーニーが始まった．
　脳外科の症例を引き受けるようになって，最初は動脈瘤の診断とフォローアップが主であったが，そのうち鼻血の塞栓治療から髄膜腫の術前治療まで適応が広がっていった．正式なトレーニングを受けていない私には困難な手技であり，危険も伴う．当時（今でもそうであるが）血管内治療は脳外科が主に行なっており，脳外科医でないと手技を習うことさえ容易でなかった．しかも，女性では誰も相手にしてくれない時代であった．
　埼玉医療センターへの出向から大学の本院に戻って専門医を取った後，私の関心は神経放射線のインターベンションに集中していた．血管撮影やインターベンショナルを誰か私に徹底的に教授してくれないかと必死に探し始めた．
　学生のときからフランス語を習っていた私は，フランス政府給費留学生に応募し幸いにも合格，フランス留学への道が開けた．1989年のことである．
　神経放射線についての知識は微々たるもので，何を目的として留学するのかもはっきりはしていなかったが，フランスの神経放射線は神経内科か

フランスそしてアメリカと渡り歩く中で……chapter 5

ら生まれ，歴史もあり，血管内手術の手技もアメリカより進んでいると聞いた．1年の予定でフランスの神経放射線科とはどういうものなのかを習うつもりで1990-91年度の科学部フランス政府留学生となった．

渡仏，初めての海外研修

　フランスに着いて最初に驚いたのが放射線科で働く女性の割合である．研修医も半分以上は女性で，スタッフも7割が女性．秘書たちがオフィスの入口にずらりと並んでおり，もちろんすべて女性．放射線科技師たちもほとんどが女性，受付から掃除のおばさんに至るまで大量の女性パワーに圧倒されてしまった．しかもほとんどが結婚して子持ち．子どもが病気だと「あと，お願い」と言い残してすっと帰ってしまうことが許される当時の日本では想像できない光景が目の前にあった．

　フランスの女性医師たちを見るうちに，自分の医師として，人間としての生き方に疑問がわき始める．私は日本では初めての放射線科女性研修医として張り切っていたが，実際は周りの男性医師にとけ込めるよう，男性医師の意見に沿うような自分を作り上げていただけでそれが自然な，自分の本来ありたい姿だったのかどうかまで考えたことはなかったのに気がついたのである．

　人間は常に選択を迫られながら生きていく．どの選択をするかは，教育と慣習と道徳上の常識などによることが多く，自分の意志だけによる選択を迫られることは日本では少ない．いつも誰かがこうしなさいと言ってくれていたような気がする．日本はそういう便利な，保護された社会なのである．ただ習慣的に「本当に自分は何をしたいのか」を考えなくても生きていける社会は個人を大衆に埋めてしまう．みんなと同じであれば安全というのは危険な思想でもある．

　日本を出て別の社会に暮らすと，日本の日常だけがすべてでないことがわかる．幼い頃からこうすればよいと教えられてきたことには実は他の選択も可能で，どちらがよくてどちらが悪いのかは周りの状況にもよるのだ

と身をもって実感されるのである．

フランスで学んだ大切なこと

　最初の半年はカルチャーショックで口もきけず，日本人らしく黙ってひたすら与えられた仕事に没頭していた．みんなが嫌がる仕事をいつも進んで引き受けるので誰からも好かれていた．

　ある時，研修医の1人が「典子は本当にやりたいから引き受けているの？」と聞かれ，「好きじゃないけど誰かがやらなきゃいけないからやっているのよ」と答えた．

　ここで日本なら「えらいね」と言われるところだろうが，フランス人はそういう我慢と辛抱を美徳とする私のやり方がまったく理解できないようで，「嫌なら嫌だというべき」「不満があるのなら我慢しないでどうして言わないんだ」と逆に非難されてしまった．辛抱して"偉い"と言われる日本文化と違い，フランス人は無駄なストレスの解決策にこそエネルギーを使うべきと考える．

　フランスで学んだ大切なことのひとつは，バランスのとれた，無駄のない生活を送るということである．日本人もアメリカ人も仕事に振り回されがちで，常に次から次へと予定を山積みにし，時間に追われて，肝心な自分の存在を忘れてしまいがちである．

　自分が自分でいられるためには，あらかじめ自由な時間や睡眠時間を配慮した時間配分が必要で，仕事を時間内に終わらせるために集中力も必要となる．

　フランス語には本当に苦労し，会話は2年半ほどでなんとかできるようになったが，込み入った話になるとついていけないことが多くあった．

アメリカに見いだした可能性，希望

一からのやり直し

　私は大学病院で後輩の教育に携わるのが夢だったので，フランスでの将来の自分の医師としてのあり方には限界を感じていた．

　アメリカならば，試験にさえ受かれば医師として一人前に働ける可能性があるにちがいない．ただ，アメリカへ移住すると言っても，知り合いもなく，職に当てがあったわけではもちろんない．とりあえずUSMLEに受かれば何とかなるのではないかと思っていた．

　すでに医学部を卒業してから11年が過ぎ，基礎医学の試験を英語で受けるのは至難のわざであった．外国人によく活用されているカプランという予備校がフランスにもあり，そこでの資料や情報は役立った．語学もまた一からやり直しで今度は英語をマスターしなければならず，英会話の学校にも通った．

　アメリカに着いて最初の数ヵ月は言いたいことも言えず，早くしゃべられると何も理解できなかった．1995年当時，放射線科は人気も高く，外国医学部卒業者（Foreign Medical Graduate: FMG）が放射線科レジデントとして採用されることはまずなく，アプリケーションを送っても面接のオファーが来るはずもなかった．

　シカゴの住居の近所にノースウエスタン大学病院（Northwestern University）があり，神経放射線科教授Eric Russell先生にオブザーバーの要請を試みた．2，3週間経っても返事がなく，もうだめかなと思っていたとき，待っているより自分から行ってみないと埒が明かないと察して，勇気を出してアポイントメントもなしに訪問した．たまたまRussell先生に廊下で出くわし，足早に立ち去ろうとするのを1分だけと自己紹介したところ，とりあえず数日来てみなさいと言われた．

　翌日から毎日MRの読影室へ通い，少しずつスタッフと顔見知りとなり，

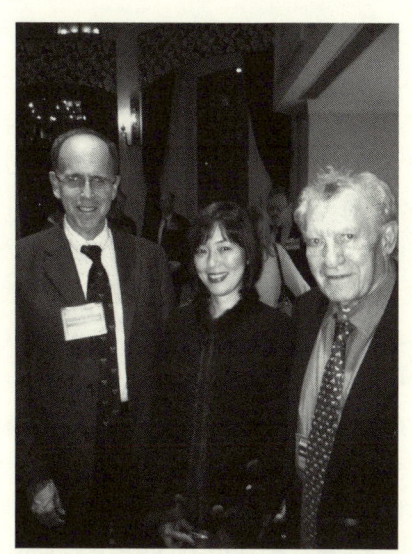

▲シカゴでお世話になったエリックラッセル先生（写真向かって左の背の高い方）と夫のジョージ・サラモン（右側）と一緒に

　数ヶ月してから，実はこちらでレジデントをやりたいのだと切り出した．プログラムディレクターは基本的にFMGは採らないと言って譲らず面接も拒否された．やがて正式なリサーチフェローとなり，レジデントに講義したりしているうちに少しずつ周りからのサポートが得られるようになった．神経放射線科の医者たちの強い推薦で，マッチングの外枠でレジデントとして採用されることになった．

自分より若い世代と共に過ごす中で

　マッチング外で絶対に無理と言われたノースウエスタン大のレジデントになることができたのはやはりフランスでの経験が大きいと思う．ある程度教育者としての経験もあり，特にアメリカ人の苦手な神経解剖をみっちり習っていたので，その知識とフランスで準備した講義のスライドなどが大変役に立った．

ノースウェスタン大のレジデントは当時1クラス6人で，全部で24人，常勤スタッフが60人ほどの比較的大きな放射線科であった．ミシガンアベニューと湖に挟まれ環境もよく，私がレジデント2年目のときにはホテルのような内装の新病棟がオープンした．朝は7時からカンファレンスが毎日あり，それぞれのローテーションで画像を見てレポートを読影し内容を添削してもらう．夕方もカンファレンスがあり，あっという間に一日が過ぎていった．当直は2週間単位で夜間勤務8時間を2人のレジデントが行なう．これはなかなか忙しく，難しい症例もあり大変であった．

　レジデントになってからも，英語の発音には悩まされた．訛りがひどいといわれるたびに落ち込むこともしばしばだったが，英語はコミュニケーションの手段にすぎず，訛りがあるからといって人格まで評価されていると思うのは被害妄想であって，ある程度矯正された発音であれば，理解できないのは相手が悪いと思うくらいでないとだめだと思う．

　アメリカでのレジデンシーは　日本での最初の研修経験から10年近く経っていたこともあり，新しい分野について学ぶことができ，とても有意義であった．何よりも，ここまでくれば専門医を取得してアカデミックセンター（大学病院または，教育病院）で働きたいという目的があったため，毎日がとても新鮮でやりがいがあった．

　そうやって自分より若い世代と当直や試験勉強を共にしたことで，外からではわからないアメリカ人の心情や生活習慣，興味などより身近に接することができたのは，今でも役立っていると思う．アメリカ人と言ってもまさに人それぞれである．

ACGMEの定める教育の基本

　放射線科のレジデンシーに関して日本とはっきりと違うのは全体的な組織の違いである．放射線科の教育はACGME（Accreditation Council for Graduate Medical Education：卒後医学研修認定委員会）によって全国レベルで統一管理されており，細かい基準が定められている．6つの基本教育項目は（1）Patient Care：臨床における患者ケアの基本，（2）

Medical Knowledge：基礎的な医学知識の達成，(3) Practice-based Learning and Improvement：科学的根拠にもとづく実際の臨床現場での判断と分析能力，(4) Interpersonal and Communication Skills：人間関係上のコミュニケーション能力の養成，(5) Professionalism：プロ意識の養成，(6) System-based Practice：知識と能力をいかに現社会のシステムの中で応用できるか，などからなっており，ただ毎朝来て仕事をすればいいのではなくて，全国的に決められた指導方針に沿ってレジデントを教育し，評価し，問題解決していくという管理システムがあるのである．

　日本も制度を整備して卒後教育の充実にもっと努めるべきである．日本の卒後研修はそれぞれの施設が好きなように運営しており，いまだ教育体制も明確に構築されていないと聞く．いったん医師になってしまうと言葉は悪いが後は野となれ山となれで，いい加減な医者がたくさんいるのも現実である．

これから留学したい人へ〜日本で得られない何かとは〜

外国で生きる覚悟

　カリフォルニアに移ったのは，ノースウェスタン大の元主任教授であった Dieter Enzmann 先生が UCLA の主任教授に就任し，ノースウェスタン大の神経放射線科フェローであった私を UCLA の Assistant Professor として呼び寄せてくださったからである．普通はフェローシップが終わると職探しでインタビューの旅に出るのが普通であるが，私の場合は幸いであった．それから Associate Professor を経て Professor になるまでの10年間は，それ以前の10年に比べるとある程度精神的には安定していたかもしれない．もちろん実際のスタッフとして働くからには責任もあるし，それなりの業績も上げなくては生き延びていけないが，言葉もわからずうろたえていた昔のことを思えば，苦労とはいえない．一方で，外

国人として生きていると，ひとつ間違えば路頭に迷うかもしれないという危機感も常にある．初心を大切にしてひとつひとつ山を越えていくという毎日である．

外国人の抱いている日本人像
　日本人はもっと海外に出て，外の世界を知るべきだと思う．駆け足の観光でなく，時間をかけ話し合ったり生活してみてわかることはインターネットで理解したつもりになるのと違う．実は外国人の思っている日本人像は，日本人が想像しているのとかなり違う．日本人は「まじめで働き者で，正直で温厚だと思われている」と考えているかもしれないが（確かに数年前の地震・津波災害で日本人のよさは世界に再確認された），われわれ外からの印象として，最近の日本からの留学生は他の国の学生に比べて，「世間知らずで，引っ込み思案，精神的に幼稚な上に言葉ができず，何を考えているのか不明なため信用できない」というものである．

バランスのとれた国際人として
　外国に少なくとも1，2年住んでみると，日本にいただけでは経験できないことが体験できる．たとえば，日本人はアジア人として見られるが，実際多くの日本人はアジアのことをほとんど知らない．日本の文化や生活習慣についてもまったく気を留めずにいる．外に出て初めて日本人であることが実感できるし，日本の善さも悪さもわかり始める．それと同時に自分自身とも向かい合える．日本にいるとあまり自分の生き方を考えたりしないのではないか．また，アジア人はアメリカでは黒人と同様，マイノリテイーである．最初は日本人としての自分をそういう立場におくことに違和感を覚えるはずである．
　そのうえ，英語の発音の悪さを嫌というほど指摘され，周りから常に馬鹿にされているように感じたりする時期がある．そんな中で自分の意見を言うことを学ばなくてはならない．
　私は日本にいたときはそれなりに幸せであったし，何も不満はなかった

が，30代をフランスで過ごし，本当の自分と生き甲斐（脳神経学）を見つけることができ，基本的に生き方のトーンを変えることができなくなった．日本では得られない何かが日本の外にはある．

私は元来チャレンジが好きなのでこういう人生があっていると思う．もちろん，和食や，日本固有の侘び寂びのような文化的な面は自分の中に生きていると思うので，今後ともバランスのとれた国際人として日本のいいところは残しつつ，外国のいいところも吸収し，自分を改善していくのが目標である．

UCLAでの研修受け入れ状況

研究留学の勧め

現在のところ，放射線科の競争率は高い．USMLEに受かったからといって，日本人を含めたFMGの場合，教育制度の整った，いわゆる名のある放射線科でのレジデントのポストを得るのはまず不可能である．普通USMLEで240点以上でないと採用される可能性はない．USMLEの試験に受かってもレジデンシーのシステムに入るまでにさらに2，3年はかかると考えたほうがよい．

「臨床留学」を希望するのであれば，何か自分を売りこめる技術か，アイデアをもって，まず研究留学することをお勧めする．やる気のある人，論文のかける人，アメリカで自分を試してみたい人は世界中に何万人といるので，その中でなぜ自分なのかを相手に納得させられるだけの実績があれば，道は開けると思う．

基本的にアメリカでレジデントの研修を受けて，アメリカの専門医の資格のある人のみがUCLAで神経放射線科のクリニカルフェローシップを受けられる．

私は個人的に日本人の放射線科医の留学を後押ししたいので，オブザー

バーなら1カ月，リサーチフェローなら少なくとも1年の契約で留学を受け入れている．ただ，給料は出ないので，ご自分で賄うかあるいは研究費を獲ってこられるか，日本の病院で給料を負担してもらうことになる．

　現在UCLAには日本人3人，ドイツ人1人がリサーチフェローで留学中である．彼らにはアメリカでの経験を生かして日本の放射線科や画像診断に貢献してほしいと思っている．

　これを読んで興味の湧いた方は遠慮なく連絡していただきたい．

chapter 6

森谷聡男

アイオワ大学医学部放射線科・神経放射線部門

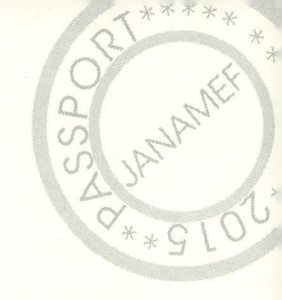

原点は"臨床に役立つ放射線科医"

February 1999- February 2004
Research Assistant Professor
Department of Radiology, University of Rochester Medical Center

August 2005- June 2010
Assistant Professor
Department of Radiology, University of Iowa Hospitals & Clinics

July 2010- July 2013
Clinical Associate Professor
Director of Clinical Neuroradiology Research
Department of Radiology, University of Iowa Hospitals & Clinics

July 2013- present
Clinical Professor/Director of Clinical Neuroradiology Research
Department of Radiology, University of Iowa Hospitals & Clinics

要旨………

　1999年2月から現在に至る約15年半，米国のニューヨーク州ロチェスター大学放射線科とアイオワ州のアイオワ大学放射線科において研究と臨床を行なってきました．この研究と臨床留学の経験と，米国における画像診断，特に自分の研究課題である中枢神経の拡散強調画像について述べます．

私は医学部学生時代から米国に臨床留学するのが夢でした．大学の講義や臨床実習を通して，米国で臨床を経験した医師，教授が臨床医として非常に優秀で，特に教育熱心なことを認識していたからかもしれません．また当時は，医学部の学生は皆，多かれ少なかれ留学に憧れがあったと思います．昭和大学放射線医学教室主任教授の宗近宏次先生（現・南東北病院画像センター長）がエール大学でレジデントをされ米国専門医を取得されていました．また，画像診断はコミュニケーションの媒体として画像があり，臨床留学が比較的容易なのではと考えました．他にも理由はありますが，これらが私が放射線科を選んだ主な理由です．

　米国医師国家試験であるUSMLE（当時のFMGEMS）は，5年生のときから受験を試みていました．しかし明らかな英語力不足があり，また医局入局後も多忙な日常診療の中での試験勉強は思うように進まず，あと一歩のところで合格できずにいました．最近ではUSMLE試験はオンラインでたくさん問題集が出ており，日本人にとっても勉強しやすくなっていますが，当時はよい問題集があまりなく，かなり難しい試験でした．

　その後，埼玉県立小児医療センターなどの大学外の病院に出て，少し時間的に余裕ができたこともあり，医師になって10年目で何とかUSMLEのStep 1,2とTOEFLに合格し，米国臨床留学の切符を手にすることができました．時間はかかりましたが，特に無理をせず英語力や医学知識の健康診断のつもりで，あきらめず毎年試験を受け続けたのがよかったのかも知れません．

　放射線科医になって最初の10年間，私は昭和大学放射線医学教室主任教授の宗近宏次先生，埼玉県立小児医療センター部長の相原敏則先生（現・自治医科大学小児センター教授）のもと，"臨床に役立つ放射線科医"としての教育を徹底的に叩き込まれました．幸か不幸か"原著論文を書け"などとは一度も言われませんでした．

　1997年に昭和大学放射線科に戻り，神経放射線を始めたところ，ロチェスター大学放射線科教授の沼口雄治先生（現・聖路加国際病院放射線科）と宗近教授から留学のお話があり，1999年にロチェスター大学放射

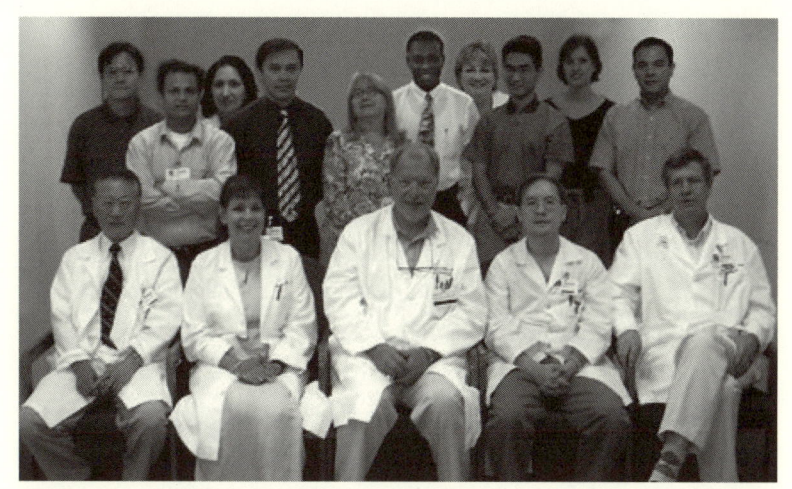

▲ロチェスター大学放射線科——前列左より沼口雄治先生，Dr. Ketonen, Dr. Westesson, Dr. Wang, Dr Ekholm. 後列，左端に筆者

線科神経放射線部門の研究助教授として遂に渡米することになりました．

渡米後，得意分野を伸ばす

　ロチェスター市はニューヨーク州西部，オンタリオ湖の南にあるニューヨーク州第三の都市で，ナイアガラの滝まで車で約1時間半，カナダのトロントまで3時間，ニューヨーク市まで5時間の所にあります．

　ロチェスター大学の創立は1850年で歴史が古く，ノーベル賞学者を7人輩出しており，医学部附属のメディカルセンター（University of Rochester Medical Center）はニューヨーク州北部の中核病院であり，ウィップル病で有名なノーベル賞学者，ジョージ・ホイト・ウィップル（George Hoyt Whipple）が初代の総長であったことでも有名です．

　ロチェスター大学の神経放射線部門では，画像診断はスタッフ5人が担当し，1〜2人のレジデントと3人のクリニカルフェローが読影したものをチェックする方法で行なわれていました．沼口先生には英語論文の

指導添削から，車の運転の仕方，欧米での食事時の礼儀作法に至るまで，公私にわたり大変お世話になり今も深く感謝している次第です．沼口先生のおかげで，良い意味で伸び伸びとした留学生活を送れ，それにより良い発想も生まれてきたと思います．

アワードハンターと呼ばれて

　私がロチェスター大学に留学した当初，拡散強調像は米国の放射線科医の間では"Diffusion is confusion"と言われ，その原理や臨床応用はあまり理解されておらず，まだ多くの施設で，エコープラナー法を用いた脳の拡散強調像が主に脳虚血性疾患に限って施行されているといった状況でした．

　私は昭和大学放射線科在籍中から拡散強調像の将来性に注目し，頭部MRIのルーチン検査としていたので，留学前にすでに多くの症例を経験・収集していました．1998年の北米放射線学会（Radiological Society of North America: RSNA）で，昭和大学で約2年かけて集めた拡散強調像症例を教育展示として，"Certificate of Merit"を受賞しました．この経験からロチェスター赴任後すぐ臨床スタッフを説得し，拡散強調像を頭部MRIのルーチン検査としました．1999年の米国神経放射線学会（American Society of Neurodradiology: ASNR）にロチェスターの症例を加えた教育展示では"Magna Cum Laude"を受賞しました．

　その後は毎年，ASNRとRSNAで教育展示を出し続け，当時，私のことをアワードハンターと呼ぶ人もいましたが，数えてみるとアイオワ大学のものも含めて15年間で受賞が50以上にもなりました．

教科書の出版

　2004年にロチェスター大学で展示をもとに拡散強調像の教科書を書こうという話が出，2004年にシュプリンガーからDiffusion-Weighted MR Imaging of the Brain[1]を出版しました．2005年にはその日本語版である『脳の拡散強調MRI』[2]，2009年にはアイオワの症例も加え，英

語版第二版[3]を出版しました．現在，米国ではどの施設でも拡散強調画像がほぼルーチン化されていますが，われわれのASNRの展示や教科書が米国の神経放射線科医を啓蒙し，そのルーチン化に一部寄与したのではないかと思っています．

ASNRでSumma Cum Laudeを受賞した「脳浮腫の拡散強調像」，「小児脳における興奮性アミンのメカニズム」[4]と「興奮性アミンによる脳障害の拡散強調画像」があり，新しい概念が含まれているのでここで少しご紹介します．これらの内容は，AJNRの論文[5]，『これでわかる拡散MRI第3版』[6]などに掲載されていますのでご参照ください．

脳の拡散強調像に覚えた疑問

放射線科医の画像診断における強みは，莫大な量のCTやMRIを毎日系統立てて読影していることにあると思います．この17年間で私は拡散強調像を約17万件は見ているはずです．これは放射線科ならではの経験です．米国の大学病院の放射線科はまさに貴重な臨床例の宝庫であり，価値ある研究材料に満ち溢れています．いわば読影室は巨大な臨床実験室ともいえるでしょう．

多くの脳の拡散強調像を読み始めて，疑問に思ったのは，なぜ種々の異なる脳疾患（虚血，外傷，中毒性代謝性疾患，脱髄，変性疾患）で，その経過は異なるにもかかわらず同じ拡散異常（拡散制限）が生じるのか，また，なぜその分布が微妙に似ていることがあるのか．また，各々の疾患では，比較的特徴的な拡散異常の分布（たとえば白質，皮質のみに限局）や経過を示すが，その原因や部位が異なると異常信号の経過が異なることがあるのはなぜか，ということです．

そこで，私はまず，細胞性浮腫がどの細胞にあるかで，パターンをある程度分類することができるのではないかと考えました．脳を構成する細胞組織は主に，神経細胞，グリア細胞，軸索，髄鞘，血管内皮によって成り立っています．髄鞘の選択性浮腫は，急性期の多発性硬化症，中毒性あるいは代謝性白質脳症，浸透圧性髄鞘崩壊に認められ，部分的あるいは完

に可逆的な病変を示します．

　ロチェスター大学の神経病理にはGreenfield神経病理学の執筆者の1人であるJames E. Powers教授がおられました．非常に教育熱心な方で，私も毎週行なわれるPowers教授のBrain Cuttingに出席していました．

　あるとき多発性硬化症のCuttingの講義で，私が「急性期のプラークで拡散が制限されることがあり，それはおそらく髄鞘に浮腫があるためではないですか」と自分の意見を述べると，後でPowers教授自ら「自分のコレクションに確かにそういう症例があったから」と私の放射線科のオフィスまで病理スライドとその写真をもって説明してくださり，非常に感動したことを覚えています．

　次に考えたことは，拡散制限を示す浮腫の病態生理です．細胞性浮腫成因のメカニズムは単なるエネルギー障害だけではなく，細胞膜の輸送物質はさまざまな物質により活性化されたり抑制されたりするという事実です．それらの物質には，グルタミン酸やアスパラギン酸のような興奮性神経伝

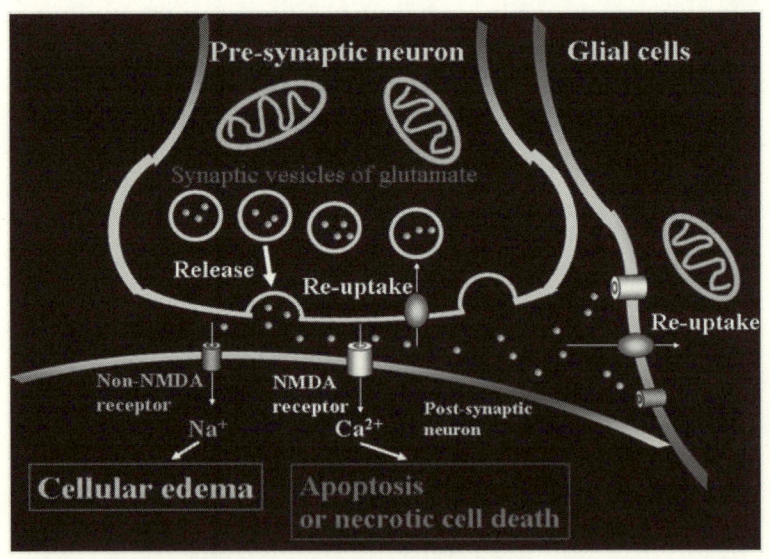

▲興奮性アミンによる脳障害のメカニズム（文献3,4より引用）

達物質や,サイトカイン,フリーラジカルなどがあります.神経細胞,グリア細胞,軸索,髄鞘などの細胞はすべて,これらの物質の標的となります.

特にグルタミン酸は,主な興奮性アミンによる脳障害の原因であり,細胞性浮腫生成のメカニズムの最終経路とも考えられています.このメカニズムは,梗塞,低酸素性虚血脳症,てんかん重積発作,びまん性軸索損傷,脳挫傷,Shaken Baby Syndrome などを含め,ほとんどの神経疾患に関連します.

種々の脳障害に伴い,細胞外のグルタミン酸は増加しますが,これはシナプス間隙における放出の増加,再取り込み減少または細胞外への漏出と関係します.大量のグルタミン酸が NMDA(N-methyl-D-aspartate)レセプターに結合すると,カルシウムイオンが後シナプス神経に流入します.その結果,神経細胞の壊死やアポトーシスが生じます.

てんかん発作に伴う脳症は,興奮性アミンによる脳障害の代表例で,そのメカニズムは虚血とは異なります.病変は皮質,皮質下白質などに限局し,細胞性浮腫はしばしば可逆性です.クロイツフェルト・ヤコブ病の拡散異常の分布は虚血性疾患と類似していることがありますが,その経過は異なります.プリオン蛋白の変異に伴う NMDA レセプターの異常が確認されており,ADC 低下を示す病変は,おそらく興奮性アミンによる脳障害に伴う神経細胞や星状細胞の浮腫と関連があり,その後海綿状変性,著明な脳萎縮に移行すると考えられます.

このように放射線科医は膨大な画像を基にした臨床経験に基礎医学(解剖,病理,生化学,生理学,薬理学など)を融合させることで,オリジナルな発想や新しい発見が生まれると思います.究極的には医学において臨床と研究は同じである所以です.

アイオワそして臨床へ

2002 年に Clinical Skills Assessment(CS: 模擬患者の試験)に合格

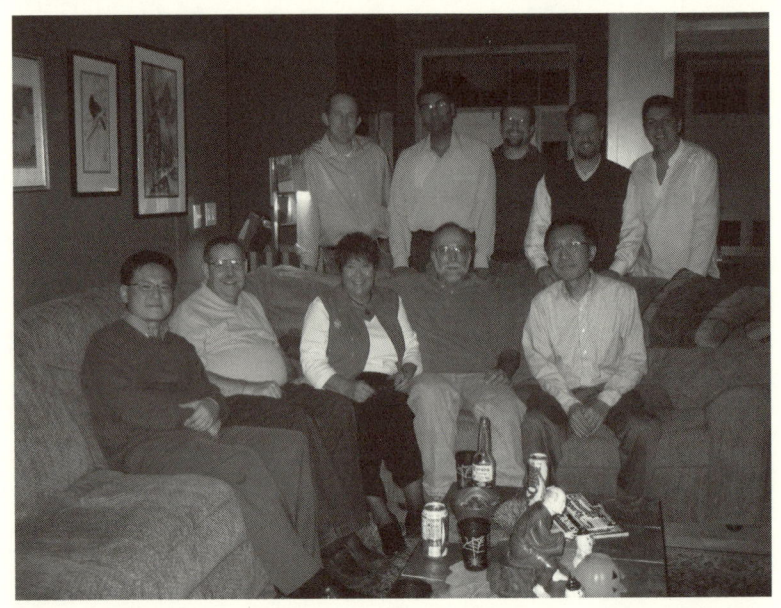

▲ウィスコンシン大学 Dr. Gentry を招いて Dr. Smoker の自宅にて──下段左より筆者，Dr. Gentry, Dr. Smoker, Dr. Kademian, Dr. Lee. 上段左より Dr. Tobler, Dr. Jain, Dr. Weldon, Dr. Donta, Dr. Policeni

し ECFMG を取得し，アイオワ大学小児放射線科部長の佐藤豊教授の紹介もあり，2004 年に臨床のできるアイオワ大学放射線科に移りました．アイオワ州は米国のほぼ中央の大平原に位置し，アイオワ大学のあるアイオワシティーはシカゴから西に車で約 3 時間，人口 6 万人ののどかな学園都市です．

　アイオワ大学はアイオワ州の最初の大学として 1847 年に創設されました．アイオワ大学病院（University of Iowa Hospitals and Clinics）はアイオワシティーのダウンタウンの西側にある巨大な病院で，ベッド数 800 床，年間 50 万人の外来患者を受け入れており，医師・歯科医師数は 750 人，レジデント 470 人，フェロー 191 人，看護師 1,300 人，その他スタッフ 4,000 人からなります．

　臨床と教育に特に力を入れた病院として，全米でも有数のベストホスピ

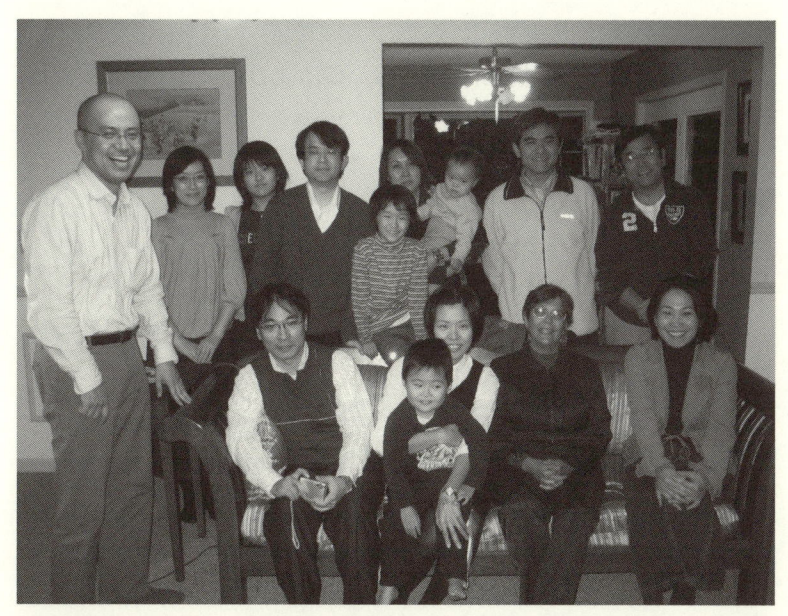

▲佐藤豊先生の自宅にて，佐藤夫妻と放射線科の日本人医師の仲間とその家族──上段右より佐藤豊先生，下段右2番目，佐藤先生奥様

タル（全米13位）として挙げられています[7]．2014年のUS Newsでは，眼科が全米8位，耳鼻科9位，整形外科18位，神経内科，脳外科33位など，小児を合わせると17部門で全米50位以内にノミネートされています[8]．

放射線科のスタッフは81人（Professor 25, Professor Emeritus 8, Associate Professor 17, Assistant Professor 20, Associate 11）おり，そのうちPhD17人は主にグラントなどの研究を行なっています．それに加えクリニカルフェロー10人，レジデントが32人おり，マンパワーや施設規模は日本の放射線科と比して格段に上です．アイオワ大学では2016年には全米有数の小児病院が開院し，7テスラを含めMRIが10台になる予定です．

私の仕事はCT,MRI,単純X線写真の読影のほか，レジデント，フェロー

原点は"臨床に役立つ放射線科医"……chapter 6   103

の教育指導と臨床研究です．アイオワ大学は臨床，教育を特に重視しているため，毎週多くの他科とのカンファレンスがあり，また，平均して月に1～2回はレジデントや他科の教育のための講義を行なっています．

佐藤豊先生は小児放射線がご専門で，私が埼玉県立小児医療センターに勤務していたころより憧れの先生でした．小児神経症例の臨床，研究を直接ご指導していただいており，公私ともに大変お世話になっています．

脳神経外科のチェアマンは Matthew A. Howard 教授です．てんかんの手術がご専門ですが，Human Brain Research Laboratory の所長として，言語，聴覚システム，感情処理システムの機能の研究に携わっておられます．また，前チェアマンの Dr. John VanGilder, 小児脳神経外科の Dr. Arnold Menezes, 脊椎外科の Dr. Patrick Hitchon, 内視鏡手術の Dr. Jeremy DW Greenlee などがおられます．日本人ではてんかん手術がご専門の川崎浩遠先生や大家裕之先生が臨床，研究に活躍されています．今後はさらに他科（脳外科，神経内科，神経病理，眼科，耳鼻科など）との連携を密にして，臨床に明日から役立つ研究を行なっていきたいと考えています．現在そして今後の考えていることは多岐にわたっていますが，例えば，種々の中枢性疾患[9]，脊椎（髄）[10]，頭頸部の拡散画像，脳腫瘍の治療と拡散，灌流画像，MR スペクトロスコピー，PET，発生学・遺伝子と画像などが挙げられます．

あきらめない，無理をしない，楽しむことの大切さ

私の経験から，米国臨床留学を成功させる秘訣は，①やる気，情熱，夢，そしてそれを持ち続けること．②得意分野を伸ばすこと，③恩師，親友に出会うこと，です．長く続けるためには，仕事や医学，多くの試験，語学の勉強を楽しむことが大切です．恩師，親友がいれば楽しく仕事ができます．

人生や学問は長期戦ですから，逆にあまり無理をすると息切れしてしまいます．語学力，受験力などはあるに越したことはありませんが，日本の

大学受験などとは異なり，受験優等生でなくとも，あきらめず情熱をもち続け，体力と時間を掛ければ必ず道は開けます．また，得意分野を伸ばすことは，その分野では誰にも負けないという自信につながり，周りからも評価されます．

　米国においては，学問，仕事に原則としては年齢，性別は関係ありません．例えば，履歴書に年齢を記載する必要はありません．同僚の医師にも，様々な学歴や人生経験があり他の職業から転職してくる人も少なくありません．

　また米国は，文字通り自由と民主主義の国で，個人の能力や個性，自主性が尊重されます．個人と組織とは契約で成り立っており，昇進や給与，休暇も交渉次第で人それぞれです．ただし，何も言わなければ何も起こりません．

　家族を大切にすること，5時以降の残業や飲み会がほとんどないのも考えれば頷けることです．これが世界各国から多くの優秀な人材が集まってくる大きな理由のひとつです．ちなみに放射線科の臨床スタッフの約半数は外国出身者です．日本で国際化が叫ばれてから久しいにもかかわらず，遅れている理由のひとつは，おそらくこの微妙な価値観の違いにあるのかもしれません．

　米国医師国家試験対策に関しては，最近では多くのオンライン教材や予備校があり，勉強しやすい環境になっています．CS（模擬患者の試験）は，実践会話力が試され日本人には厄介ですが，パターンが限られているので，ネイティブスピーカーなどと繰り返し訓練をすれば合格できます．

　放射線専門医を取るにはインターン，レジデントから始めるのが確実です．様々な噂があり，施設により方針が異なりますが，日本の専門医資格があるのなら，同じ施設で4年間働く（例えば，研究者1年，臨床フェロー2年，スタッフ1年などの）方法，Alternative Pathway[*]も今のところ可能です．また，米国では常に種々の例外が用意されています．例えば州によっても異なりますが，この医師が絶対必要とあれば，特別免許で臨床を行なうことも不可能ではありません．

原点は"臨床に役立つ放射線科医"……chapter 6　　105

＊ http://www.theabr.org/ic-int-landing

　またビザの問題ですが，米国で長く働くためにはグリーンカードが必要です．そのためには研究 J-1 から H-1 ビザに変更，あるいは H-1 ビザで入国する必要があります．臨床 J-1 は "2 year home country rule" があるため，日本帰国，あるいは VA Hospital（Veteran Affairs Hospital：在郷軍人病院）での研修を余儀なくされます．

　最後に，米国の医療の強みは，そのマンパワーにあります．優秀な米国出身の医師に加え，世界各国から優秀な人材が集まっており，私にとってその人間関係の繋がりがもっとも貴重な宝です．米国では何でも間違いの少ない優等生だけではなく，一芸に秀でた才能も評価されるのが米国社会の度量の大きいところです．私の場合，拡散強調画像の"一芸"で何とか survive できたとも言えます．

　米国臨床留学で日本と米国の良いところを採り入れて，国際的に活躍できる放射線科医師が育ってくれることを願ってやみません．

［参考文献］
1) Moritani T, Ekholm SE, Westesson PL., Diffusion-Weighted MR Imaging of the Brain. Berlin & Heidelberg: Springer-Verlag, 2004.
2) 『脳の拡散強調 MRI』森谷聡男・森谷由美子訳．シュプリンガー・フェアラーク東京 2005.
3) Moritani T, Ekholm SE, Westesson PL., Diffusion-Weighted MR Imaging of the Brain. 2nd edition. Berlin & Heidelberg: Springer-Verlag, 2009.
4) Moritani T, Smoker WRK, Sato Y, Numaguchi Y, Westesson PL., "Diffusion-weighted imaging of acute excitotoxic brain injury," AJNR Am J Neuroradiol. 2005; 26:216-228.
5) Moritani T, Shrier D, Wang H, et al, "Excitotoxic Mechanism in Pediatric Brain," Neurographics. Vol.2, No.1, 2002.
http://www.neurographics.org/2/1/1/
6) 青木茂樹・阿部修・増谷佳・高原太郎監修『これでわかる拡散 MRI 第 3 版』

秀潤社 2013.
7）Best US Hospitals 2014.
　　　http://hospitals.findthebest.com/
8）"America's Best Hospitals 2014" US News & World Report. 2014.
　　　http://health.usnews.com/best-hospitals/area/ia/university-of-iowa-hospitals-and-clinics-6620765

chapter 7

酒井　修

ボストン大学医学部放射線科

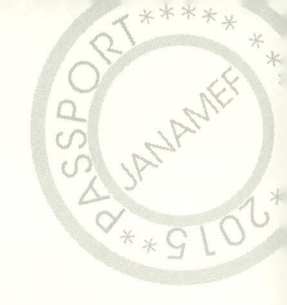

フェローとしての再出発から13年を経て

September 1998-August1999
Research Fellow
Massachusetts Eye and Ear Infirmary, Harvard Medical School

December 2001-November 2003
Neuroradiology Fellow
Boston Medical Center, Boston University School of Medicine

December 2003-April 2005
Assistant Professor of Radiology
Boston Medical Center, Boston University School of Medicine

April 2005-July 2009
Associate Professor of Radiology
Boston Medical Center, Boston University School of Medicine

August 2009-present
Professor of Radiology
Boston Medical Center, Boston University School of Medicine

要旨………

　1年間の研究留学の2年後，米国で臨床医として働くために再渡米してから13年が経とうとしている．医学部卒業からは26年が経過しており，医師として，米国での生活が日本より長くなった．

　米国でフェローとして再教育を受け，現在，米国で診療，医学教育，そして研究の一端を担っている身だが，日本で受けた医学教育が現在の自分を支えていると思うところも大きい．私の経験が，将来，米国医学留学を希望する方，そして日本の放射線医療の将来を担う方々の役に立てば幸いである．

米国式教育との出会い

　私は医学部5年生のとき，米国から帰国されたばかりの先生の小児放射線の特別講義に強い感銘を受け，小児放射線科医になることを夢見て，放射線科を志した．

　山形大学卒業後，すぐに自治医科大学の放射線科レジデントとなったが，当時，自治医科大学には米国で研修を受けた先生が複数おられたことが研修先の選択に大きな影響を与えた．自治医科大学での研修は単純X線写真からMRIまで画像診断全般を学ぶことができる大変良いプログラムだった．先輩の先生方から一対一で，とても丁寧な指導を受けた．これはそれまでには経験がない，大変有意義な時間で，今でも本当に感謝している．後になって考えると，レジデントへの丁寧な指導は米国で研修を受けた先生たちにとってはごく当たり前のことだった．

　自治医科大学では昼のカンファレンスの一環として，週に1度，北米放射線学会（Radiological Society of North America: RSNA）の教育スライドをみていた．暗い上に，英語が聞き取りにくいことから，睡魔に襲われる時間だったが，米国放射線とその教育システムを垣間みることができるいい機会だった．小児放射線科医を目指し，放射線科に入ったが，研修中，胸部，骨軟部，IRなどに興味が移り，そして次第に頭頸部に強く関心をもつようになった．神経放射線や頭頸部画像診断の極めて基礎的なことは先輩方から教えていただいたが，それを専門にしている人はなく，その後はHead and Neck Imaging (Som & Curtin) などの教科書や耳鼻科の術前・術後カンファレンスを通し，独学で学んでいった．

　国際学会や英文雑誌での論文発表を経験するごとに米国留学の希望は高まったが，当てはなく，職場からも留学先を紹介されることもなかった．放射線科専門医を取り，学位取得の目処がついたころ，より専門的な教育を受けたいと非常に強く思うようになった．

　卒後10年に近づいたころ，他科の同期が次々と留学していくのをみて，面識もないまま，頭頸部画像診断の権威であるDr. Hugh Curtin (Massachusetts Eye and Ear Infirmary (MEEI), Harvard Medical

School) に思い切って研究留学希望のメールを出したところ，快く受け入れていただき，ボストンに行くことになった．

最初の留学から再渡米に至るまで

ボストンでの研究留学の日々 (1998-1999)

　研究留学とはいっても決まった研究課題があったわけではなく，米国での頭頸部画像診断の臨床の現場を見たいという気持ちが強かったため，できるだけ多くの時間を読影室で過ごすようにした．特に Dr. Curtin の読影時には常にその場に居させてもらうよう努力した．

　ここで初めて，米国放射線医療および臨床教育の実際に接した．時折参加していた隣の Massachusetts General Hospital(MGH) でのカンファレンスでは RSNA のリフレッシャーコースのようなレクチャーが日常的に行なわれていた．MEEI では神経放射線や頭頸部を専門とするかどうかもわからない放射線科レジデントにさえ，大変丁寧に指導する姿を見て，日米の教育の違いを強く感じた．

　渡米直後はレジデントやフェローと一緒に読影を見ているだけだったが，次第に Dr. Curtin から，症例の整理，画像データベースの作成を任されるようになった．さらに数カ月後には講演スライドの準備や教科書の chapter の草稿なども依頼されるようになった．当時，PACS（医療用画像管理システム）はなく，フィルムで読影していたため，米国ではまだ珍しかった日本から持参したデジタルカメラが大活躍した．帰国までに膨大な量のティーチングファイルを作成し，MEEI に残してきた．

　このような Dr. Curtin の秘書的な仕事を通して非常に多くのことを学ぶことができた．研究としては屍体標本を用いた頭蓋底の解剖を行なっていたが，誰もいない "Temporal Bone Lab" よりは読影室のほうが居心地がよく，学ぶことも多いと感じていた．帰国予定が近づいたころ，MEEI に残らないかと誘われたが，予定通り 1 年で帰国した．

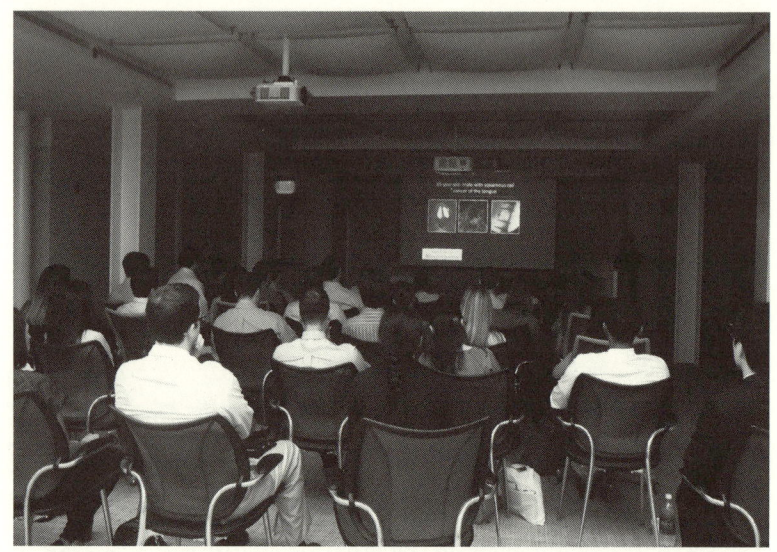

▲レジデントカンファレンス —— 7:30-8:30 と 12:00-13:00 にレジデント向け，そして 8:30-9:30 と 13:30-15:00 に学生向けのカンファレンスが毎日行なわれる（写真は 2014 年，ボストン大学 Boston Medical Center）

臨床留学のための準備（2000-2001）

　帰国後も何度も MEEI に戻らないかと誘われ，同時に，物価が高いボストンでは研究だけでは生活が厳しいので臨床をやるために免許を取るよう勧められた．すでに卒後 10 年以上経ち，当時は，講師，医局長，研究会の世話人などを務めていたため，USMLE の受験は非現実的だったが，家族の強い勧めもあり，期間限定で受験勉強をすることにした．この頃，日常業務に加え，論文や教科書の執筆などを抱えており，USMLE のための勉強の時間を取ることはとても難しく，家族に多大な負担をかけた．

　そして，研究留学からの帰国後半年から 3 カ月ごとに Step 1, Step 2, TOEFL, CSA を受験・合格し，1 年で ECFMG を取得した．ところが途中で Massachusetts（MA）州免許取得には外国医学部出身者は米国内での 2 年の研修が必要で，少なくとも神経放射線のフェローになる必要があることがわかった．

MGHのポジションはすでに埋まっていたため，ボストン大学 Boston Medical Center を紹介された．妻と小学校低学年の2人の子どもを抱え，これまでの安定した生活を捨て，将来がまったくわからない環境に飛び込むことには強い不安があった．また，事務手続きを進めているさなかに起きた世界貿易センタービルへのテロは家族の不安をさらに増大させた．

　しかし，これから25年以上，放射線科医として働くためにはこの機会は自分の再教育に必要なステップだと考え，再渡米することを決め，ボストン大学神経放射線科フェロー Neuroradiology Fellow となった．

専門医や永住権の取得，責任ある地位への就任

神経放射線科フェロー時代（2001-2003）

　当初はあまり心配していなかったが，実際に働きはじめると日米の文化，病院・放射線科のシステムの違い，言葉の問題を感じるようになった．日本では一人前の放射線科医として働いていたが，米国でフェローとなり，すべて指導医（Attending）の指示通りにしなければならないことにもストレスを感じた．日常の読影は①自分でプレビュー，②指導医と一緒に読影，③再度所見を確認しながら吹き込みと，三度手間となり，非常に効率が悪く，研究時間も与えられず，自分の時間がもてなかった．

　神経放射線科の中では過去の実績からある程度評価はされていたが，他科からは単なるフェローであり，横柄な態度をされることも多く，憤慨することも多かった．しかし，この間に，透視下腰椎穿刺，脊髄腔造影，椎間板造影，椎間関節ブロック，透視，CTあるいは超音波ガイド下の生検など，日本ではあまり行なっていなかった手技を習得することができた．また，深夜，銃損傷患者の塞栓術のために家族から同意書を取得するなど，日本ではなかなか遭遇しないことを経験し，多くのことを学んだ．今振り返ってみても，この2年間は米国の病院，放射線科を理解するために必要な期間だった．

この頃は日本での教科書の出版の準備をしており，さらにUSMLE Step 3の試験勉強をしなければならず，帰宅後はこれらに多くの時間を取られた．それ以上に神経をすり減らしたのは，家族が新しい環境に対応できるかということだった．子どもはすぐに英語を覚え，慣れると言う人もいるが，実際にはなかなか簡単ではなく，米国人だけでなく，現地の日本人の中にも複雑な人間関係があり，子どもたちをしっかりと見守っていくことが必要だった．また，米国では毎日の送り迎え，学校行事への参加など，親の役割，出番は日本以上である．さらに学校やスポーツ，他の習い事ごとに，家族ぐるみの付き合いがあり，それは喜びであると同時に，人種，文化，宗教の違い，経済格差に曝される機会でもあった．
　この頃は，家族ともども，経済的，社会的，精神的に非常に厳しい時期だった．このフェローの時代に，様々な試練を経て，私ども家族の米国生活の基盤が形成され，それが現在の自分たちを支える礎となっている．

神経放射線科Attending（2003-），そして放射線科助教授（2003-2005）に昇任

　当初，USMLE Step 3に合格し，MA州免許を取得したら，フェローシップ修了後に，MEEIに戻る予定だったが，職場に愛着がわいてきたことに加え，ボストン大学で好条件のポストを用意されたため放射線科助教授 Assistant Professor of Radiologyとして留まることにした．晴れて，Attending Radiologistとなったわけだが，それと同時に責任は重くなり，常に，医療過誤訴訟を意識するようになり，フェロー時代はTraineeとしていかに守られていたのかということを痛感した．一人前になったということは，周囲からもう守ってもらえないということでもある．すべての局面で責任の重さを痛感した．
　しかし，これは裏を返せば，いかに放射線科が臨床に貢献しているかということの表れであり，やりがいのある仕事と思った．頸椎損傷の際の頸椎カラーの除去や腰椎穿刺前の頭部CTなどの際に放射線科医の判断を待つという，米国では当たり前のことが，日本ではまったく経験のなかった

ことに驚き，責任の重さを感じた．

放射線科准教授（2005-2009），そして頭頸部放射線主任（2005-）に昇任

　指導医になったばかりの頃は，米国での診療に慣れる，自分を職場の診療形態に合わせるということにかなりの神経を使っていた．神経放射線科のマンパワーが少なかったこともあり，臨床での必要最低限の仕事をすることだけでも，かなりの労力と時間を費やしていたが，より高いレベルで臨床，研究，教育を行なうために，次第に自分にとって理想的な職場環境に変えていきたいという希望をもつようになった．

　主任教授と相談し，より自由度および権限をもてるよう，2005年に放射線科准教授Associate Professor of Radiologyに昇任，そして頭頸部放射線主任Director of Head and Neck Imagingに就いた．しかし，それと同時に，これまでとは違った，難しさを感じるようにもなった．それまでは単にセクションの1人として働いていたが，他者を指導する立場となり，これまでなかった軋轢を経験することになった．寛容な米国社会でも英語を母国語としない外国人が場を仕切ることは必ずしも容易でなく，すべての者が協力的なわけではないことを身をもって体験した．

　米国放射線科専門医をもっていないことで不利な立場に置かれることもあった．また，外国人で米国永住権がないことからグラントの申請に制限があった．米国放射線科専門医試験は準備が大変だが，主任教授からの熱心な勧めにより受験を決め，1年で物理，筆記，口頭試験に合格し，2008年に晴れて米国放射線科専門医となった．この間に大学からの強い要望で米国永住権を取得した．

放射線科教授（2009-），神経放射線主任（2009-）に昇任

　米国放射線科専門医の取得により他施設への移動が容易となったことと同時に，それは現職場での自由度を上げることになった．同僚に対して引け目を感じる必要がなくなったことは何よりも大きなポイントだった．

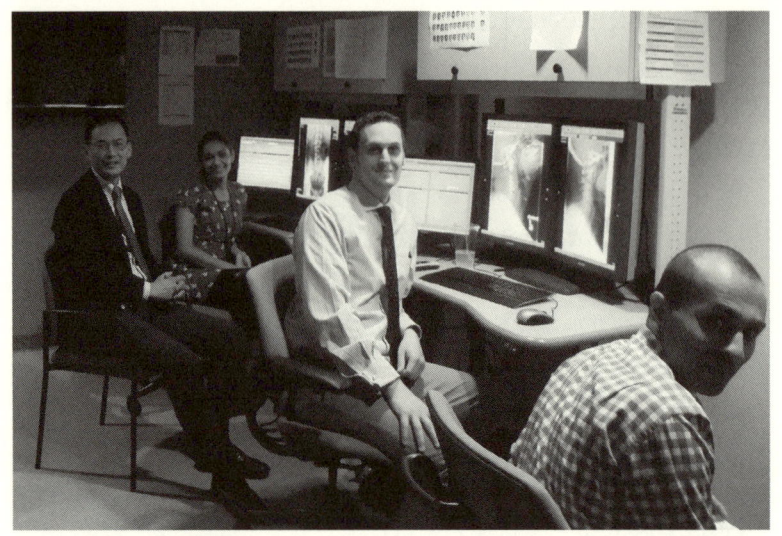

▲神経放射線科での読影風景——レジデントおよびフェローは常に指導医のもとで読影を行なう

　これにより，臨床，研究，教育のすべての面での改善を強く希望したところ，神経放射線主任 Chief of Neuroradiology に昇任させてもらい，それとほぼ同時に放射線科教授 Professor of Radiology に昇任することができた．これを境に日常業務に大きな変化が生じた．神経放射線部門内の事柄だけではなく，他部門，他科との交渉，苦情処理など，想像以上に事務的な仕事に時間を取られるようになった．自己主張が強く，競争意識が高い米国でこのような仕事を経験できるのは素晴らしく，これらはやり甲斐のある忙しさと苦労と考え，前向きに捉えるようにした．

　翌年2010年には米国神経放射線科専門医を取得した．これにより，渡米以来，目の前にぶら下がっていたモヤモヤとしたものを払拭することができ，渡米後9年でようやくスタートラインに立ったように感じた．

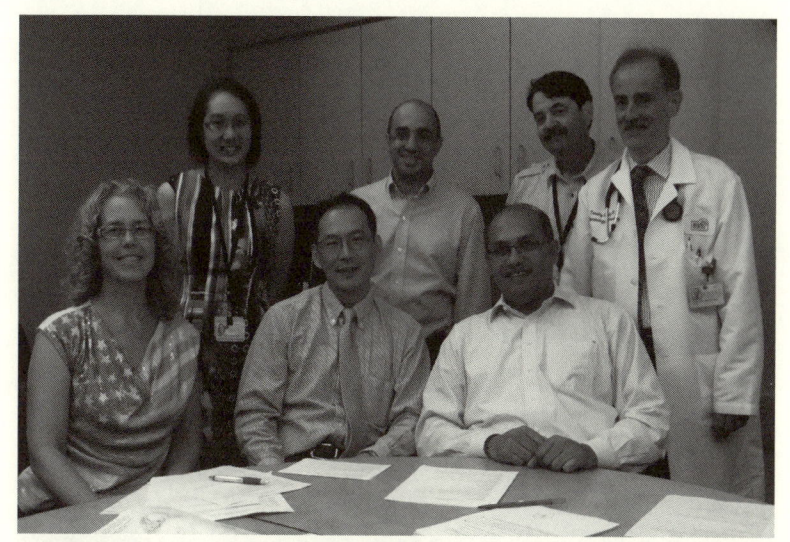

▲頭頸部腫瘍検討会――毎週水曜日の 7:30，頭頸部外科，放射線診断，核医学，放射線治療，腫瘍科などが集まり，個々の症例の治療について検討する

耳鼻咽喉科・頭頸部外科教授（2013-），放射線腫瘍科教授（2014-）を兼任，そして現在

　2013 年には耳鼻咽喉科・頭頸部外科教授 Professor of Otolaryngology-Head and Neck Surgery，そして 2014 年からは放射線腫瘍科教授 Professor of Radiation Oncology を兼任するようになった．

　これらの科とはこれまでも臨床，教育，研究のすべての面で非常に密接に仕事をしてきたが，Secondary Appointment で，より責任が増すように感じている．しかし，これにより今まで以上に一緒に仕事をすることが容易になり，嬉しく思っている．また近年は病院や医学部内の多くの委員会に所属するようになり，放射線科の枠を超えた仕事も多くなってきており，新たなチャレンジが要求されている．

国を越えた社会への貢献

医療の不平等を前に

　私は，地域最大の Safety Net Hospital そしてレベル I 外傷センターである Boston Medical Center に勤務し，毎日，大変多くの外傷，感染症，脳卒中患者の画像診断を行なっている．患者の半数以上は英語を話さず，保険にも入れない人たちである．日本ではあまり伝えられていないであろう，医療の不平等の中での診療である．

　これは，現在の職場に来なければ経験できなかった貴重な体験であり，その機会に恵まれたことに非常に感謝している．そのため，私の学術的興味はより現実的なものであり，限られた条件の中でもいかに日常診療に役立つものをみつけられるか，ということに重点を置いている．

　ここ 10 年近く取り組んでいる CT および MRI での定量学的画像診断もそのひとつである．今まで多くは定性的にしか用いていなかった画像情報を定量学的手法により有効活用できればと思っている．また，同様の価値観を共有できる後輩を育てることも重要な責務と考え，レジデントや学生にできるだけ多くの時間を割いている．

　「社会的・経済的理由で医療を受ける機会が限られている人たちが，近い将来，これまで以上に恩恵を受けられるようになる」，これを目標に日々努力している．

日米の医学交流に貢献

　私自身が教えられることは限られているが，将来の日本および世界の放射線科を担う若い人たちに米国医療および研究の実際に触れていただきたいとの思いで，日本からの研修・留学を受け入れている．2007 年からは常に何人かの日本人の先生が私とともにボストン大学で仕事をしている．

　放射線科医だけでなく，医学物理士，統計学専門家，そしてとても積極

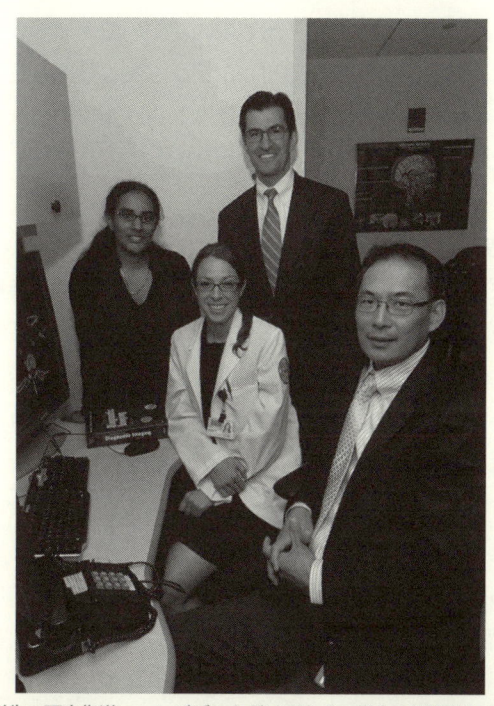

▲学生の研究指導――レジデントだけでなく，学生も積極的に研究に参加する．同僚とともにRSNA医学生研究者賞受賞の学生を指導する筆者．後方右はノーバッシュ放射線科主任教授

的なレジデント，医学生，そして医学部を目指す大学生と一緒に研究を行なうことは，今後の日本の医学研究，教育を考える上でも大きな意義があると思う．放射線科医の仕事の究極はどこでも同じであり，米国がすべての面で優れているわけではない．しかし，米国での問題点の多くは近い将来に日本で起こりうるため，それを先に経験することは有意義である．また，日本の良さを改めて感じる機会になるということも，米国生活での利点である．

　幸運にも過去に私のところに留学した先生方とは遠距離ながらも現在も多くの仕事をしており，それを通して，こちらのスタッフ，レジデントも多くを学ばせてもらっている．また，数年前からは日本からの高校生の施

設見学・レクチャーの受け入れ，日本の医学生の臨床研修の受け入れ，そして，反対にボストン大学放射線科レジデントおよび医学生の日本での臨床・研究研修のサポートをしており，様々なレベルでの日米の医学交流に貢献できるよう努力している．

後進への期待

　私がここまで来られたのは公私にわたり，多くの方々の直接的，間接的サポートがあったからであり，感謝の気持ちを忘れてはならないと常に思っている．特に，家族には非常に感謝している．渡米直後の数年間はあらゆる面で多大な負担を掛け，これ以上辛い思いはさせられない，という思いは，困難な局面で心の支えとなった．

　若い先生方にはこれから放射線科医としてどのように社会に貢献していくか，そのためには，今，何をするべきかをよく考えてもらいたい．無駄な苦労はするべきでないが，将来の自分および社会のためになる苦労は厭わない，積極的な放射線科医となるよう努力してほしい．

[参考文献]
1) Sakai O, Takahashi K, Nakashima N, Furuse M, Takata Y, Ogawa C, Yokoyama H, Ohsawa T. CT visualization of the major pulmonary fissures: value of 25 degree cranially tilted axial scans. AJR Am J Roentgenol 1993; 161: 523-526.
2) Sakai O, Furuse M, Nakashima N, Takata Y, Ogawa C, Shinozaki T. Visualization of the spinal vessels on routine abdominal CT. Eur Radiol 1994; 4:545-548.
3) Sakai O, Nakashima N, Takata Y, Furuse M. Acinic cell carcinoma of the parotid gland: CT and MR findings. Neuroradiol 1996; 38: 675-679.
4) Sakai O, Nakashima N, Shibayama C, Shinozaki T, Furuse M. Asymmetrical or heterogeneous enhancement of the internal jugular veins in contrast enhanced CT of the head and neck. Neuroradiol 1997; 39: 292-295.

5) Sakai O, Shen Y, Takata Y, Furuse M.: The use of deblurring technique for improving the longitudinal resolution in helical CT of the head and neck region. Comput Medical imaging Graphic 1997; 21: 153-164.
6) Sakai O, Nakashima N, Furuse M. Air bubbles in the subclavian veins or internal jugular veins: a common "finding" in contrast-enhanced CT. Neuroradiol 1998; 40:258-260.
7) Sakai O, Curtin HD, Faquin WC, Fabian RL. Dedifferntiated chondrosarcoma of the larynx. AJNR Am J Neuroradiol 2000; 21:584-586.
8) Sakai O, Curtin HD, Fujita A, Kakoi H, Kitamura K. Otosclerosis: computed tomography and magnetic resonance findings. Am J Otolaryngol 2000; 21:116-118.
9) Thiers FA, Sakai O, Poe DS, Curtin HD. Persistent stapedial artery: CT findings. AJNR Am J Neuroradiol 2000; 21:1551-1554.
10) Sakai O, Curtin HD, Romo LV, Som PM. Lymph node pathology: Benign proliferative, lymphoma, and metastatic disease. Radiol Clin Nor Am 2000; 38:979-998.
11) Shen TT, Sakai O, Curtin HD, Rizzo JF. Magnetic resonance imaging of primary anterior visual pathway tumors. Int Ophthalmol Clin 2001; 41 (1) :171-180.
12) Sakai O, Barest G. Diffusion weighted imaging of cerebral malaria. J Neuroimaging 2005; 15:278-280.
13) Dunfee BL, Sakai O, Spiegel JH, Pistey R. Solitary fibrous tumor of the buccal space. AJNR 2005: 26:2114-2116.
14) Stuhlfaut JW, Barest G, Sakai O, Lucey BC, Soto JA. Multi-Detector CT Angiography for Blunt and Penetrating Trauma: Impact on the Use of Catheter Angiography. AJR 2005; 185:1063-1068.
15) Suzuki S, Sakai O, Jara H. Combined volumetric T1, T2, and secular-T2 quantitative MRI of the brain: age-related changes: preliminary results. Magn Reson Imaging 2006; 24 (7) :877-887.
16) Dunfee BL, Sakai O, Gohel A. Radiological and pathological characteristics of benign and malignant lesions of the mandible. Radiograhics 2006; 26 (6) :1751-1768.
17) Jara H, Sakai O, Mankal P, Irving R, Norbash A. Multispectral quantitative magnetic resonance imaging of brain iron stores. A theoretical perspective. Top Magn Reson Imaging. 2006; 17 (1) :19-30.

18) Fleming K, Barest GD, Sakai O. Dental and facial bone abnormalities in pyknodysostosis: CT findings. AJNR 2007; 28 (1) :132-134.
19) LeBedis CA, Sakai O. Nontraumatic orbital conditions: Diagnosis with CT and MR imaging in emergent setting. Radiographics 2008; 28 (6) :1741-1753.
20) Saito N, Sakai O, Ozonoff A, Jara H. Relaxo-volumetric multispectral quantitative magnetic resonance imaging of the brain over the human lifespan: global and regional aging patterns. Magn Reson Imaging 2009; 27 (7) :895-906.
21) Ludwig BJ, Foster BR, Saito N, Nadgir RN, Castro-Aragon I, Sakai O. Diagnostic imaging in nontraumatic pediatric head and neck emergencies. Radiographics 2010; 30 (3) :781-99.
22) Watanabe M, Sakai O, Norbash AM, Jara H. Accurate brain volumetry with diffusion-weighted spin-echo single-shot echo-planar-imaging and dual-clustering segmentation: comparison with volumetry-validated quantitative magnetic resonance imaging. Med Phys 2010; 37 (3) :1183-1190.
23) Lee MK, Sakai O, Spiegel JH. CT Measurement of the Frontal Sinus - Gender differences and implications for frontal cranioplasty. J Craniomaxillofac Surg 2010 Mar 22. [Epub ahead of print]
24) Saito N, Nadgir RN, Flower EN, Sakai O. Clinical and radiologic manifestations sickle cell disease in head and neck. Radiographics 2010; 30 (4) :1021-1034.
25) Truong MT, Nadgir RN, Hirsch AE, Subramaniam RM, Wang JW, Wu R, Khandekar M, Nawaz AO, Sakai O. Brachial plexus contouring with CT and MR imaging in radiation therapy planning for head and neck cancer. Radiographics 2010; 30 (4) :1095-1103.
26) Nadgir RN, Ozonoff A, Devaiah AK, Halderman AA, Sakai O. Superior semicircular canal dehiscence: congenital or acquired condition? AJNR Am J Neuroradiol 2011; 32 (5) :947-949.
27) Devenney-Cakir B, Subramaniam RM, Reddy SM, Imsande H, Gohel A, Sakai O. Cystic and cystic-appearing lesions of the mandible: review. AJR Am J Roentgenol 2011; 196 (6 Suppl) :WS66-77.
28) Saito N, Watanabe M, Liao J, Flower EN, Nadgir RN, Steinberg MH, Sakai O. Clinical and radiologic findings of inner ear involvement in sickle cell disease. AJNR Am J Neuroradiol 2011; 32 (11) :2160-

2164.
29) Truong MT, Saito N, Ozonoff A, Wang J, Lee R, Qureshi MM, Jalisi S, Sakai O. Prediction of locoregional control in head and neck squamous cell carcinoma with serial CT perfusion during radiotherapy. AJNR Am J Neuroradiol 2011; 32 (7) :1195-1201
30) Truong MT, Lee R, Saito N, Qureshi MM, Ozonoff A, Romesser PB, Wang J, Sakai O. Correlating computed tomography perfusion changes in the pharyngeal constrictor muscles during head-and-neck radiotherapy to dysphagia outcome. Int J Radiat Oncol Biol Phys 2012; 82 (2) :e119-127.
31) Anderson S, Sakai O, Soto JA, Jara H. Improved T (2) mapping accuracy with dual-echo turbo spin echo: Effect of phase encoding profile orders. Magn Reson Med 2013; 69 (1) :137-143
32) Sung EK, Nadgir RN, Sakai O. Computed tomographic imaging in head and neck trauma: what the radiologist needs to know. Semin Roentgenol 2012; 47 (4) :320-329.
33) Saito N, Nadgir RN, Nakahira M, Takahashi M, Uchino A, Truong MT, Kimura F, Sakai O. Post-treatment imaging in head and neck cancer: what the radiologist needs to know. Radiographics 2012; 32 (5) :1261-1282.
34) Liao J, Jara H, Nadgir RN, Elias E, Nowrouzi N, Steinberg MH, Sakai O. T1 and T2 relaxation time histograms of mandibular bone marrow: a monomodal distribution in sickle cell disease. J Magn Reson Imaging 2013; 37 (5) :1182-1188.
35) Ludwig BJ, Wang JW, Nadgir RN, Saito N, Sakai O. Cervical Lymphadenopathy in children and young adults: what can we discern from imaging? AJR Am J Roentgenol 2012; 199 (5) :1105-1113.
36) Fujita A, Sakai O, Chapman MN, Sugimoto H. IgG4-related sclerosing disease of the head and neck: CT and MR imaging manifestations. Radiographics 2012; 32 (7) :1945-1958.
37) Liao J, Saito N, Watanabe M, Jara H, Seinberg MH, Sakai O. Quantitative MRI analysis of salivary glands in sickle cell disease. Dentomaxillofac Radiol. 2012; 41 (8) :630-636.
38) Watanabe M, Sakai O, Ozonoff A, Kussman S, Jara H. Diffusional and volumetric age-related changes of the normal brain over the human lifespan: a large scale retrospective study. Radiology. 2013;

266（2）:575-582.
39) Chapman M, Nadgir RN, Akman A, Sekiya K, Kaneda T, Sakai O. Periapical lucency around the tooth: radiologic evaluation and differential diagnosis. Radiographics 2013; 33（1）:E15-32.
40) Watanabe M, Liao J, Saito N, Flower EN, Nadgir RN, Sakai O. Craniofacial bone infarcts in sickle cell disease: prevalence and clinicoradiological manifestations. J Comput Assist Tomogr 2013; 37（1）:91-97.
41) Elias E, Liao JH, Jara H, Watanabe M, Sakai Y, Erbay K, Saito N, Steinberg MH, Sakai O. Quantitative MRI analysis of craniofacial bone marrow in patients with sickle cell disease. AJNR Am J Neuroradiol 2013; 34（3）:622-627
42) Saito N, Sakai O, Bauer CM. Norbash AM, Jara H. Age-related relaxo-volumetric quantitative magnetic resonance imaging of the major salivary glands. J Comput Assist Tomogr 2013; 37（2）:272-278.
43) Saito N, Truong MT, Qureshi MM, Lee RJ, Wang JW, Ozonoff A, Sakai O. Correlation of mucositis during head and neck radiotherapy with computed tomography perfusion imaging of the oropharyngeal mucosa. J Comput Assist Tomogr 2013; 37（4）:499-504.
44) Watanabe M, Liao JH, Jara H, Sakai O. Multispectral Quantitative MR Imaging of the Human Brain: Lifetime Age-related Effects. Radiographics 2013; 33（5）:1305-1319.
45) Sasaki Y, Kaneda T, Uyeda JW, Okada H, Sekiya K, Suemitsu M, Sakai O. Actinomycosis in the Mandible: CT and MR Findings. AJNR Am J Neuroradiol 2014; 35（2）:390-394.
46) Buch K, Nadgir RN, Tannenbaum AD, Ozonoff A, Fujita A, Sakai O. Clinical Significance of Trochlear Calcifications in the Orbit. AJNR Am J Neuroradiol 2014; 35（3）:573-577.
47) Sekiya K, Watanabe M, Nadgir RN, Buch K, Flower EN, Kaneda T, Sakai O. Nasopharyngeal cystic lesions: Tornwaldt and mucous retention cysts of the nasopharynx: findings on MR imaging. J Comput Assist Tomogr 2014; 38（1）:9-13.
48) Ogura I, Kaneda T, Sasaki Y, Buch K, Sakai O. Prevalence of Temporal Bone Fractures in Patients with Mandibular Fractures Using Multidetector-Row CT. Clin Neuroradiol. 2014 Jan 24. [Epub ahead of print]

49) Sung EK, Nadgir RN, Fujita A, Siegel C, Ghafouri R, Traband A, Sakai O. Injuries of the globe: what can the radiologist offer? RadioGraphics 2014; 34（3）:764-776.
50) Buch K, Watanabe M, Elias EJ, Liao J, Jara H, Nadgir RN, Saito N, Steinberg MH, Sakai O. Quantitative MRI analysis of lacrimal glands in sickle cell disease. J Comput Assist Tomogr. 2014; 38（5）:674-680.

著書
1) Curtin HD, Lev, M, Sakai O. MGH eCases in Head and Neck Radiology. Lbpc, 1999.
2) 酒井修. 頭頸部の画像診断. 秀潤社, 2002.
3) 酒井修. 頭頸部CT・MRIマニュアル. 中外医学社, 2004.
4) Sakai O. Head and Neck Imaging Cases. McGraw-Hill Companies, 2011.
5) 多田信平, 尾尻博也, 酒井 修. 頭頸部のCT・MRI 第2版. メディカル・サイエンス・インターナショナル, 2012.

Chapter
1) Sakai O, Curtin HD, Hasso AN, Swartz JD. Otosclerosis and dysplasias of the temporal bone. In: Som PM, Curtin HD, eds., Head and neck imaging, 4th ed. Mosby-Year book, St. Louis, 2002; 1245-1273.
2) Curtin HD, Sakai O. Imaging of the larynx: magnetic resonance imaging and computed tomography. In: Ossoff RH, Shapshay SM, Woodson GE, Netterville J, eds. The larynx. Lippincott Williams & Wilkins, Philadelphia, 2003; 53-62.
3) Curtin HD, Sakai O. Imaging of the temporal bone. In: Nadol JB, ed., Surgery of the ear and temporal bone, Lippincott, Williams & Wilkins, New York, 2004.
4) Barest G, Nadgir RN, Mian AZ, Sakai O. Traumatic and non-traumatic emergencies of the brain, head, and neck. In: Soto JA, Lucey BC, eds., The requisites. Emergency radiology. Mosby, Philadelphia, 2009: 1-59.
5) Sakai O, Nadgir RN, Fuijita A, El Beltagi AH. Imaging of the temporal bone. In: Kirtane MV, De Souza K, Sanna M, Devaiah AK, eds., Otology and Neurotology. Theme, Noida, 2013.

6) Nadgir RN, Flower EN, Devaiah AK, Sakai O. Imaging of the paranasal sinuses and anterior skull base. In: Devaiah AK, Marple BF, eds., Rhinology and endoscopic skull base surgery. Theme, Noida, 2014.

chapter 8

大橋健二郎

アイオワ大学医学部放射線科

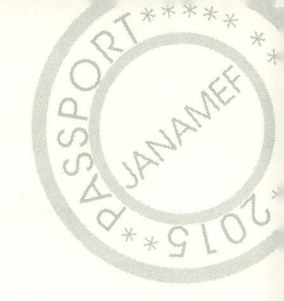

何用あってアイオワに

July 1988 - June 1990
Resident, Nuclear Medicine, University of Cincinnati Medical Center

July 1994 - June1995
Visiting Associate, Department of Radiology, University of Iowa, Carver College of Medicine

April 2002 - October 2004
Visiting Associate Professor, Department of Radiology, University of Iowa, Carver College of Medicine

November 2004 - June 2008
Associate Professor (Clinical Track), Department of Radiology, University of Iowa, Carver College of Medicine

July 2008 -present
Professor (Clinical Track), Department of Radiology, University of Iowa, Carver College of Medicine

June 2011 - present
Director, MSK Radiology Fellowship Program, University of Iowa, Carver College of Medicine

要旨………

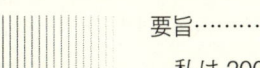

　私は2002年よりアイオワ大学放射線科の骨軟部のセクションに，はじめはビジティングスタッフとして着任しました．その後米国放射線診断の専門医を取得するためにアイオワにとどまり，現在に至っています．医学部卒業後は循環器内科医になるつもりでしたが，研修後に放射線科に転向しました．本稿では，卒後研修から留学を経てアイオワ大学に至った経緯，私がディレクターをつとめる骨軟部放射線フェローシッププログラムの特徴，およびアイオワ大学ファカルティとしてのキャリアについてご紹介します．

内科医から放射線科医へ

米国式レジデント教育との出会い

　私ははじめから放射線科に進んだわけではなく，医学部卒業後は循環器内科医を目指して東京女子医大で研修しました．2年間の内科のローテンションのあと循環器内科に戻り1年ほど経った頃，放射線科に転向することにしました．内科研修は満足感があり，若い循環器内科医の生活は充実したものでしたが，考えるところがあって転向を決めました．

　放射線科には大学時代より興味をもっていましたが，卒業時に進路を決めるにあたって，聴診器を持たない専門に進むことに漠然とした抵抗感がありました．実際に内科研修をしてみて，医師としての自信ができたのかもしれません．反面，何日も当直が続いて疲労困憊すると，患者さんに余裕をもって接することができないことに気がついて自己嫌悪を感じていたのも事実です．

　私が横浜市立大学の医学生の頃，米国ピッツバーグ小児病院で放射線科レジデントをして帰国された先生がいらっしゃいました．単純X線から所見を拾って病気を診断し，さらに鑑別診断をあげるプロセスをみて，"放射線診断学はすばらしい"と感激したことが，放射線科に興味をもったはじまりでした．

　勧められて読んだ放射線診断学の英語のテキストも平均的な医学生にも読める解りやすい内容でした．胸部，腹部，骨関節など単純X線が主体のテキストで，当時の学生にはそれほど深く読めたわけではありませんが，アカデミックというよりも臨床に役立つ内容で，まだ若い学問であることにも惹かれたような気がします．また同時に，米国のレジデント教育は素晴らしいに違いないという憧れをもちました．

　大学が横浜だったこともあり最終学年直前の春休みには，横須賀米海軍病院を見学し，朝昼晩を問わず行なわれるレジデントのためのカンファレ

ンスを経験して，さらに憧れは強くなりました．留学のための試験の準備をはじめたのはこの頃です．

　放射線科転向にあたっては前述した横浜市大の先生に相談したところ，米国式の放射線診断システムを採り入れていた聖マリアンナ医科大学放射線医学教室を推薦，紹介していただき，入局することになりました．留学試験（当時 FMGEMS）に合格したことがわかったのは入局してしばらくしてからのことで，アイオワ大学を含む当時聖マリアンナ医大と交流のあった大学をはじめ，他にも手当たり次第に手紙を送りましたが，当時はどこも 100 倍前後の倍率で，放射線科レジデントのポジションは得られませんでした．結局，横浜市大出身のシンシナティ大学（University of Cincinnati Medical Center）の先生のお力添えにより核医学のレジデントに採っていただき，核医学の研修を受けるとともに放射線科も短期で見学する機会に恵まれました．

再渡米と専門医の取得

　思い返すと私の留学志望は米国でレジデント教育を受けたいということがはじまりでした．放射線科レジデントとなることはかないませんでしたが，核医学レジデントとして研修し，医師国家試験（当時，FLEX）を取得したおかげで，のちにアイオワ大学放射線科で骨軟部放射線科フェローを経験することができ，さらに帰国後 7 年ほどしてアイオワ大学でスタッフの欠員が出たときには，ジュニアスタッフとして再度留学する機会に恵まれました．

　米国放射線科専門医制度ではレジデントをしなくても教育機関のスタッフとして 4 年間働き，核医学などの研修条件が満たされれば専門医の受験資格が与えられます．私はこの制度によって，放射線物理，診断学筆記，面接試験と順に専門医試験（旧制度）を受けました．それまでは骨軟部領域を教えてレジデントが専門医試験に合格することを手助けする立場でしたが，自分でも放射線全般の勉強をし直して試験を受けることにしました．

　当時専門医は就職の必要条件ではありませんでしたが，それでも専門医

を取得しようと思ったのは，かつてレジデントを目指していた頃からの思い入れが大きかったと思います．

　以上，私の履歴をまとめましたが，これらの経緯からは，私がなぜ米国で放射線科医をしているかについては，あまり伝わらないかもしれません．以下，現在私がディレクターをしているアイオワ大学骨軟部放射線科フェローシッププログラムの紹介に続いて，大学病院放射線科医のキャリアについて触れたいと思います．

アイオワ大学骨軟部放射線フェローシップの特徴

応募状況

　骨軟部放射線のフェローシップは1年間で，レジデントと同様に7月にはじまります．書類選考，面接はフェロー開始2年前の8月頃からはじまり，大抵10月には定員の4人が決まります．毎年25件ほどの応募があり，何人かの面接のあとに，採用の場合は優先順位を決めて順にオファーのメールを送ります．過去に全国レベルのマッチングで選抜する動きが何度かありましたが，実現していません．

　海外からの応募はどうしても不利ですが，選考時期がすぎた後に欠員が出た場合には，速やかに採用されることがあります．ただしその時点で，ライセンスあるいはテンポラリーライセンスなどの条件を満たしていることが必要です．

州唯一の大学病院

　アイオワのプログラムの特徴は，州唯一の大学病院に集まる患者さんを反映して疾患の幅が広いことです．外傷，スポーツ傷害，腫瘍，リウマチ疾患から小児の一般整形，脊椎，腫瘍疾患まであらゆる疾患が集まってきます．他のプログラムでは，特に小児や脊椎においては近隣の病院や同じ放射線科の他の専門と重なって十分な症例がまわってこないことも多いよ

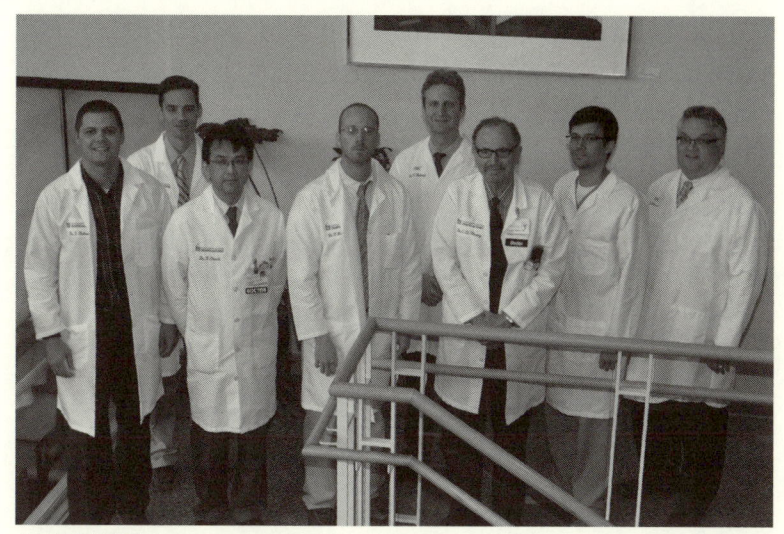

▲ 骨軟部放射線フェロー（2014年卒）とファカルティ（整形外来待合室にて）―筆者は前列左から2人目―

うです．

　整形外科患者の透視，超音波，CTを用いた手技は，基本的にすべて私たちにまわってきます．神経ブロックや硬膜外ステロイド投与などの脊椎その他の疼痛緩和目的の手技に習熟できることも特徴のひとつです．関節造影，関節注射を含め，年間ほぼ2,000例の手技を施行しています．骨軟部肉腫については，2週に1度サルコーマカンファレンスがあり外科医，放射線治療医，オンコロジスト，病理医，放射線科医が集まり，病歴，画像，病理から治療方針が議論されます．私たちは年間約300例の骨軟部病変の画像下生検を施行していますが，これらすべての症例につき随時カンファレンスで病理，治療方針をフォローしています．

整形外科との診療体制

　さらに大きな特徴は，整形外科との信頼関係が強く，良好な診療体制が整っていることです．米国でも，整形外科医と放射線科医が別々にX線検査をみているといった状況は珍しくないようですが，アイオワ大学放射

線科では骨軟部セクションの読影室，スタッフルームは整形外科クリニックにあり，外来で問題症例があればすぐに読影室でコンサルテーションが行なわれます．そこで適応があればその日のうちに画像下にて生検検査が施行されることも日常的に行なわれています．

　整形外科レジデントは1年目に放射線科を1カ月間ローテーションし，放射線科レジデントと同じように単純X線検査の読影をします．こういった関係は一朝一夕にできたものではなく，私がフェローをしていた以前から数十年にわたって築かれたものです．

フェローの特権，フェローとして学ぶ意味

多くの症例を自分のものにする

　フェローをする大きな利点は，画像の読影でも手技でも症例を自分のものとして，いわば主治医のように経験できることです．私は常々，臨床家は症例から学ぶものと思っています．テキストや論文を読むことは当然必要ですが，実際の症例の所見がそれらに反していたとしても，生きた症例はいつも正しい事実です．以前経験した症例によって放射線科医の診断にはバイアスがかかることも確かですが，できるだけ多くの症例を自分のものにすることが，次の診断に役立ちます．レジデントを修了し，ひとつの分野の多くの症例を短期間に経験できることがフェローの特権です．

診断過程を議論する訓練

　症例を経験する上で大切なことは，患者さんの受診時あるいは初回の画像検査から症例に関わって，どのように診断を進めていけばよいかを常に考えることです．アイオワ大学整形外科では，かつてレジデントのための，Indication Conference という症例カンファレンスがありました．整形外科指導医が実際の症例に沿ってレジデントに質問しながら診断を進めていきますが，例えば単純X線検査をオーダーする場合についても，必ず

その適応についての質疑がされます.

　当時私はフェローとしてカンファレンスに出ていましたが,画像検査の適応に関しては,私たち放射線科フェローにとっても役立つものでした.画像診断の適応をクリティカルに評価し,検査が順当に進むようにレポートで必要な検査を勧めたり,コンサルテーションを行なうことは画像診断医の大切な役割のひとつです.基本的には読影室でのコンサルテーションはフェローが受けます.生検など,患者管理に関わる場合は,最終的にはファカルティが加わります.こうしたコンサルテーションは,実際に放射線科医が臨床の場で機能していない施設では経験することはできません.

　以前所属していた医局の先生は,米国での留学経験があり,放射線科医の役割として症例をコマンド(command)するという言葉を使っておられました.放射線診断医は自分で検査を依頼することはできませんが,患者の担当医が適切に検査を進めていくように,ある意味コントロールすることができます.読影室において患者担当医から必要な情報を聞き出し,画像所見を説明しながら,診断過程を議論することはフェローの大切な訓練のひとつです.

キャリアの選択は人それぞれ

大学での専門性の追究

　米国の大学病院放射線科に勤務する場合,神経,腹部などの専門に分かれており,基本的にはひとつの専門分野だけをカバーします.アイオワ大学の場合,ジェネラルコールと呼ばれるオンコールが月に1,2度あって夜間の救急,病棟で撮られた胸部,腹部,骨軟部,小児などの単純X線検査を読影しますが,それ以外は自分の専門分野の仕事のみです.これは,かなり特殊なキャリアです.

　しかしひとつの領域といえども,例えば骨軟部であれば,全身の関節,腱,靭帯に関する解剖から外傷,関節症,腫瘍病変などについて常に新し

い知見が出てきます．他の領域でも同様だと思いますが，自分の専門を究めようと思えば，それだけでフルタイムの仕事です．

　私は，米国の放射線診断の専門医をとるために日本の医局を離れてアイオワに残りました．こちらでは基本的にひとつの専門分野をカバーすると言いましたが，そもそもレジデントを教育するためのプログラムですから，他の専門領域の知識をリフレッシュすることは比較的容易です．専門医試験を受けるにあたっては，自分の専門は一休みして，レジデントと同じようにカンファレンスに出ながら受験勉強をしました．

　また状況によっては他の領域をカバーすることも可能です．私の場合，核医学専門医を取得しましたが，これまでPET/CTの読影をしたことがありませんでした．近年，腫瘍カンファレンスでは，FDGなどを用いたPET/CT検査が患者さんの治療方針に占める割合が広がりつつあります．私は放射線診断医がPET/CT読影に関わる必要性を感じて，不定期ですが読影に参加するようにしています．こうした仕事上での自由度が大きいことも大学勤務の特徴だと言えます．

　私は専門医をとったあとは自分の専門領域で経験を積み，論文などの業績を残すことで，大学での昇進を果たしてきました．昇進後も業務が終わると，当然のように症例を集めたり，臨床研究の仕事をしていました．しかし，こちらで働いていると，同じ大学で働く医師でもいろんな価値観があるのに気がつきます．夕方5時になると誰もいなくなる読影室は，はじめは静かに仕事ができて快適でしたが，何年かすると自分は何をしているのだろうという疑問がわいてきます．

出世より家族という価値観

　日本では大学にいて研究に関わらないスタッフは考えられませんが，こちらでは教育だけのスタッフも少なくありません．彼らは業務と教育をしながら，あとは自分の時間が自由になることを大学勤務のメリットと考えているようです．彼らは共通して，仕事よりも家族との時間を大切にしたいと考えているようです．

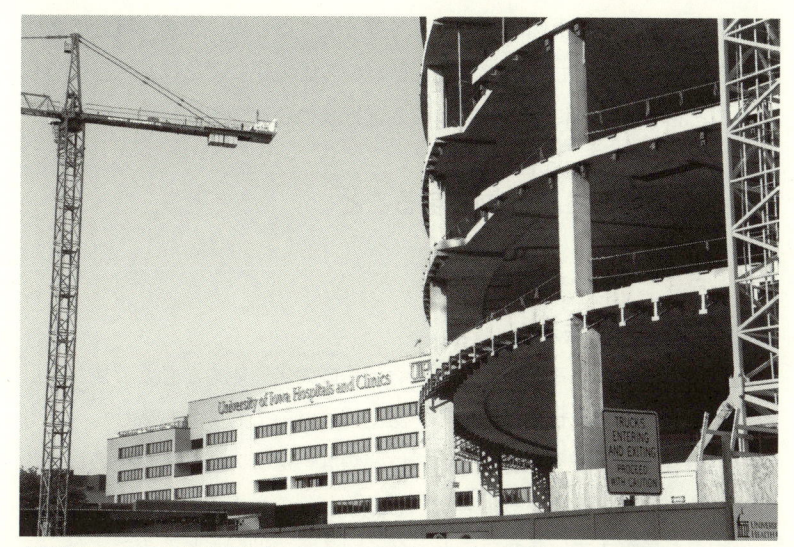

▲左奥はアイオワ大学病院新館．右手前は建設中の子ども病院．2016年開業予定

　骨軟部セクションのファカルティが1人他大学に移ったため，しばらく欠員が生じた時期がありました．忙しさにかまけて，私も最低限の業務と教育，それらに必要な骨軟部の専門領域の論文を読むことに専念して過ごしました．研究業績ではほとんど空白の期間となりましたが，仕事を離れて経済，心理学，マネジメントなどの本を読むことができ，自分の仕事以外の興味について考えるよい機会になりました．

　同じ時期に私の同僚は，志願して放射線科の臨床事例に関する管理職に就きました．大学内外で行なわれるマネジメントのセミナーに出たりして，のちに放射線科のチェアに応募していました．組織全体をマネージして生産性を高めることは魅力的な仕事ですが，自分の専門領域のキャリアは失われることになります．同じ領域で専門性を追究していた同僚としては，ある意味，複雑な思いでした．

　日本から留学，就職した放射線科医がこのような大学病院の職場で与えられた環境，時間をどのように生かすかは，その人の年代，経験，価値観，

あるいは将来何をしたいのかによって違ってくると思います．自分の専門分野を追究することも可能ですし，ひとつの価値観に縛られず，自分のしたいことをするために時間を使うのも選択肢のひとつです．

苦労すること，主張すること

大切な事は何度も伝える

　こちらで仕事をするためには，当然英語での伝達能力が必要ですが，肝心なことはそのメッセージの内容であるのはどこでも変わりません．自分の専門領域であれば，内容については問題ないはずですが，相手のレベルにあわせて理解できるように表現することが，苦労するところです．日本では物事を最後までいわないことも多く，それで理解されるのですが，こちらでは必ず最後まで言って，さらに念を押すことが必要です．

　読影や手技の手順などについて指示を与える場合でも一般論は効果がないことが多く，すべき事や個々の事例について順を追って最小限に伝えることが必要になります．手間がかかるようですが，基本的には毎日がレジデント，フェローが自立するための訓練ですから，彼らの頭と手を介して事を運ばなければなりません．何かあった場合には言葉にして伝えること以外にないわけです．

　こういったコミュニケーションの問題は，放射線科では大きな比重を占めます．毎日の読影はレジデント，フェローとともに画像をレビューして所見を議論し，彼らが仮レポートしたものを最終的に手直しすることですから，彼らの仮レポートを読むときにいかに自分の話が相手に伝わっていたか，伝わっていなかったかがはっきりします．少し忙しい日であれば200件以上の単純X線レポートをサインしますから，場合によっては数時間かけてサインすることになります．重要なことに関してはレジデントにフィードバックしないといけません．ときには何度も同じ事を言わなければならないという状況もありますが，そんな場合でも（感情を抑えて）

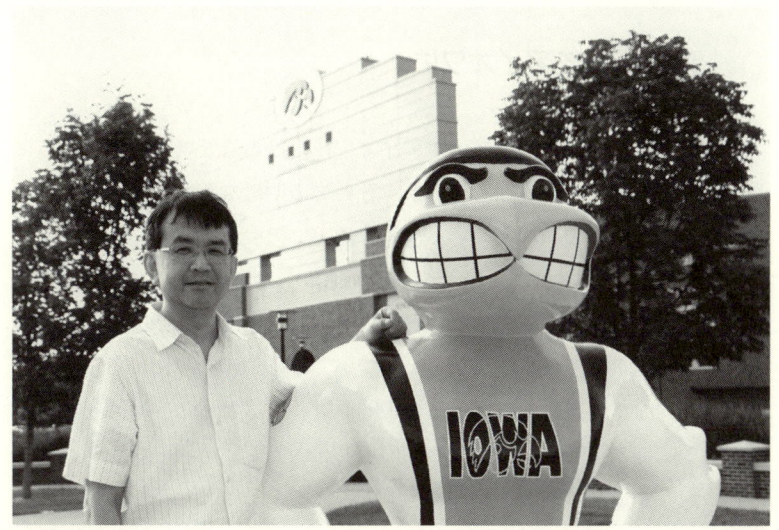

▲アイオワ大学フットボールマスコット，ハーキー（Herky）と著者──アイオワ市および空港を含む近隣の施設に全部で 86 体のハーキーがある

何度も同じ事を伝えることが大事な仕事です．

自分の事は自分で主張する

　こちらでは主張することが必要だとよく言われます．あまり日常ではそれを意識することはありませんが，自分に関わることは自分で言わないかぎり，誰かが指摘してくれることはありません．特に自分がこれからやりたいことは，機会があるたびに伝えることも大切です．どのファカルティもランクによって毎年あるいは数年ごとに評価の対象となります．評価に先立って自分の業績とともに近い将来および遠い将来の達成目標をまとめて提出します．ファカルティの評価にあたっては，組織の中で役に立っていることはもちろん大切ですが，その個人にとってどのような進歩があったかが評価の対象になります．

何用あってアイオワに……chapter 8　　137

何用あってアイオワに

　この稿のタイトル，何用あってアイオワに，はときどき思い返すように浮かんでくる自問のようなものです．ひとつの明確な答えはありませんが，私にとっては自分の環境について再考するよい機会となりました．

　米国の医師研修を受けたいという気持ちからはじまり，大学病院にスタッフとして働くようになってからは，専門領域に専念し研究職としてのキャリアを追求してきましたが，気がついてみるとまわりにいろんな価値観をもつ同僚がいました．ほとんどの同僚は，家族と過ごす時間を大切にし，なかには大学での昇進よりも他のことを優先する同僚もいます．

　価値観の多様性は何もアイオワまできて気づくことでもありませんが，おそらく自分がずっと日本にいたならば気づかなかったかもしれません．今後，自分に与えられた環境，時間を十分に活用して，この問に答えていきたいと思っています．この稿が，これから米国で放射線科医として働く先生方に少しでもお役に立てば幸いです．

［参考文献］
1) The Science of Fear. Daniel Gardner. Dutton 2008.
2) How will you measure your life? Clayton M. Christensen, James Allworth, and Karen Dillon. Harper Business 2012.
3) The Peter Principle: Why things always go wrong. Laurence J. Peter and Raymond Hull. Collins Business 2009.

［留学業績］
Peer-reviewed papers
1) Ohashi K, Smith HS, Jacobs MP. "Superscan" appearance in distal renal tubular acidosis. Clin Nuc Med 1991; 16(5):318-320
2) Ohashi K, Fernandez-Ulloa M, Hall LC. SPECT, magnetic resonance

and angiographic features in a Moyamoya patient before and after external-to-internal carotid artery bypass. J Nuc Med 1992; 33:1692-1695

3) Ohashi K, El-Khoury GY, Albright JP, Tearse DS. MRI of complete rupture of the pectoralis major muscle. Skeletal Radiol 1996; 25:625-628

4) Bennett DL, Ohashi K, El-Khoury GY. Spondyloarthropathies: Ankylosing spondylitis and psoriatic arthritis. Radiologic Clinics of North America 2004;42:121-134

5) Ohashi K, El-Khoury GY, Bennett DL. MDCT of tendon abnormalities using volume-rendered images. AJR 2004; 182:161-165

6) Callaghan EB, Bennett DL, El-Khoury GY, Ohashi K. Case Report. Ball-thrower's fracture of the humerus. Skeletal Radiol 2004; 33:355-358.

7) Bennett DL, George MJ, Ohashi K, El-Khoury GY, Lucas JJ, Peterson MC. Acute traumatic spinal epidural hematoma: imaging and neurologic outcome. Emergency Radiology 2005; 11:136-144.

8) Chun KA, Ohashi K, Bennett DL, El-Khoury GY. Patellar fractures after total knee replacement. AJR 2005; 185:655-660.

9) Ohashi K, El-Khoury GY, Bennett DL, Restrepo JM, Berbaum KS. Orthopedic hardware complications diagnosed with multi-detector row CT. Radiology 2005; 237:570-577.
Also abstracted in the Year Book of Diagnostic Radiology, 2006, Mosby

10) Ohashi K, El-Khoury GY, Abu-Zahra KW, Berbaum KS. Interobserver agreement for Letournel acetabular fracture classification with multidetector CT: Are standard Judet radiographs necessary? Radiology 2006; 241(2):386-391.

11) Ohashi K, Restrepo JM, El-Khoury GY, Berbaum KS. Peroneal tendon subluxation and dislocation: Detection on volume-rendered mages - Initial experience. Radiology 2007(January):242(1):252-257.

12) Inaoka T, Ohashi K, El-Khoury GY. A single fracture in the atlas ring: Report of two cases and a review of the literature. Emerg Radiol 2007; 14:449-452.

13) Berbaum KS, El-Khoury GY, Ohashi K, Schartz KM, Caldwell RT, Madsen M, Franken EA Jr. Satisfaction of search in multitrauma pa-

tients: Severity of detected fractures. Acad Radiol 2007 (June);14(6):711-722.
14) Inaoka T, Ohashi K, El-Khoury GY. A single fracture in the ring of vertebrae below the atlas: Report of four cases. Emerg Radiol 2007; 14:449-452.
15) Segal N.A. Foster NA, Dhamani S, Ohashi K, Yack HJ. Effects of concurrent use of an ankle support with a laterally wedged insole for medial knee osteoarthritis. PM&R, The American Academy of Physical Medicine and Rehabilitation, 2009;1:214-222.
16) Ohashi K, El-Khoury GY. Musculoskeletal CT: Recent advances and current clinical applications. Radiologic Clinics of North America 2009;47:387-409.
17) Berbaum KS, Schartz KM, Caldwell RT, El-Khoury, GY, Ohashi K, et al. Satisfaction of Search for Subtle Skeletal Fractures May Not Be Induced by More Serious Skeletal Injury. J Am Coll Radiol 9:344-351, 2012 (May).
18) Inaoka T, Ohashi K, El-Khoury GY, et al. Clinical Role of Radiography for Thoracic Spine Fractures in Daily Practice in the MDCT era: A Retrospective Review of 255 Trauma Patients. Japanese Journal of Radiology, 30:617-623, 2012.
19) Ohashi K, Sanghvi T, El-Khoury GY, Ahn JM, Bennett DL, Geijer M, Berbaum K. Diagnostic Accuracy of 3D Color Volume-Rendered CT Images for Peroneal Tendon Dislocation in Patients with Acute Calcaneal Fractures. In Press, Acta Radiol (will be published first online).

Book Chapters
1) Ohashi K, El-Khoury GY, Menda Y. Musculoskeletal Imaging. In: Flynn JM (Editor), Rosemont, IL: American Academy of Orthopaedic Surgeons, Orthopaedic Knowledge Update 10 (OKU 10), 2011:85-107.
2) Ohashi K. Supracondylar Process: Ligament of Struthers. In: Pearls and Pitfalls in Musculoskeletal Imaging: Variants and Other Difficult Diagnoses. Bennett DL and El-Khoury GY, eds. Cambridge, UK: Cambridge University Press, July 1, 2013, pp 30-31.
3) Ohashi K. Ball-thrower's Fracture: Not A Pathological Fracture. In:

Pearls and Pitfalls in Musculoskeletal Imaging: Variants and Other Difficult Diagnoses. Bennett DL and El-Khoury GY, eds. Cambridge, UK: Cambridge University Press, July 1, 2013, pp 32-33.

4) Ohashi K. Cortical Irregularties of the Proximal Humerus: Pseudotumor Humeri. In: Pearls and Pitfalls in Musculoskeletal Imaging: Variants and Other Difficult Diagnoses. Bennett DL and El-Khoury GY, eds. Cambridge, UK: Cambridge University Press, July 1, 2013, pp 34-36.

5) Ohashi K. Intraneural Ganglion Cyst of the Peroneal Nerve. In: Pearls and Pitfalls in Musculoskeletal Imaging: Variants and Other Difficult Diagnoses. Bennett DL and El-Khoury GY, eds. Cambridge, UK: Cambridge University Press, July 1, 2013, pp 117-118.

6) Ohashi K. Tibial Bowing: Intrauterine Deformation Versus Neurofibromatosis. In: Pearls and Pitfalls in Musculoskeletal Imaging: Variants and Other Difficult Diagnoses. Bennett DL and El-Khoury GY, eds. Cambridge, UK: Cambridge University Press, July 1, 2013, pp 119-121.

7) Ohashi K. Osteofibrous Dysplasia and Other Cystic Lesions of the Anterior Tibial Cortex. In: Pearls and Pitfalls in Musculoskeletal Imaging: Variants and Other Difficult Diagnoses. Bennett DL and El-Khoury GY, eds. Cambridge, UK: Cambridge University Press, July 1, 2013, pp 122-124.

8) Ohashi K. Less Common Stress Fractures of the Tibia and Fibula. In: Pearls and Pitfalls in Musculoskeletal Imaging: Variants and Other Difficult Diagnoses. Bennett DL and El-Khoury GY, eds. Cambridge, UK: Cambridge University Press, July 1, 2013, pp 125-127.

9) Ohashi K. Posterior Impingement. In: Pearls and Pitfalls in Musculoskeletal Imaging: Variants and Other Difficult Diagnoses. Bennett DL and El-Khoury GY, eds. Cambridge, UK: Cambridge University Press, July 1, 2013, pp 128-129.

10) Ohashi K. Haglund's Syndrome. In: Pearls and Pitfalls in Musculoskeletal Imaging: Variants and Other Difficult Diagnoses. Bennett DL and El-Khoury GY, eds. Cambridge, UK: Cambridge University Press, July 1, 2013, pp 130-132.

11) Ohashi K. Accessory Anterolateral Facet of the Talus. In: Pearls and Pitfalls in Musculoskeletal Imaging: Variants and Other Difficult

Diagnoses. Bennett DL and El-Khoury GY, eds. Cambridge, UK: Cambridge University Press, July 1, 2013, pp 133-134.
12) Ohashi K. Maisonneuve Fracture. In: Pearls and Pitfalls in Musculoskeletal Imaging: Variants and Other Difficult Diagnoses. Bennett DL and El-Khoury GY, eds. Cambridge, UK: Cambridge University Press, July 1, 2013, pp 135-137.
13) Ohashi K. Triplane Fracture. In: Pearls and Pitfalls in Musculoskeletal Imaging: Variants and Other Difficult Diagnoses. Bennett DL and El-Khoury GY, eds. Cambridge, UK: Cambridge University Press, July 1, 2013, pp 138-139.
14) Ohashi K. Peroneal Tendon Dislocation and Calcaneal Fractures. In: Pearls and Pitfalls in Musculoskeletal Imaging: Variants and Other Difficult Diagnoses. Bennett DL and El-Khoury GY, eds. Cambridge, UK: Cambridge University Press, July 1, 2013, pp 140-141.
15) Ohashi K. Anterior Impingement. In: Pearls and Pitfalls in Musculoskeletal Imaging: Variants and Other Difficult Diagnoses. Bennett DL and El-Khoury GY, eds. Cambridge, UK: Cambridge University Press, July 1, 2013, pp 142-143.
16) Ohashi K. Peroneocalcaneus Internus Muscle: False Flexor Hallucis Longus (FHL). In: Pearls and Pitfalls in Musculoskeletal Imaging: Variants and Other Difficult Diagnoses. Bennett DL and El-Khoury GY, eds. Cambridge, UK: Cambridge University Press, July 1, 2013, pp 144-146.
17) Ohashi K. Accessory Soleus Muscle: A Differential for Posteromedial Ankle Mass. In: Pearls and Pitfalls in Musculoskeletal Imaging: Variants and Other Difficult Diagnoses. Bennett DL and El-Khoury GY, eds. Cambridge, UK: Cambridge University Press, July 1, 2013, pp 147-148.
18) Ohashi K. Xanthoma of the Achilles Tendon. In: Pearls and Pitfalls in Musculoskeletal Imaging: Variants and Other Difficult Diagnoses. Bennett DL and El-Khoury GY, eds. Cambridge, UK: Cambridge University Press, July 1, 2013, pp 149-150.

Invited lectures
1) MD-CT in Orthopaedic Practice. The Iowa Society of Radiologic Technologists Selected Modality Conference, Iowa City, IA, October

11, 2003
2) Shoulder MRI. Annual Meeting of the Iowa Radiological Society, Iowa City, IA, October 8-9, 2004
3) MDCT in the Postoperative Evaluation of the Appendicular Skeleton. Second Talk in Special Focus Session, Is Multidetector CT the New Standard for Evaluation of the Post-operative Musculoskeletal System? 92nd Scientific Assembly and Annual Meeting of the Radiological Society of North America (RSNA), Chicago, IL, November 26-December 1, 2006.
4) MDCT in the Post-Operative Evaluation of the Peripheral Skeleton. Special Focus Session 14B, Postoperative Imaging. The International Skeletal Society, 34th Annual Refresher Course, Budapest, Hungary, October 10-13, 2007.
5) Cervical spine injuries: Study indications and conventional radiography. Emergency Radiology Seminar, 19th Annual Meeting of Japanese Society of Emergency Radiology, Wakayama City, Japan, October 31, 2009.
6) Dealing with Metal Hardware: MSK CT. CPEP's 2nd Annual Imaging Course in Hawaii. The Center for Promotion and Education of Personalized Medicine, Kauai, Hawaii, March 21, 2013.
7) Diffusion-Weighted Imaging in MSK Infection. CPEP's 2nd Annual Imaging Course in Hawaii. The Center for Promotion and Education of Personalized Medicine, Kauai, Hawaii, March 21, 2013.
8) Image-guided Procedures in Musculoskeletal Radiology. 73rd Annual Meeting of the Japan Radiological Society, Yokohama City, Japan, April 13, 2014.

chapter 9

河本里美

ジョンズ・ホプキンス大学医学部放射線科

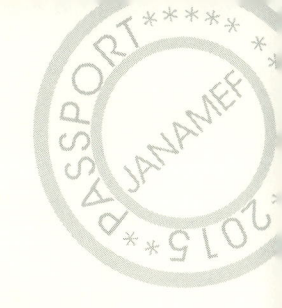

米国の放射線診断医の日常

1992-1997
Residency (Diagnostic Radiology)
The Johns Hopkins University

1997-1998
Clinical Fellowship (Cross-sectional Imaging)
The Johns Hopkins University

2001-2009
Assistant Professor
The Johns Hopkins University, School of Medicine, Department of Radiology

2009-present
Associate Professor
The Johns Hopkins University, School of Medicine, Department of Radiology

要旨……

　卒後3年間，日本で内科研修医として働き，その後，約20年間放射線診断医として主に米国でやってきました．自分ではいつまでも初心者の気分でしたが，いつの間にか年齢的にはすっかりベテランになってしまいました．その間，家族もでき，子どももひとり授かり，多くの方に助けていただきながら，なんとかやってくることができました．

　私の経験や日々感じていることを書きたいと思います．

放射線診断学へ

　私が放射線診断学に興味をもったのは，群馬大学の学生の頃でした．当時核医学の教授をされていた佐々木康人先生が，講義中にその年の米国核医学学会で"Image of the Year"に選ばれた1枚のPETの画像を見せてくださったのがひとつのきっかけでした．乳癌の腋窩リンパ節転移が赤く一目瞭然に光っていました．

　PETは今では当たり前に日常診療に使われていますが，20数年前学生だった私にはとても印象的でした．また，当時まだ一般的でなかったMRIも群馬大学では稼動しており，当時中央放射線部にいらした恩師の平敷淳子先生がきれいなMRI画像を見せてくださいました．その画像は，私にはまるで実物を見ているように感じられ，画像診断に心を惹かれました．

　もともと私はvisually orientedとでもいうべきか，視覚から入っていきやすいタイプだと思うのですが，これらのことがきっかけで，画像診断をやりたいと思うようになりました．

3年に及ぶ内科研修

　大学を卒業した時点では，放射線科を希望していたのですが，画像診断を学び始める前に，患者さんの診療に直接かかわりたいという気持ちも強く，卒業後はまず，内科の研修を希望しました．

　内科全般について学ぶことができるうえ，さらに短期間，他のメジャーの科もローテーションできる聖路加国際病院で研修をしました．聖路加国際病院は米国式の研修医育成の草分け的な病院で，米国で臨床を経験された先生方が多くいらっしゃいます．聖路加国際病院では熱心な指導医の先生方のご指導の下で，忙しくも充実した日々を過ごしました．

　内科の研修は，初めは2年間のつもりでしたが，内科の研修は忙しく，卒業後すぐの私には学ぶことは限りなくあり，2年間はあっという間に過

ぎてしまいました．結局，3年間内科の研修をし，3年目が終わったときには，内科を続けるか放射線科にするか悩みましたが，初めの希望どおりに放射線科に進むことにしました．

聖路加国際病院での内科研修医のローテーションの中には，放射線科（診断）のローテーションが組み込まれており，この期間中には，放射線診断学の面白さに触れるとともに，内科との違いを実感しました．

内科で研修医として患者さんを担当すると，切り替えの下手な私は，時間的にも精神的にもすっかりのめり込んでしまい，四六時中，診療から体も頭も離れられなくなってしまいました．それはそれでやりがいがあるのですが，あまりのめり込み過ぎると疲れてしまいます．これに反して放射線診断科では適度な患者さんとの距離があり，私にとってはこの期間に，日常診療以外のことに目を向けられたことが新鮮に思われました．

わずか3年間でしたが，このときの内科の経験はその後放射線科医としてやっていく上でも，何かと役に立っていると思います．読影の際には画像以外の情報に頼り過ぎないように気をつけていますが，得られる患者さんの情報は最大限利用するようにしています．医学の知識は診療科などにより細分化されていますが，結局は1人の患者さんに収束するもので，若いうちに多少の寄り道をしてもいろいろな分野を学ぶのは，決して無駄にはならないと思います．

留学志望の動機と米国での学び

私が大学を卒業した頃，画像診断機器は急速に広がり，日本でのCT，MRIの設置台数は人口比では米国よりも多いくらいでした．ところが，放射線診断医の数は日本では米国のおよそ10分の1と少なく，撮られた画像が放射線診断医によって読影されている施設は限られている状態でした．得られた画像の情報がどれくらい生かされているのだろうかと常に疑問に思っていました．放射線診断医が多く，研修医の育成や，放射線科医による読影の制度の整った米国で学んでみたいと思ったのが，米国への留

学を志した一番の動機でした．

卒後 5 年目での留学

　内科研修後，埼玉医科大学放射線科で当時教授をされていた平敷淳子先生に指導いただき，放射線診断学を学びました．卒後 5 年目から平敷淳子先生のお力添えにより米国に留学し，放射線科での臨床，研究に携わりました．メリーランド州にあるジョンズ・ホプキンス大学放射線科（Radiology, Johns Hopkins University）にて MRI のリサーチフェローおよびレジデントとして 5 年間過ごし，さらにその後 1 年は Cross-sectional Imaging のクリニカルフェローとして，臨床および研究に従事しました．

　ジョンズ・ホプキンス大学病院では，診療（Clinical Practice），研究（Research），および教育（Education）が 3 つの柱としてあり，そのいずれにも力が注がれています．

　研修医として体験することのできたジョンズ・ホプキンス大学病院での臨床教育は素晴らしいものでした．熱心で，臨床家としても研究者としても素晴らしい先生方がたくさんおられ，そういった先生方から直接の指導を受けられること，基幹病院として数多くの貴重な症例を経験できること，多くの利用可能な人的，物理的リソースがあること，などなど多々あります．なによりもすごいと思ったのは豊富な人材でした．臨床および研究の分野を合わせると，放射線科（診断のみで，放射線治療の科とは別になります）には 100 人を超えるスタッフ（Faculty）がいます．

　ジョンズ・ホプキンス大学の放射線科研修医プログラムは米国の放射線科医のためのウェブサイトである AuntMinnie.com で，2012 年に Aunt Minnie Best Radiologist Training Program に選出されました．

　臨床研修では，何より症例から学ぶことが大切で，研修医は日常臨床で，できるだけ多くの実際の症例を読影するようにと指導されます．

　臨床教育については，研修内容がよりよいものになるよう，常に改善がはかられています．そのために，各年度の終わりに研修医は各スタッフを，

スタッフは各研修医をそれぞれ評価し，良い点や改善すべき点を双方で出し合っています．

人に教えるというのは，同時に自分が教えられることでもあります．研修医は教えられる立場でもありますが，医学生に対して，また下級生の研修医に対しては教える立場でもあります．研修医も医学生に対して，毎月1時間のレクチャーが割り当てられています．

専門医（Board）の取得

American Board of Radiology（ABR：米国放射線科認定委員会）による放射線診断の専門医の試験では放射線診断と放射線物理について準備が必要です．試験の前には研修医はよく勉強をしています．私も試験の1年ほど前からはひたすら試験勉強をしました．専門医の試験の前には，研修医に対してスタッフが集中的に1日3回の"Board Review"のレクチャーをして，試験準備の補助をしてくれました．

放射線診断についての勉強は，研修医の勉強の延長線上にあり，違和感はありませんでしたが，物理学を日本語で学んだ私にとっては，放射線物理学は用語に慣れるまでにかなり骨を折りました．それでもふたを開けてみると，専門医試験はきちんと準備さえしておけば無事に合格できるものであることがわかりました．

スタッフとして再渡米

Cross-sectional Imagingのクリニカルフェローを修了したのち，日本で放射線科に勤務し，また機会があって2001年よりジョンズ・ホプキンス大学放射線科のDiagnostic Imaging Sectionのスタッフとして，主にCTと超音波の読影，CT/超音波ガイド下生検，医学生，レジデントおよびフェローの教育，また主としてCTの臨床研究に従事しております．

研修医としての立場から，教える側の立場になり，責任の重さを日々実

感しています．スタッフになってからは子どもが生まれたこともあり，研修医の頃とは比べものにならないくらい忙しくなり，時間のやりくりに苦労しています．日常の読影は研修医の頃とは違い，報告書（レポート）には自分で責任を負わなければならなくなり，特にスタッフになりたての頃にはレポートを完成するのにどうしても時間がかかりました．さらに，定期的に研修医やフェローのためのレクチャーや，学会の準備，論文等の執筆などがあり，常に何かしら仕事がたまっている状態です．

1日30〜50例のCTを読影

　朝の始業時間は早く，7時半には最初の患者さんの検査が始まりますので，その時間から読影が始まります．CTの読影室は院内に4カ所あり，各部署にスタッフ1人のほか，多くの場合はCross-sectional Imaging Programのクリニカルフェロー，研修医が1人ずつ配置されます．さらにスタッフが1人，予備の人員として，忙しい部署の読影を手伝っています．研修医は毎朝7時半から9時まではスタッフによるレクチャーがあるので，レクチャーの後，スタッフと一緒に読影に参加します．

　クリニカルフェローシップは研修医を終えたあと，1年あるいは2年間，さらに専門化した内容について学ぶプログラムです．放射線診断のフェローシップ・プログラムには各種ありますが，Cross-sectional Imagingのフェローシップ・プログラムはAccreditation Council for Graduate Medical Education（ACGME：卒後医学研修認定委員会）に認可されたプログラムの1つで，Body CT，Body MRI，超音波，CT/超音波ガイド下の生検について，1年かけてローテーションしながら学んでいきます．

　多くの場合，研修医やフェローはまず自分で症例を読影して，その後でスタッフと一緒にディスカッションしながら読影し，レポートの手直しをします．それを最終的にスタッフがサインをしてレポートは完了します．自身での読影と，研修医やフェローとの読影をあわせて，スタッフが1日に読むBody CTの数は日によって大きく異なるものの，およそ30〜50例くらいです．その間，CTの撮影プロトコールの確認，臨床医から

の質問やコンサルテーション，異常所見の主治医への連絡などで，慌ただしく時間が過ぎていきます．

　特定の異常所見（例えば，肺塞栓，肺炎，気胸，偶然発見された腫瘍，尿管結石，虫垂炎，腸閉塞等々）が見つかった場合は，必ず主治医に連絡をして，その旨をレポートに記載する必要があります．

　朝は早く始まりますが，午後は基本的に5時までに行なわれた検査の読影が完了すれば終わりです．できるだけきっちりと時間通りに終わることができるように気を配っています．ただ，この時点で研修医やフェローの作成したレポートのサインまで完了すればいいのですが，忙しい日はなかなかそこまでいきません．その場合は，帰宅後，自宅にあるPACS（Picture Archiving and Communication System：医療用画像管理システム）を使って，レポートのサインを完了することになります．各スタッフの自宅には，放射線科により設置されたワークステーションがあり，画像やレポートへのアクセスが可能になっています．

　これは，もともと，主として緊急用（研修医からの夜間のコンサルテーションなど）に設置されたものです．レポートは24時間以内にサインをし終わっていなければならないことになっており，自宅のPACSはレポートのサインのほか，ティーチングファイルや研修医のレクチャーのスライド作成等，いろいろと役に立っています．ちなみに，レポートの"Turn-around Time"（検査終了からレポートの完了までの時間）はスタッフごとに集計されており，読影数や読影のクオリティ，パブリケーションやグラントの取得状況等とともに，ボーナスの査定に使われているそうです．

最近の夜間対応

　夜間の読影は，以前は研修医が院内で読影し，スタッフがオンコールでバックアップとして対応するという形でやっていましたが，他科，特に救急外来からの要請で，数年前から夜間もスタッフが院内にとどまって読影するようになりました．1週間単位で，週末と夜間の読影をスタッフ1人とフェロー1人の1組で読影しています．日にもよりますが，週末の

忙しい日には朝8時から夜11時までの間に100例以上のCT/超音波検査の読影をすることもあります。放射線科医にとっては大変ですが，スタッフによる夜間の読影は他科からは好評です。

また，研究日と呼ばれる日が各スタッフにはおおよそ週1日の割合で割り当てられており，この時間を使ってレクチャーや学会活動，論文等の執筆などを行なうことができます。また，さらにある研究テーマについてグラントを取得して，自身の人件費の一部をグラントから支払えるようにできれば，そのための時間を確保することができます。

進化，発展を遂げる画像診断とともに

フルタイムで医者の仕事をして，子どもを育てるのは簡単ではありませんが，夫の温かい協力と，さらに義理の両親，実の両親による協力や，上司や同僚の理解もあり，なんとかここまでやってくることができました。これまで指導くださった先生方，助けていただいた先輩や同僚，家族には心から感謝しています。

米国でも放射線診断医は女性に人気があります。やはり，時間的拘束が内科，外科系と比べて少なく，子どもがいても仕事を続けやすいのは日本でも米国でも同様だと思います。勤務時間が内科，外科系の科と比べて定刻に始まり，終わることが多いのは大きな魅力です。そのうえ放射線診断科は概して夜間，週末の負担が少ないといえると思います。最近は遠隔診断も普及していますので，在宅で読影ということも可能です。

画像診断は奥が深く，大変興味深い分野です。放射線診断医は医療チームの中でやや特殊な立場にあり，患者さんを受け持たないで，他科の先生方や医療チームのコンサルタントとしての仕事をします。

また，画像診断はこの数十年くらいの間に，最も変化，発展のあった医療分野のひとつと思います。現代の医療で，画像診断の占める地位は非常に大きく，今では画像診断なしの医療を想像することは困難です。私が画像診断に携わってきたこの20数年間だけでも，画像診断機器のすばらし

い進化があり，今も進化し続けています．

　画質の向上や，新しい画像診断分野（分子イメージングなど）の広がりなどにより，10年前，5年前には画像で見えなかったものが，今では見えるようになったと実感することもしばしばあります．それだけに，他科からの放射線診断に対する要求水準も高くなり，放射線科が他科から頼りにされているという実感があります．

　さらに放射線科では，新しい画像診断法の開発や，なかには診断の技術を応用した治療法の開発などに携わることができます．放射線科では物理，化学，工学等のバックグラウンドは，非常に強力な武器になります．残念ながら私にはそのようなバックグラウンドはないのですが，このような分野に強い方には是非放射線科で力を発揮してもらいたいと思います．

　日々新たに学びながら思えば毎日夢中で過ごすうち，放射線診断を学びはじめてからいつの間にかずいぶん時間がたってしまいましたが，今も日々新たに学ぶことが数多くあります．尊敬する超ベテランの先生が，「過去5年間で，XXについての自分の診断能力が明らかに上がった」と言っておられたのを聞いて，放射線科医の読影能力というのは頭打ちになって止まるということはないのかもしれないと感じました．もちろん，画像の質の向上によるところも大きいのかもしれませんが，学習効果によって「見えてくる」ものが増えるということが，どこまで行っても期待できるのかもしれません．

　つたない文章ですが，放射線診断医療の現場での経験を述べさせていただきました．私が初めて渡米した20年ほど前に比べると，日本と米国とでの放射線科医療の現場での差はなくなったのではと感じています．それでも，臨床教育や研究環境の違いなど，興味深いことはたくさんあると思います．私が米国で研修医をしたのはだいぶ以前のことなので，今の状況とはまたかなり違ってきていると思いますが，医学生，研修医の方で放射線科に興味があり，米国への留学を将来の進路の候補として考えておられる方の進路の参考になれば幸いです．

「さらなる飛躍」を目指した歩み

特別寄稿

聖路加国際病院放射線科特別顧問
沼口雄治

はじめに

　私は卒後教育を含めて計25年をアメリカで過ごしました．今やアメリカでレジデントや研究生として研修を受けることはさほどめずらしくなく，最近はアテンディングスタッフとして仕事をしている方も増えています．留学の方法や生活を始めるための詳細な情報はもうすでに十分行きわたっているかもしれませんが，私のキャリアがこれからアメリカで仕事をしたいと考えている方々の何かの参考になれば幸いです．

自己紹介から

　1966年長崎大学卒業で，九州大学医学部附属病院でインターン．1967年九州大学放射線医学教室に入局．1970から75年までアメリカで放射線科のレジデントおよびフェローを修了．帰国後九州大学の講師，佐賀医科大学助教授を経て，1982年再渡米しました．以後チューレン大

学（Tulane University），メリーランド大学（University of Maryland），ロチェスター大学（University of Rochester）の教授を経て2001年帰国．聖路加国際病院放射線科部長，定年後は特別顧問として後進の指導に当たっています．

最初の留学のきっかけ　1967〜75年

恩師 Walter Russell 先生のこと

　九州大学医学部附属病院でのインターンと1年間の放射線科初期研修の後，広島市にある関連病院でのローテーションを希望しました．しかし，他の2人の希望者もいたために，くじで負け，代わりに日米の共同研究施設である広島市の原爆傷害調査委員会（現在の放射線影響研究所）へ派遣ということになりました．部長の故 Walter Russell 先生は指導が厳しくも，優しく思いやりのある先生でした．放射線診断学の基礎を教えてくださったほかに，研究面でも献身的に指導してくださいました．

　私の最初の論文は「Osteitis condensan ilii」で被爆者に認められた硬化性腸骨炎の骨硬化像の継時的変化をみたもので，幸運にも *Radioloty* の1971年の Leading Article として掲載されました．Russell 先生が何度も英語の添削をしてくださり，私が最初に書いた英語とはまったく別物になっていましたが，「この論文は君のアイデアで，ほとんどの仕事は君がやったもの．自分は英語を直しただけだ」と連名を固辞されました．彼は日本人の論文にあまりにも多くの著者がいることに批判的でしたので，このような態度をとられたのでしょう．以後，私は彼の教えを守って自分が直接関係しなかった研究には原則的に共著者にはならないことにしています．

　余談はさておき Russell 部長にアメリカでの研修を勧められ，ECFMG を受験しました．学生時代は運動と遊びに明け暮れた私にとってこの試験は難関でしたが，猛勉強の末なんとかパスしました．Russell 先生がいろ

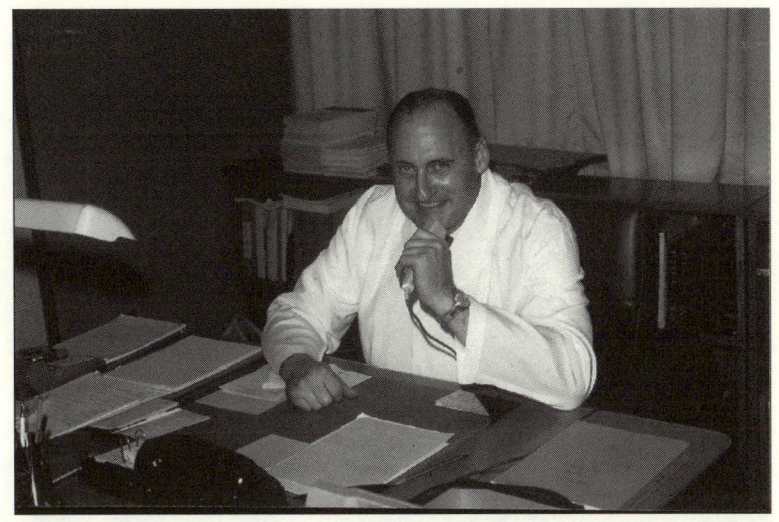

▲ Walter Russell 先生──ディクテーションをしているところ

いろ研修施設をあたってくださり，私と同僚の2人をレジデントとして受け入れる施設を探してくれました．私はニューオリンズのオクスナークリニック（Ochsner Clinic；アメリカの4大クリニックの1つ）に，同僚はウィスコンシン医科大学（Medical College of Wisconsin）病院に研修医として受け入れてもらえることになりました．

CTもMRもない頃の検査

　日本での3年間の研修が1年とみなされ，2年目からの編入ということになりました．放射線治療のカリキュラムを含めて結局3年間レジデントをして放射線専門医の試験に合格しました．当時はCT，超音波検査やMRもなく，X線単純撮影と血管撮影と核医学検査が診断の基本でした．当時アメリカでは，胃や大腸の二重造影などほとんど行なわれておらず，私は日本での研修中にかなり上手になっていたので，この分野では先生でした．東洋人は私ひとりで珍しがられました．広島時代にRusssell先生とはかなりしゃべれるようになっていたにもかかわらず，南部なまりの

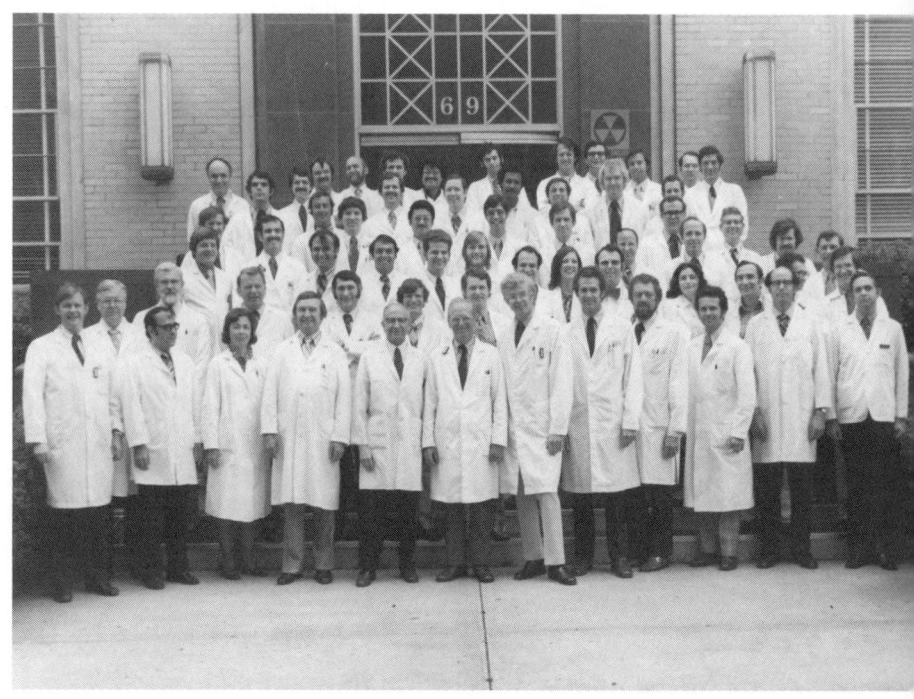

▲エモリー大学の放射線科スタッフの集合写真──上段から3列目の黒い髪と口髭が筆者．最上段の黒い髪と口髭が藤岡睦正先生

　英語にはかなり苦労しました．中南米からの患者も多く，スペイン語の基礎的な会話も勉強させられました．
　3年間で帰国のオプションもあったのですが，スタッフに勧められるままに専門教育であるフェローシップに入ることにしました．うまいことにアトランタにあるエモリー大学（Emory University）に採用が決まり，神経血管系診断をすることになりました．CTやMRがない時代ですので，診断には血管撮影や背中から頭蓋内へ空気を入れる気脳撮影など今から考えると患者にとって大変つらい検査も行ないました．
　通常の勤務のあとの夜の当直は大変でした．脳出血などの診断にも血管撮影が必須で，一晩に5人くらい行なうこともありました．消化管出血

を止める血管収縮剤の動注やバルーンカテーテルを使用した血管拡張術などもやりました．血管撮影は4人のフェローが交代で当たりました．月のうちほぼ1週間は当直で，ほとんど寝る時間がないというきつい業務だったのを思い出します．

　レジデントの中には藤岡睦正先生（のちに獨協医科大学放射線科教授）もおり，しばしば楽しい食事会をやったことが思い出されます．

　2年間のフェローシップを予定していたところ，九州大学の人事の都合で，1年半でフェローシップを修了，帰国しました．修練期間の最後になってやっとCTが導入されました．もっと早くに導入されていたなら，血管撮影はかなり省けたのにと思われました．フェロー時代も論文作成には意欲的で，*Radiology* を含むいくつかの雑誌に載りました．学生時代に鍛えた体力が役に立ったと思っています．

九州大学，佐賀医科大学時代　1975～82年

　フェロー時代の研修で帰国後すぐに役に立ったものとして，頭部や腹部の血管内治療（腫瘍に対する血管内塞栓術や消化管出血の止血，血管拡張術）でした．神経血管内放射線部門のチーフとして6年間働き，神経放射線の診断と血管内治療の腕を磨きました．大きな大学病院ですので臨床の症例も多く，研究の実績も上げていた矢先，放射線科の教授から新設の佐賀医科大学に助教授で出向せよとの命がくだりました．九州大でもう少し仕事を続けたいと思っていたのですが，次のステップへの飛躍と考え，お受けしました．

　アメリカ的な診療を目指していた大学ですので，毎日2回の臨床カンファレンスやスタッフの夜間当直など，アメリカ流の放射線部の立ち上げに尽力しました．また，古川哲二学長の意向で学生教育の充実にも力を入れ，各科のティーチングスタッフが少人数の医学生の面倒をみる Tutorial System が実施されました．学生との交流は楽しい反面，これにはかなりの時間を取られました．

再びニューオリンズへ　1982〜88年

医師免許，グリーンカードの取得

　1981年に佐賀医科大学に赴任してまもなく，（レジデント時代の指導教官であった）チューレン大学のNice放射線主任教授から神経放射線部の立ち上げのために帰ってこないかという誘いを受けました．アメリカですぐに臨床研究がやれる環境にあったことと，スタッフとして働くことへのチャレンジ精神が燃え上がり，1982年再度渡米することになりました．日米の研修時代と九州大のスタッフ時代に書いた論文のおかげで，教授のポジションを与えられました．

　ECFMGだけではアメリカの医師免許はもらえません．FLEX (Federal Licensure Examination) を受験しなければなりませんでした．42歳で生化学や薬理などの基礎分野，内科，外科，産婦人科，精神科などの勉強をするのは大変でした．半年間の猛勉強の末なんとかパスしました．ビザはH-1でしたが，グリーンカード取得に数年かかりました．というのも，最初に依頼した弁護士が手続きを把握していなかったのです．大学のスタッフが紹介してくれた弁護士に頼むとあっという間に取得できました．

　チューレン大学ではCT，MR，血管撮影，脊髄造影などが診断のツールでした．脳脊髄系の血管内治療も行ないましたが，現在のようなデバイスはありません．治療に苦慮しました．研究は脊椎や鎌状赤血球症患者の脳血流に関したものを行ないました．

医療訴訟との関わり

　ニューオリンズの土地柄なのか，医療訴訟が多く，この点でも勉強になりました．私個人へのものは少なく，病院に対する訴訟において画像診断のエキスパートとして，弁護士や病院のリスクマネージャーからコメントを求められる機会が多くありました．ほとんどは双方の弁護士間で決着が

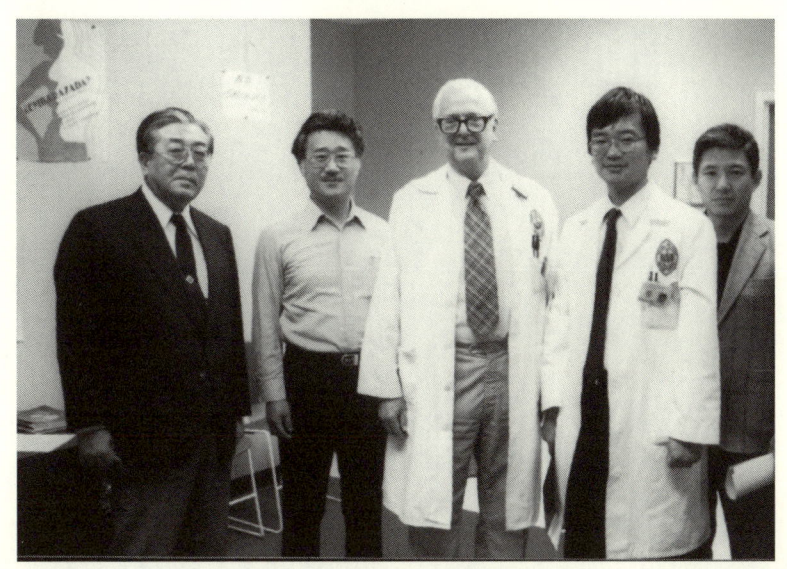

▲ニューオリンズを訪れた九州大学放射線科・松浦啓一教授（左端）と──右端より（訪問の）東義孝先生，レジデントの水島明医師，Nice 教授，筆者

つくのですが，時おり裁判所に刈り出されることもありました．
　患者からの訴えがあっても私が直接対峙することはなく，リスクマネージャーと病院の弁護士が守ってくれ，精神的には楽でした．

日本からの留学生と日米放射線医交換プログラム
　日本から若い先生がレジデントや研究員としてチューレン大学にやってきましたので，研究面でのサポートが得られたのは幸運でした．ニューオリンズ名物のアメリカざりがに（Boiled Crayfish）を食べながらの日本人同士のパーティーも楽しい思い出です．この頃，Nice 教授の後任で日本人びいきの主任教授 Robinson 先生とコニカ社の賛助で日米放射線医交換プログラムを立ち上げたのですが，財源が続かず数年で終了したのは残念なことでした．

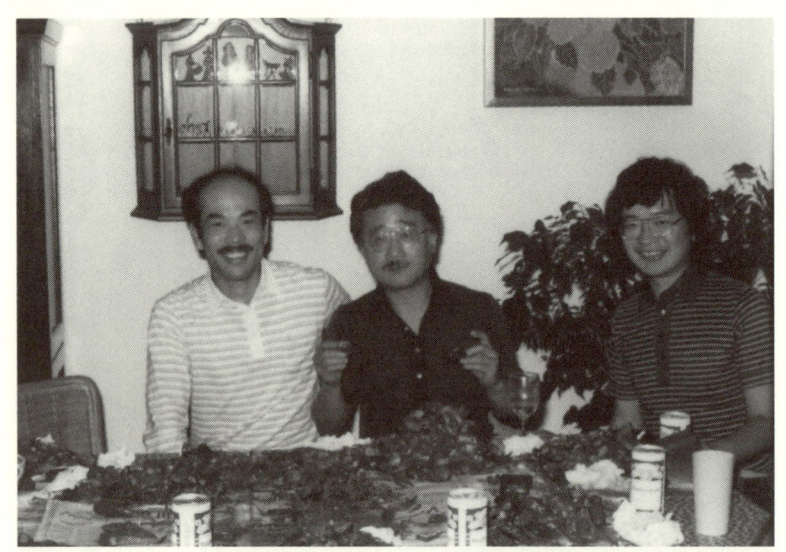

▲アメリカざりがにの山を前に──九州大から訪れた蓮尾金博先生（左）と筆者（中央）

メリーランド大学時代　1988～94年

　チューレン大学の6年目に突然，ボルチモア市のメリーランド大学の放射線科主任教授のDr. Whitleyから連絡があり，神経放射線診断部のてこ入れと脳血管系の治療（Neuro IVR（Interventional Radiology））の立ち上げをやってくれないかと誘われました．ニューオリンズは食べ物がおいしいし，友人もたくさんいたので気に入っていましたが，さらなる飛躍を目指し，1988年にメリーランド大学へ赴任しました．

　メリーランド大学はアメリカで5番目に古い大学でボルチモア市にあります．ベーブルースの生家やボルチモアオリオールズの野球場も近所にあり，車で10分くらいの場所には有名なジョンズ・ホプキンス大学病院（Johns Hopkins Hospital）があります．メリーランド大学病院には外傷で有名なShock Trauma Centerが併設されているので，外傷の診断とIVRの経験を積むことができました．また脳動脈瘤患者も多く，脳血

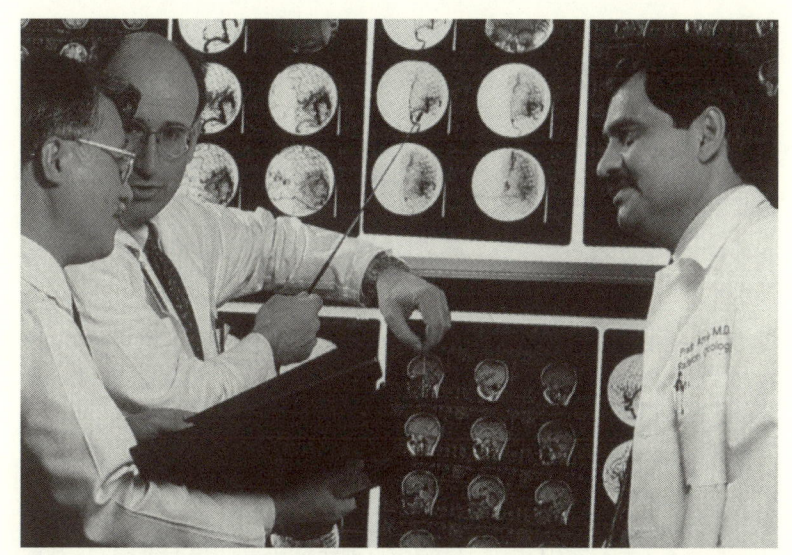

▲メリーランド大学に新しくできたガンマナイフセンターのスタッフ（脳外科医と放射線治療医）とのカンファレンスの様子

管系の IVR の症例が多かったのは幸いでした．

　論文は，くも膜下出血後の脳血管攣縮治療のためのパパベリン動注法，水頭症の治療後の脳梁変形，脊柱管硬膜外膿瘍の MR 診断などがヒットだったと思っています．

　レジデント教育で定評のある病院でしたので，彼らを教育するための勉強が大変でしたが，診断の実力をつけるために大変役立ちました．日本からは次々に若い先生がたが 1，2 年交代で研修に来て，私の研究を助けてくれました．また私が日本語を忘れないためにも彼らの存在は重要でした．

　神経放射線診断や IVR の研究も順調に進んでいた矢先，私を全面的にサポートしてくれた Whitley 主任教授が癌で亡くなられ，院内の新しい若い放射線科医が主任教授になりました．

ロチェスターへ　1994〜2001年

神経放射線部門を任される

　メリーランド大学6年目，友人であるチューレン大学のRobinson主任教授から連絡があり，ロチェスター大学の主任教授になったので是非また一緒に仕事をしようと誘われました．メリーランド大学の新しい主任教授とは折り合いがよくなく，あまりハッピーでなかった私はすぐにこの誘いに乗りました．ロチェスターはニューヨーク州の西の端にあり，ニューヨーク市まで車で7時間，ナイアガラの滝まで1時間半というところにある街です．

　ロチェスター大学の私のポジションは神経放射線部の主任教授で，放射線科の中で特別に運営を独立採算でやってよいという条件でした．私の他に3人のスタッフと日本人を含むフェローが2人，日本人の研究員1人という構成でした．

　それまで行なっていなかった血管内治療や，症例の少なかった脊髄造影なども盛んに施行するようになりました．以前は放射線科の他部門の医師と給料の差はなかった彼らも，働けば働くほど給料が上がるのですから，アクティブに働くようになりました．以前はほとんどやっていなかった研究にも参加してくれるようになり，学会での発表も増えました．MRやCTや脊髄造影はRVU（検査の単価）が高いので，同じ放射線科の中で神経放射線部門のスタッフの給料が他のスタッフより高くなったのですが，科内で大した騒動にならなかったのは幸いでした．Robinson主任教授がうまく取り計らってくれたからです．

世界に先駆けた研究も

　当初は部門の収入が少なく，日本からの留学生に十分な給料が支払えませんでした．運営が軌道に乗るにしたがって複数の研究員やフェローを雇

えるようになりました．日本だけでなく，インドやオーストラリアなどからも優秀な研究員やフェローがやってきて賑やかになりました．彼らの頑張りで北米放射線学会（RSNA：Radiological Society of North America）や米国神経放射線学会（ASNR: American Society of Neurodradiology）の展示部門などで何度も賞をもらいました．研究では急性脳梗塞の診断においてCT血管撮影を世界に先駆けて行なったことが自慢できます．

　放射線科には日本にはない職制のNurse Practicioner（NP：診療看護師）やPhisicians Assistant（PA：医師助手）も数人おり，患者診察や手技のアシスタントをしてくれました．PAの1人には脊髄造影を覚えてもらい，すぐに医師より上手になりました．日本でこの職制を導入するのは医師会などの反対があり，難しいかもしれません．ただ，医師不足を解消する一助にはなるでしょう．

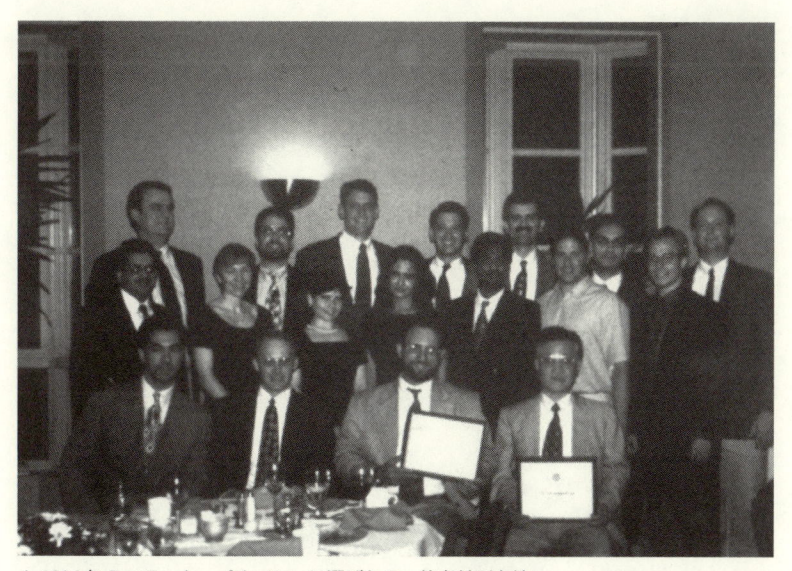

▲ 1996年 Best Teacher of the Yearに選ばれる．筆者前列右端

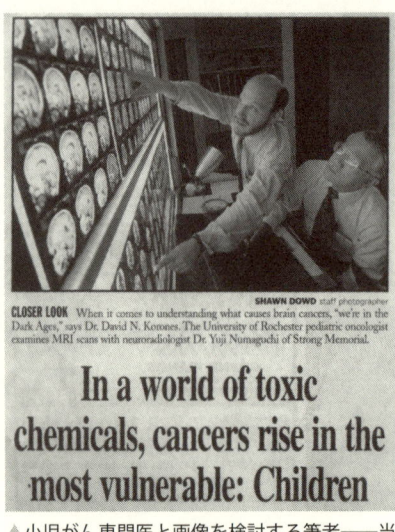

▲小児がん専門医と画像を検討する筆者——当時，ロチェスター市では小児の脳腫瘍が多く診られ，その理由が工場廃棄物によるものではないかと地元紙が報道した

レジデント教育に携わる義務

　チューレン大学，メリーランド大学時代も同様ですが，レジデント教育はロチェスター大でもスタッフの重要な義務でした．定期的な講義やカンファレンスでの症例呈示など必須でした．教育に熱意を示すことが，昇級やボーナスの重要な評価ポイントでした．

　スタッフはレジデントを3カ月ごとに評価し，知識があるか，勉強する態度はよいか，人間関係やモラルはよいかなどの様々な評価をするわけです．またレジデント側ではスタッフの指導にあたる姿勢はよいか，知識はあるか，ハラスメントをしていないかなど主任教授に定期的に報告をします．

　毎年恒例のレジデント修了パーティーでは Best Teacher of the Year が選ばれます．私もロチェスター時代の1996年に Best Teacher of the Year に選ばれ，主任教授から金一封をいただき，良い思い出となり

ました.

リスクマネジメント・カンファレンス

　メリーランド大学とロチェスター大学時代に記憶に残ったこととして，手術や手技の際に起こった合併症に対して，各科で原因究明をするリスクマネジメントのカンファレンスがあります．私の場合は脳血管内治療をする関係で脳神経外科と合同で月に一度，ミーティングを行なっていました．合併症が医師の腕によるものか，病気の性質上やむをえなかったのかなどかなり厳しい質疑応答があります．

　結論はリスクマネジメント部に提出され，頻繁に合併症を起こす医師は自然に手技権を剥奪されるシステムです．日本でもこのような試みをやっている施設はあると思われますが，各施設で十分浸透しているとは思えません．

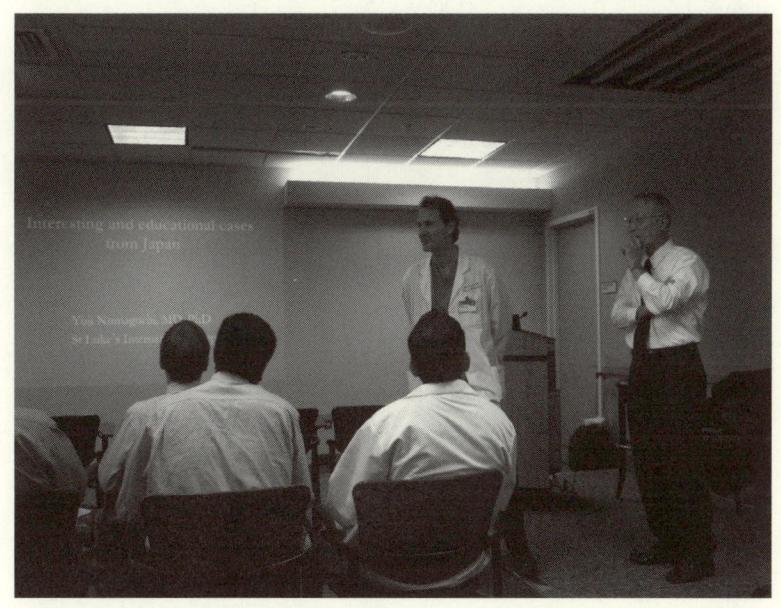

▲メリーランド大学での講義の様子（2010年）

そして帰国　2001〜

　ロチェスター大学の7年目に突然，聖路加国際病院の日野原重明先生から放射線科の部長にならないかと誘われました．アメリカの仕事が順調でしたので悩みました．しかし60歳になったこと，家族が帰国を強く望んだこともあり，2度目の渡米から20年，ついに帰国の途に着きました．
　聖路加国際病院は日本の中で科どうしの風通しがよく学閥がなかったため，アメリカぼけした私でもすんなりと環境に溶け込むことができました．最初のころ放射線科スタッフは6人でした．定年までの4年間で少しずつ増やしてもらい，現在15人くらいになっています．65歳の定年後は特別顧問として現在も74歳の老体に鞭打ち元気に臨床やレジデント教育に携わっています．ロチェスター大学時代に始めた背骨の圧迫骨折に対する骨セメント治療（経皮的椎体形成術）は，これまでに（帰国した2001年から14年間で）延べ約2,000人に施行しました．
　内科と放射線科には1人ずつアメリカ人のスタッフがおり，英語でカンファレンスも行なっています．また帰国後も毎年夏に1週間ほどロチェスター大学へ行き，レジデントやスタッフを相手にカンファレンスをして交流を保っています．

　現在は2人の子どもや5人の孫も近所に住み，おいしい築地の寿司や銀座のレストランで食事ができる環境にあり，帰国して正解だったと思っています．アメリカに残り，近くに家族もおらず，年老いて施設でひとり寂しくハンバーグなど食べている自分を想像するとぞっとします．

　聖路加国際病院はアメリカの病院評価機構の国際版，JCI（Joint Commission International）の査察もパスして真の意味で国際病院として認められていますので，働く環境としては満足しています．

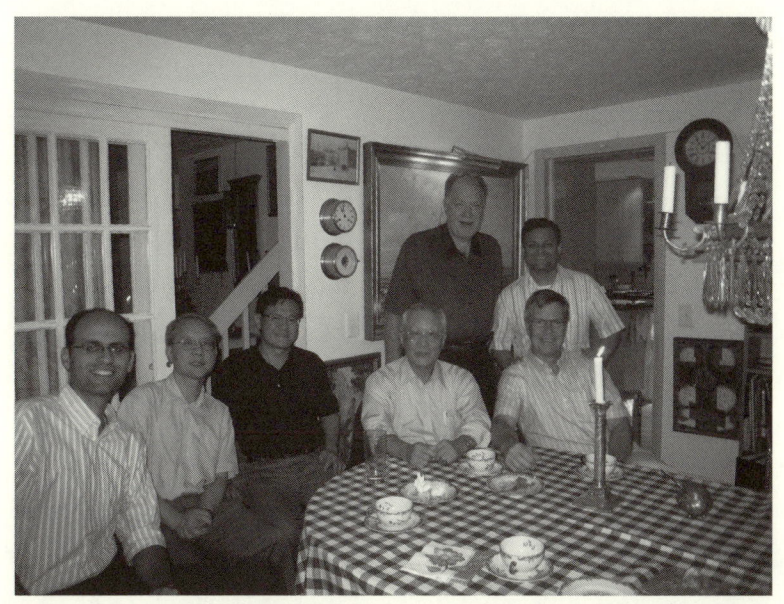

▲ロチェスター大学時代のかつてのスタッフと──前列右から2人目が筆者，左隣は森谷聡男先生

アメリカの卒後教育

　過去数十年で放射線科診療を含めて日本の医療水準は確実に上がりました．しかしながらアメリカと比較した場合，卒後教育，臨床教育の制度面で統一化されていないなど，大きな問題があることを痛感しています．

　聖路加国際病院の放射線科では現在毎年2人のシニアレジデントを採用し，彼らはほとんどすべての分野でアメリカと同じような研修を受けています．しかしアメリカのACGME（Accreditation Council for Graduate Medical Education：卒後医学研修認定委員会）の査察を受けた場合，放射線診断学の各項目すなわち胸部，消化器，泌尿器，骨軟部，小児，神経，超音波検査，血管撮影・IVR，乳房，核医学，救急医療など細かいカリキュラムに沿って数カ月ごとの研修を受けているかと問われると厳密

にはいくつか足りない部分があるようです．他の施設の事情について完全に把握していませんが，わかっている範囲では多くの施設は合格しないであろうと思われます．レジデント1人あたりの教育スタッフの数もアメリカに比べて圧倒的に少ないのが現状です．

日本では放射線診断は各科でやる伝統が残っており，放射線科医を育てる環境にありません．アメリカのように，包括的でどの施設でも均一な卒後研修を実現するのは大変困難な状況です．各施設で各科の卒後研修医の数を設定すれば研修医と医師の不均等がなくなると思われますが，実現は困難なようです．日本のNPO法人卒後臨床研修評価機構（JCEP: Japan Council for Evaluation of Postgraduate Clinical Training）に頑張ってもらいたいところです．他の科の研修にしても言えますが，一施設でカバーできない専門分野の教育は他の施設で研修するというような柔軟性が必要ではないでしょうか．

スタッフとの人間関係

3つのアメリカの大学で20年に亘り神経放射線部の主任として働き，多くの医師，コメディカルのスタッフともよい人間関係を構築できたと思います．一方で，アメリカは競争社会ですので，下のスタッフに足を引っ張られるようなこともありましたし，スタッフに研究を強要したりして，気まずい思いをしたこともあります．しかし，彼らと決定的に喧嘩をしなかったのがよかったと思っています．

帰国した後もアメリカの学会で会い食事をすると，その頃のことが懐かしい思い出話になっています．外国人でもフェアーな態度と愛情をもって付き合うとよい関係を築けるというのが私の結論です．

アメリカ人のスタッフは，臨床の力や教育に熱心であれば研究をしなくても大学に留まれる場合が多いので，私が在籍した3つの大学で彼らに研究のノルマを課すことは非常に困難でした．何人かのアメリカ人のスタッフは学会や論文で研究成果を発表することの楽しさだけでなく，医学

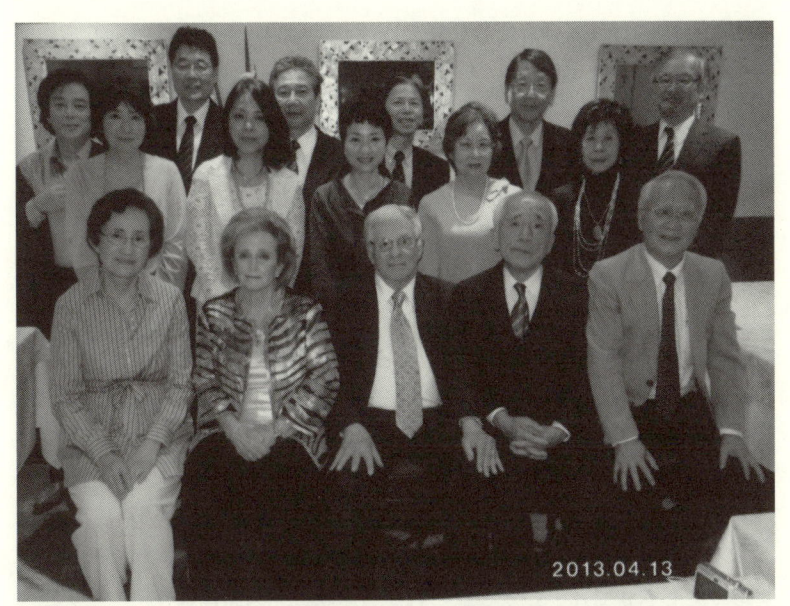

▲チューレン大/ロチェスター大元教授・Robinson 先生（前列中央）を囲んで——上段左から矢内信介氏（元マリオット），三原太先生（福岡東医療センター統括部長），村山貞之先生（琉球大学放射線科教授），金子邦之先生（篠栗病院副院長），平松慶博先生（元東邦大学教授），水島明先生（九州病院副院長），前列右より筆者，多田信平先生（元東京慈恵会医科大学教授）

の発展と社会貢献への重要さを理解してくれました．しかし，多くの放射線科のスタッフは高給取りであり，家庭と自分の自由時間を犠牲にしてまで研究を続けることに賛成は得られませんでした．

日本からの留学生との思い出

　最後に私の在米時代，日本から多くの放射線科医や医学生が短期，長期に滞在してくれました．日本からの留学生は熱心に研究に参加してくれました．本当に助かりましたし，一緒に研究テーマを探したことも楽しい思い出です．研究に向かない留学生もいましたが，私や他のスタッフの教材を作ってくれることで大いに貢献してくれました．彼らと日本語を話せる

ことで私のストレス解消にもなりました．献身的に働いてくれた彼らに感謝したいと思います．

　留学中に十分な給料を払えなかった方，私の力不足で研究や臨床の指導を十分できなかった方もおられ，申し訳なく思っています．

　また，多くの方たちが，留学後，教授や放射線科部長をはじめ各界の指導者になっておられるのを見ると，うれしいかぎりです．

　最近は外国での留学を希望する人が少なくなったと聞きます．中国，韓国，インドでは若い医師がどんどん海外に進出しているのに，日本の若い先生方のあいだで海外に出ようとする気概が薄れていると聞きます．平和な日本での何不自由のない仕事環境を捨てて，経済的なサポートに乏しく，言葉の不自由な外国でわざわざ苦労をすることにメリットを見いだせないのかもしれません．医師不足のなか，大学も若い人を海外に送るのが難しいのかもしれません．しかし，これからの時代，医療は国を超えたグローバルな診療が求められています．それは日本も例外ではありません．若い先生方にはどんどん外国に出て行き見聞を広めていただきたいと切望します．

　放射線診断の勉強をアメリカで希望される方は，ご連絡ください．

chapter 10

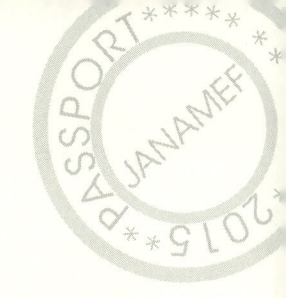

UCLA で PET を学ぶ

平田健司
カリフォルニア大学ロサンゼルス校

November 2012-October 2014（予定）
Postdoctoral Research Fellow
David Geffen School of Medicine, Department of Molecular and Medical Pharmacology, Dr. Henry Huang's laboratory

要旨………

　将来性，Doctor's doctor などを魅力に感じて放射線科とくに核医学を専攻してきた私が，大学院を経て留学に至った経緯を紹介します．まだ科を決めていない医学生，研修医に放射線科・核医学の魅力を伝え，また，これから留学を考えている放射線科医に留学準備の苦労やコツ，留学中の様子を知ってもらうために執筆しました．留学での最大の収穫は「人」でした．また本稿では，どのような人に留学が向いているかを，私の経験を踏まえながら，キャリア形成や家族との時間の共有の観点で考えます．

簡単な自己紹介

　最初に大学卒業から現在までのいきさつを簡単に述べて，その後，いくつかのポイントにしぼって詳しく記載します．

　私は北海道生まれの北海道育ちで，2002 年に北海道大学医学部を卒業しました．卒業の時点で，北海道大学の核医学教室に入局することをすでに決めていました．

　当時は，現行の卒後臨床研修制度が施行される前でしたが，北海道大学独自の各科研修システムに入り，大学病院で 1 年間，市中病院で 1 年間の内科，救急科，外科などの研修を受けました．卒後 3 年目からの 2 年間は，放射線科医として市中病院で研修しました．卒後 5 年目で北海道大学に戻り，核医学診療科医師として診療を行ないつつ，卒後 6 年目からは大学院に進学して，診療の傍ら基礎実験および臨床研究に従事しました．

　博士号取得後，卒後 11 年目の秋から，米国カリフォルニア大学ロサンゼルス校（UCLA）の Dr. Henry Huang 教授の研究室に留学し，核医学の基礎を学び，最先端の研究に触れる機会をいただきました．帰国後は，北海道大学に戻り，診療のみならず，留学時に得た経験を活かした研究，そして研修医と医学生の教育にも力を入れていきたいと考えています．

放射線科（核医学）に進んだ理由

　医学生として各科の臨床実習に臨みながら，自分の進むべき科を考えましたが，魅力的な科が多く，1 科だけを選ぶのは大変難しい選択でした．当時は，全身を診ることのできる医師の重要性が盛んに叫ばれ（これは今も同様だと思いますが），私は最初，専門的な科よりも総合的な科に興味をもちましたが，まわりの友人たちが次々と進路を決める中，決断力の弱い私はなかなか決めることができずにいました．

　決心する日は突然やってきました．核医学教室の医局説明会（北海道大学では，いわゆる放射線科は放射線医学教室と核医学教室とに分かれています）に参加して，そこで先輩医師の話を聞くうちに，この科が自分に最

もふさわしいと確信しました．

　理由はいくつかあります．画像装置が著しく発達し多くの病院に導入されている一方で，専門家が相対的に不足し，その需要が高まっていたことが第一の理由です．当時は16列のマルチスライスCTが出たばかりの頃でした．核医学の世界でもPETが日本で保険適用になる直前で，世界的にはPET-CTが爆発的に普及し始めていた頃でした．

　医局説明会の中で玉木長良教授は「現在，核医学を専門にしている医師の数は少ないが，これから10年は確実にPET装置の数が増え，それに伴ってPETの専門家が必要とされる」とおっしゃいました．この説明会から約13年が経ちましたが，まさにその通りであったと言えます．これに関しては，時代の流れとともに流行も変化していきますので，これから科を選択するみなさんは十分に調査してください．

　Doctor's doctorという言葉もよく聞かされました．画像診断科の医師は，自ら直接治療を行なうことはほとんどなく（IVRや内照射を除く），他科の医師に意見をしてその医師の方針決定に関与し，その医師が適切な治療を行なうことで「役に」立ちます．この役割を魅力的だと感じました．もちろん，そのように働けるためには内科医，外科医の多大なる信頼を得る必要があり，努力して実績を積み重ねなければ信用されません．

　前述したように，そのときの私にはとくに臓器別の強い志望はありませんでした．この点で，核医学は，使う道具はPET，SPECT，内照射くらいと少ないものの，全身を診る科であることはメリットでした．広くいろいろな科の医師とカンファレンスをもったり共同研究を行なったりという可能性に惹かれました．

　診療の負荷が比較的少ない分（緊急呼び出しが少ないという意味で），研究の時間をもてるということも魅力的でした．教科書に書いてあることを学び，先輩の技術や知識を吸収する過程は大切ですが，次の段階として，自分で新しい検査法を考えたりそれを実証したりという仕事が非常に刺激的に映りました．

　勉強さえすれば若い医師が年配医師と対等に議論できるのも，画像診断

科の良いところの1つです．もっとも，あらゆる診断，治療行為においてエビデンスが非常に重要になっている現在では，どの科においても，常に勉強していなければ遅れを取ってしまうと言えるかもしれません．

放射線科全体から見たときの核医学の魅力は，画像化される情報が生物学的に解釈しやすいことです．糖・アミノ酸・核酸などの代謝，血流，受容体，低酸素，アポトーシスの状態など，細胞生物学に直結する情報が，注射薬を変えるだけで得られます．逆に画像分解能の悪さには常に頭を悩まされますが，後述するように留学中の研究テーマにもなりました．

最後に，私に特有の理由として，コンピューターが好きでした．コンピューター言語（C言語など）を使って命令を出し，意図した通りの結果が得られたときには，大変な喜びがあります．コンピューターの計算速度はすさまじいものがありますから，自由に命令を出せるようになると，強力な部下（しかも文句を言わない）を手に入れるようなものです．

こんなことを書くと，オタクかと思われた読者もいるかもしれません．しかし，最近の流行語である「ビッグデータ」が象徴するように，人間の手では処理できない大きなデータをコンピューターに解析させて結論を得るという技術は，いろいろな分野でますます重要になってきています．早いうちからコンピューター言語やデータ処理について学ぶことは無駄にはならないと思います．

以上のような理由で画像診断，その中でも核医学を選び，研修を積んできました．総じて良い選択であったと考えています．

なぜ留学か……考えるよりまず行動

大学院

前述のように，核医学を専門にしたからには，積極的に先進的な研究に触れていこうと考えました．大学院の4年間は，画像診断と病棟の仕事をしながら，週1〜2日の研究時間をもらって，動物実験と臨床画像の

解析をしました．しかし，初めて触れた医学研究というものは，決して生やさしいものではなく，辛い時間の連続でした．

実験や画像解析のやり直しを何度も迫られ，リサーチ・カンファレンスでは辛辣なコメントをもらい，やめたいと思ったことは何度もありましたが，「あと一日続けなさい」と自分に言い聞かせ，なんとかゴールまで辿り着くことができました．ところが，終わってみると，辛い経験は簡単に忘れてしまい，仮説通りのデータが出たときの喜びと，論文がアクセプトされたときの喜びだけが，非常に強く印象に残ります．あれほどやめようと思ったはずの研究に対して，大学院卒業後も関わりたいと考えている自分に気づきました．

留学のタイミング

いよいよ本題の留学の話に入ります．医師として留学する場合，タイミングはいろいろありますが，私はある程度の知識，技術を習得してから留学することを薦められました．医師として臨床現場の課題を理解していることは，より明確な研究目的を立てるために重要です．

大学院を卒業したタイミングは，診療，研究ともに，1人でそれなりにできるレベルに達しています．私の場合は放射線診断専門医，核医学専門医をすでに取得していました．現在私が留学先で知り合った医学系の日本人留学生は，このタイミングで来ている人が最も一般的です．これより遅くなると，日本で重要な役職を与えられたり，子どもの学年が進んだりすることが，留学の支障になる場合があるようです．一方，もっと研究志向の強い人は，医学部卒業後すぐ，あるいは卒後臨床研修が終わってすぐに留学するのも手だと思いますが，この場合は学生の段階で十分な研究経験を積んでおく必要があるでしょう．

USMLEなどの外国の医師免許を取得して臨床医として留学する手もありますが，私はこれに関しては十分な知識，情報をもたないため，本稿には含めません．以下の文中では，留学といえば研究留学の意味であるとご理解ください．

なぜ留学か．最初は明確なイメージもないまま，漠然と，チャンスさえあれば留学はしたほうが良いと考えていました．留学を終えて帰国された自科，他科の多くの先輩は，口をそろえて留学は良いと言いました．海外で苦労すると人間が一回り大きくなるなどとも言われました．たしかに一生に一度くらいは海外生活をしてみたいと思っていました．しかし，具体的にどんなことを得られるかは，留学に来てみるまでわかりませんでした．

　留学すればエリートで出世が約束されるなどということは，まったくありません．さらに，単に研究がしたい，知識，技術を身につけたいのであれば，よほど特殊な分野を除けば，日本国内で十分可能だと思います．しかも国内留学には，ビザ取得の手間も言語のバリアもなく，医師免許がそのまま使えるという大きなメリットがあります．

　このように，留学前にはなぜ留学なのかという問いにはっきりと答えられませんでした．考えるよりまず行動をと考えて，準備を進めました．留学前準備は大きく2つ，医局の了解を得ること，留学受け入れ先を探すことです．

　話が少しそれますが，医局制度が以前ほど強くない現在では，医局にこだわることに違和感を覚える読者がいるかもしれません．留学のためには，医局に所属することは必須ではありません．実際に医局に所属せずに留学に来ている人はいます．私の場合は，診療，教育，研究のすべてに関われる大学という場での自分のキャリア形成を考えていたので，医局との関係は重要でした．

　話を戻します．大学院を卒業する前後から，自分の留学希望を教授や医局長に伝えました．医局の人手が十分ではなかったので，なかなかOKが出ませんでしたが，しつこく頼みつづけました．上司を説得して自分の希望を通すには，日常業務をきちんとこなすのは当然ですが，学生を勧誘して若い医局員を増やすことも大切です．学生が入局を決めてくれても，実際に戦力になるまでには最低でも2年かかりますが，それでも周囲を納得させる効果があります．私の場合は幸いにして，自分の不在中の仕事を

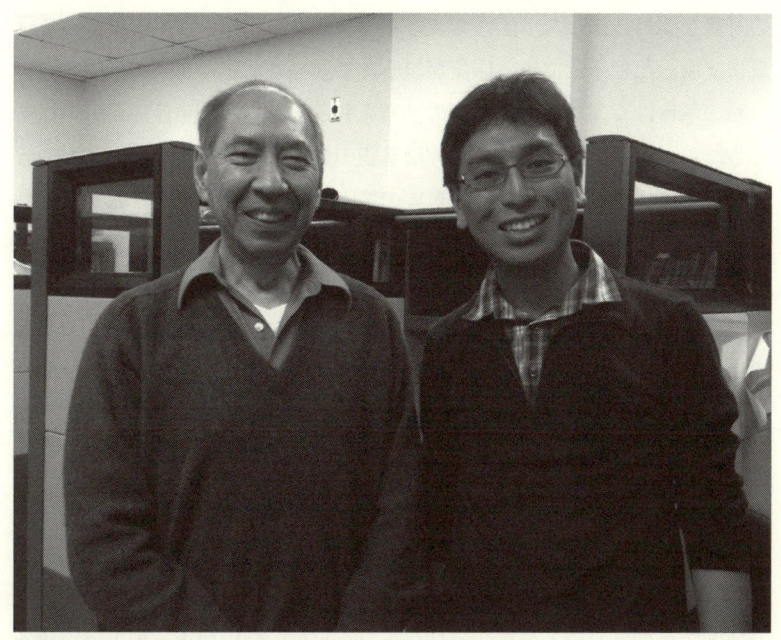

▲留学先のボス，Dr. Henry Huang と

任せることができる有能な後輩に恵まれました．

留学先の決定

　医局の了承を得たら，次は留学先の決定です．教授や先輩医師が推薦してくれる場合と，自分で独自に探す場合があります．推薦がもらえるなら，それが一番の近道です．私の場合は，アメリカの西海岸，東海岸，ヨーロッパから，いくつかの候補を教授から提案していただき，その中から，研究内容と土地とを総合的に考えて UCLA の基礎医学の教室を選びました．

　正式な受け入れ依頼をする前に，交渉をスムーズにするため，国際学会でボスに一度面会しました．学会場の中でもとくにポスター会場は，相手を見つけやすく，アポなしで気軽に話しかけられる絶好の場です．ポスターの前で一緒に写真を撮らせてもらい，正式な留学受け入れ申請書にこ

の写真を添付しました．素性のまったくわからない相手と，一度会って写真まで撮った相手とでは，印象がまったく異なると思います．

　私の場合は幸運なことに先輩の推薦をもらえましたが，仮に自分で探すとしたら，国際学会に行くと研究員募集の張り紙を数多く見ることができますし，インターネット上にも募集の案内は多くあるので，これらを頼りにすることになっただろうと思います．

　留学先を決めるときに必ず考えることになるのが給料です．日本では医師資格に対する給料を受け取りますが，留学先では研究職（ポスドクや客員研究員が一般的）への給料なので，差があることは理解しなければなりません．私が先方からもらった返事は，給料を支出することは難しいというものでした．

　この段階で，再度お願いする，留学先を変更するなどの選択肢はありましたが，私の心の中ではすでにロサンゼルスでの生活への期待が大きく膨らんでいたため，文句を言わずにその条件を受け入れ，そのかわりに金銭的な問題は別な方法で解決することにしました．この点については様々な意見があります．たとえ勉強のためとはいえ給料もくれない人のために働くことなどありえないと考える人も少なくありません．

　留学前の金銭的な準備として，アルバイトを増やしたり，消費を抑えたりして，貯金をしておくことは必要ですが，留学先がアメリカの場合はこれだけでは不十分です．アメリカのビザを取得するには，ビザの有効期間内は安定した収入があることを証明する必要があります．

　私の場合，自分のJ-1ビザ，妻と子ども2人のJ-2ビザを取得するのに，あわせて年収4万ドル程度の収入が必要とされました．この収入に満たない場合はビザが発給されません．この金額以上の給料を日本または留学先から受け取れるケースでは問題になりませんが，私はこの基準をクリアするために多くの奨学金を申し込みました．海外留学向けの奨学金に関する情報は，インターネット上に多く載っています．年齢制限が付いていることが多いのでご注意ください．画像診断医の場合はさらに，遠隔読影によって収入を得ることが可能です．ビザの獲得には時間がかかることを聞

いていたため，応募した奨学金の採否を待つ間に，遠隔読影会社と契約を結び収入を証明する文書を発行してもらいました．

　この書類を UCLA に送り，DS-2019 という公文書を作成してもらいました．これが送られてきたら，他の書類を加えて日本国内にあるアメリカ領事館に持参し，ビザを申請しました．最初に留学申し込みレターを書いたのが 2011 年 12 月，DS-2019 が送られてきたのが翌年 7 月，ビザが発給されたのが 9 月でした．時間のかかる過程であり，早くから準備を進めることが重要なことがお分かりいただけると思います．

研究生活の楽しみ

研究内容

　ビザをもって家族皆でロサンゼルスへ引っ越し，生活の立ち上げをしながら，研究室に顔を出しました．慣れるまでの間は既存のプロジェクトを見学し，少しずつ手伝わせてもらいながら，その間に自分の独自のプロジェクトを立案したり，日本からもってきた宿題の仕事をまとめたりしました．アメリカは動物実験，放射線取扱いなどに関連する手続き的な文書や訓練などが非常に多いため，動物実験が可能になるまで丸 2 カ月かかりました．

　簡単に研究内容を紹介します．この研究室は，数学や物理のアイデアを核医学に取り入れて，画像診断の精度を高めることを大きな目標にしています．私に与えられたテーマは，いずれも PET に関するもので，不均一腫瘍に対する部分容積補正と，再現性の高い腫瘍体積測定法の開発です．

　腫瘍は一般に，成長するにつれて壊死の形成などにより内部が不均一化してきます．糖代謝を反映する FDG PET の画像上も，不均一に見えるようになります．PET の問題点として前述のように空間分解能の低さがあり，不均一腫瘍では病変の一部の代謝が過小評価されています．これが部分容積効果であり，補正することによって体積あたりの真の代謝率を測定し，

治療前後で形状によらない公平な比較ができるようになります．実際には，濃度と形状とを同時に推定するチャレンジングな研究テーマです．

　もう1つのテーマである腫瘍体積測定法の開発ですが，近年FDG PETで腫瘍体積を測定することが研究レベルでは一般的になっているものの，一般臨床にはなかなか応用されていません．その理由として，手作業によるプロセスが多いため，測定値が測定者によって異なったり，測定にかなりの時間がかかることがあげられます．自動化できる箇所を自動化し，再現性，簡便性，速度を可能なかぎり高め，日常のPET読影レポートでも簡単に体積を記載できるようにするのが目標です．詳しい内容にご興味があればE-mailにてご連絡ください．

最高のボス

　私の研究室の教授は，時間に関しては研究員の自由にさせており，実験日を除けば，ポスドクや大学院生が好きな時間に来て好きな時間に帰っていきます．この自由さには最初に衝撃を受けました．「結果さえ出せばいい」という考え方です．早く帰る人を批判する仲間もいません．

　一方，口うるさい日本風の教授もいると聞いていますので，教授のスタイルも多様で，いかにもアメリカらしいと思います．私自身は，早朝に遠隔読影を終わらせ，子どもを学校に送り，午前9時前後に研究室に入り（だいたい一番早い），データ解析，論文作成に取り組み，夕方は6時頃に研究室を出ることが多いです．

　黙々と机に向かって仕事をしていると，人と話をする機会が少ないので，ランチタイムはなるべく仲間といっしょにカフェテリアや近所の店に行き，研究のことだけでなく家族のことや文化の違いについて，会話をするようにしています．午後に予定のないときは，昼食と合わせて2時間くらい話し込むこともあります．英語に慣れることも留学の目的の1つとしていたので，これは大変有意義でした．研究室の仲間と一対一で話をする分には，1年せずにほとんど困ることはなくなりましたが，それでも，ネイティブ・スピーカー同士が話をしているところに入り込むのはかなり難し

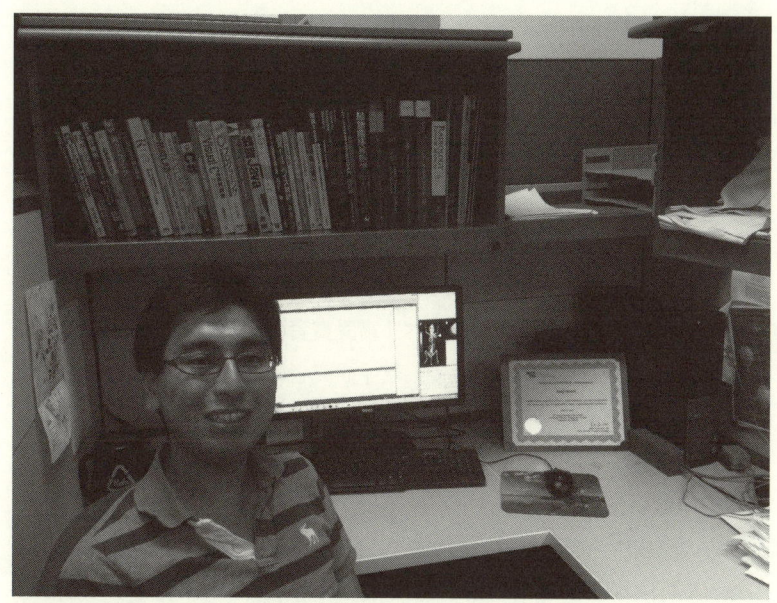

▲研究室でプログラムを書いて画像を解析しているところ

く感じます.

　研究生活での一番の楽しみは,教授である Dr. Huang の意見を聞くことです. Dr. Huang は PET の黎明期から物理・数学の専門家として多数の研究発表を行なってきた一流の科学者です. 研究計画ができたとき, データが出たとき, 行き詰まったとき, 自分で天才的と思うようなアイデアを思いついたとき, 論文がリジェクトされたとき——こんなときにはいつも彼の部屋をアポなしで訪ねます.

　いつでも相談に乗ってくれ, どんな困難な局面でも, 2つ3つは解決策を提案してくれます. これまで何十回相談したかわかりませんが, 彼の部屋を出るときには気持ちが上を向いています. 非常にやわらかい頭をもち, 心からサイエンスを愛している人です. 彼と話をしていると時間を忘れます. 良い人に出会うことが留学の目的の1つですが, 私はまさに最高の人に出会ったと思います.

自分が指導する立場になったときには，後輩に対してこのように柔軟な意見ができるようになりたいと強く思います．この経験から読者のみなさんに強く推奨したいことは，留学先を選ぶときに「人」で選んでほしいということです．

　自分の研究以外にも見聞を広げるため，掲示板に貼り出されたりメールで送られてくる講演会の案内には常に注目していました．UCLAにはビッグネームが次々と講演に訪れます．DNAの二重らせんを発見したジェームズ・ワトソン博士を始め，ノーベル賞受賞者の講演を幾度も聞く機会がありました．彼らは講演も上手で，若手研究者のモチベーションを高めてくれます．

留学中の家族生活

　一方の家族生活の面では，なかなか日本と同じようには行きません．おしなべて危険な国なので，治安の良いところに住むには高い家賃を払う必要があります．子どもの幼稚園も日本に比べて大きな費用がかかります．

　最初の生活の立ち上げの時期には，住居を決め，電気，電話，インターネットなどの手続き，家具の購入，運転免許，クレジットカード，ソーシャル・セキュリティー・ナンバーの取得など――これらの手続きはすべて日本と違うので苦労しました．苦労はしますが，拙い英語でも，一生懸命伝えようとすれば大抵のことは伝わります．

　生活が一度落ち着くと，それほど苦ではなくなってきました．妻も最初は苦労していたはずですが，次第に友人が増えてくると，今度はずっと滞在したいと言い出すようになりました．

　ロサンゼルスはとりわけ恵まれており，日本食のレストランは多いし，日系スーパーに行けばたいていのものが手に入ります（値段は日本国内の2〜3倍ですが）．この点は，日本人としてはありがたいことです．研究目的で留学はしたいけれど海外生活が不安という読者がいるかもしれませんが，あまり心配しないほうがいいとアドバイスしたいと思います．日本食がマストなら，カリフォルニアは有力候補です．

私自身は家族との時間が増えたことに大変感謝しています．連休も取りやすい研究室なので，多くの国立公園や観光スポットを訪れることができました．貴重な思い出です．

　もう一点，強調したいのが，地域での日本人との出会いです．日本で日本人に会うことはごく当たり前ですが，留学先では日本人に会う頻度が低い分，会った日本人とは家族ぐるみで親しくなるチャンスがあります．他大学の他科の医師と話す機会は日本では多くありませんが，留学先では同じ境遇で似たような悩みをもつため，自然と親しくなれます．留学中には，彼らと知り合いになり，家族でバーベキューをしたり，ハロウィーンを楽しんだり，旅行に行ったりして時間を共有し，これは帰国してからも大切なつながりになると信じています．

留学で再確認できたこと
～診療・教育・研究のバランス～

留学後の進路

　留学が人生の最終目標という人は少ないと思います．多くの人にとって通過点であり，留学後のことを常に考えながら留学生活を送っているに違いありません．

　キャリア形成の観点では，留学にはメリットとデメリットがあると考えます．純粋に臨床医としてのキャリア形成を目指すのであれば，留学によってブランクができることが好ましくないかもしれません．仮に2年間留学するなら，2年間に加えて，留学前の時期は準備で忙殺され，留学後に勘を戻すまでの時間もかかりますから，後輩が先に上のポジションへ進むこともあり得ると思います．

　また，研究者としてもデメリットはあります．日本で自分が続けてきた研究がいったん途絶えます．施設を変え，環境を変えると，新たに研究を立ち上げるまでには，事務手続きや慣れを要するため何カ月もかかります．しかも，2年間などの限定された留学期間では，たとえどんなにやりたい

研究であっても，時間のかかり過ぎる研究は不可能でしょう．比較的小さな，まとめやすい研究になってしまいがちだと思います．

一方，メリットとしては，留学期間中には診療業務がないので研究に集中できます．留学先で新たな研究を立ち上げながら，日本で行なってきた研究をまとめて論文を執筆する時間も得られ，この並列作業がうまく進むと大変効率が良いでしょう．論文，学会発表の業績を積み上げることによって，日本に帰ってからの競争では有利になるはずです．

ただし，研究業績が評価される場面においてのみであることに注意すべきです．臨床医としては，USMLEなどを取得して実際に留学先の診療に関われるなら意義があるかもしれませんが，研究留学の一部として診療を見学しても，それほど大きなものは期待できません．

このように，留学はすべての人にメリットになるわけではないので，やはり自分が何をやりたいのか，臨床医をメインとするのか，研究者，大学人でありたいのかをよく考えることが重要です．

改めて「なぜ留学なのか」

視点をもっと高いところに移すと，キャリア形成が人生のすべてではありません．家族といっしょに過ごせる時間は人生を充実させてくれます．日本で診療をしながら長い時間を家族といっしょに過ごし旅行にも行くというライフスタイルの臨床医は，なかなかいないだろうと思います．

日本で忙しいのが当たり前の生活を送っているときに忘れていた家族の良さを思い出させてくれます．この観点では，子どもが小さいとき，親を必要としているときに留学するのがベストです．

本稿の中程で，「留学前にはなぜ留学なのかという問いにはっきりと答えられなかった」と書きました．実際に留学に来てみて，改めてこの問いに答えるなら，新たな人との出会いによる刺激と，家族の大切さの再発見であると思います．これらを与えてくれるものは，留学以外にはなかなか見つからないように思います．

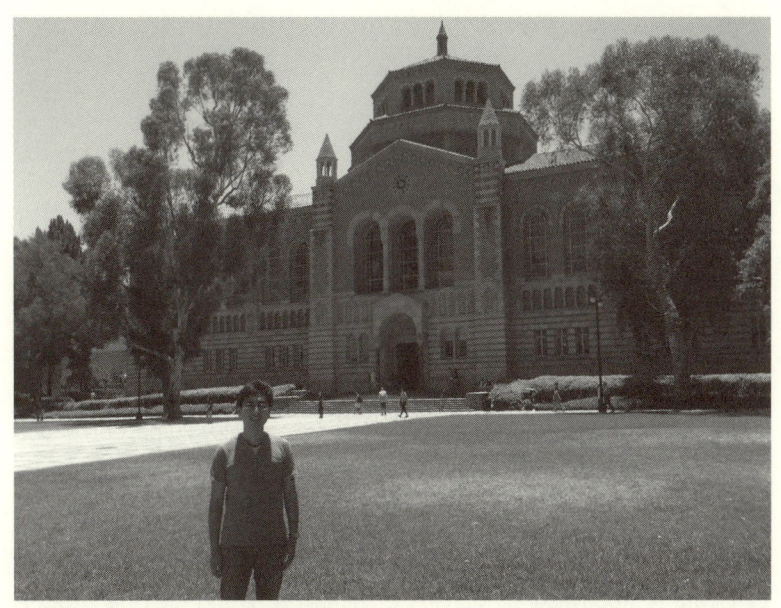

▲ UCLAのシンボル，パウエル図書館にて

　最後に，私が大きな目標としていつも考えていることを書いて本稿を終わりにします．ライフとワークのバランスは私にとっては絶対で，一方を犠牲にして他方を取っても最後はうまくいかないだろうと考えています．また，ワークにおいては，診療，教育，研究のすべてをバランスよく続けていきたいと考えています．

　これらは一見，異なる目的をもつように見えますが，目指すところはほとんど同じだと考えています．「診療」は今日，明日，あるいは1カ月後に病気や怪我に苦しむ人たちを助けること，「教育」は今自分がもっている知識・技術を後輩につなぐことによって，数カ月後あるいは数年後の診断，治療に貢献し，「研究」は数年後または10年後の医療で用いられる新しい方法を確立していくものです．

　この本が発行される頃には，私も留学を終えて日本の大学に復職する時期が近づいているはずなので，この目標を少しでも達成できるように努力

していきたいと思います.

[参考文献]
留学中の論文
1) <u>Hirata K</u>, Kobayashi K, Wong KP, Manabe O, Surmak A, Tamaki N, Huang SC: A Semi-Automated Technique Determining the Liver Standardized Uptake Value Reference for Tumor Delineation in FDG PET-CT. PLoS ONE 9（8）：e105682, 2014.

留学中の国際学会発表
1) <u>Hirata K</u>, Wong KP, Sha W, Ye H, Iwamoto K, Wilks M, Stout D, McBride W, Tamaki N, Huang SC: A new partial volume correction method for dynamic FDG images of heterogeneous tumor using factor analysis and stepwise procedure. The 61th Annual Meeting of the Society of Nuclear Medicine, St. Louis, Missouri, June 7-11, 2014.

2) <u>Hirata K</u>, Kobayashi K, Manabe O, Tamaki N, Wong KP, Huang SC: A semi-automated method to determine consistently the liver SUV background in FDG tumor PET-CT. The 61th Annual Meeting of the Society of Nuclear Medicine, St. Louis, Missouri, June 7-11, 2014.

3) <u>Hirata K,</u> Wong KP, Kobayashi K, Manabe O, Tamaki N, Huang SC: Metavol: A semi-automated software tool for whole-body tumor volume measurement in FDG PET-CT. The 61th Annual Meeting of the Society of Nuclear Medicine, St. Louis, Missouri, June 7-11, 2014.

4) <u>Hirata K</u>, Hattori N, Kobayashi K, Takeuchi W, Manabe O, Shiga T, Terasaka S, Kanno H, Huang SC, Tamaki N: Hypoxic fraction in hypermetabolic volume is associated with tumor size, but not with MIB-1 index, in glioblastoma multiforme. The 60th Annual Meeting of the Society of Nuclear Medicine, Vancouver, BC, Canada, June 8-12, 2013.

chapter 11

隈丸（國島）加奈子
ハーバード大学医学部・ブリガムアンドウィメンズ
病院放射線科

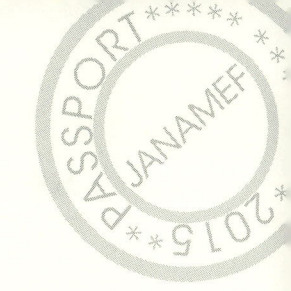

研究留学と心に留めておくべき10のこと

October 2010-May 2014
Research Fellow
Harvard Medical School & Brigham and Women's Hospital, Radiology

June 2014-present
Assistant Professor
Harvard Medical School & Brigham and Women's Hospital, Radiology

要旨……
　臨床から解放され，存分に時間を使って研究し，かつ異文化に触れる研究留学．立場や成果にかかわらず自分の人生に必ずプラスとなるので，がっつくことなく留学をただ楽しめば良いという考え方もある．しかし幸運にも成功した現地での昇進の経験から，そして多くの日本人研究医師を見てきた経験から，積極的に自分を売り込むことにより，留学がより濃密で充実したものに変わることもまた，間違いないと確信している．ここでは私が学んだ「研究留学を充実させる鍵」を10項目にまとめて紹介したい．

放射線科医となったきっかけ〜放射線科医ってなんでいつもあんなに楽しそうなの？〜

　留学の話をする前に，私が放射線科医を選んだきっかけをまず紹介したい．「いつまでもみんな楽しそうだから」，この1点に尽きる．初期臨床研修医として各科を学んでいる間，どの科も非常に楽しくワクワクした．どの科を選んでもいいなと思った．しかし卒後15年，20年のベテラン医師たちを観察していると，どうもそれほど臨床を楽しんでいるようには見えないのである（あくまで私の個人的感想）．なかばルーチンワークの病棟業務や果てしない数の外来で疲れているように見えた．

　ところが放射線科医は，ベテランの域に達している先生方が子どものように目をキラキラと輝かせて画像を読影している．唾を飛ばし合いながらニコニコと議論している．そんなに楽しいの？　10年後も？　20年後も？　変わらず？　それならば行ってみよう……それが選択のきっかけである．

　卒後10年目となった今，放射線科医がどうして楽しく仕事し続けられるのかを自分なりに考察してみると，①時間的な拘束が他科よりも短いため，ストレスが比較的少ない（ストレスは楽しさを奪う主要因）．②それでいて患者の診断に直接関わる部分なので，モチベーションが維持できる．③扱う臓器・疾患が固定しておらず全身を対象としているため，興味が長続きする．④医師としての能力が客観的に判定しやすく（読影の出来不出来は他人が見て明らかなことが多い），必然的に切磋琢磨する気になる．

　まだ進路選択を迷っている若手医師，医学生の皆さんには，楽しくなければ生涯の職業とするのは辛い，ということを是非覚えておいてほしい．

研究留学を充実させるために心に留めておくべき10のこと

その1　衣・食・住・ボス

　さて，楽しくて仕方がない放射線科医になって2年が経ったとき，夫

の留学が決まった．私は残るか付いて行くかの二択を迫られ，悩んだ末に後者を選択した．当時すでに少し研究らしきことをしていたので，上司に研究留学について相談した．快諾と同時に，1つのアドバイスをくれた．「自分の興味を多少妥協してでも，ボスの人柄を重視して行き先を決めなさい」．

　当時の私は納得しがたかった．「興味のある疾患や分野の研究をやりたい，変なボスのもとでも頑張っていけるよ」．しかし今私は，留学を考える後輩には元上司と同じことを言っている．その理由は，
①若いうちは頑なにならず，心と頭を常にオープンにして取り組んだほうが良いものに出会えるから．留学先の教育的なボスのもとで新たに出会った研究がその後の主テーマとなった人を多く見てきた．また，留学先でしかできない研究であれば貴重な経験となる．世の中は面白い研究に溢れており，それらを積極的に教えてくれる人のもとへ留学したほうが，自分の限られた経験の中で見いだした興味で選んだ留学先よりも，結果的に良いものが得られることが多い．
②オブザーバーで終わるのは非常にもったいないから．どんなに興味のある分野であっても，非教育的なボスのもとに留学すると，最後までお客様扱いになってしまう可能性がある．そうなると得られるものは非常に少ない．貴重な時間とお金を費やして留学する以上，得られるものの最大化を考え選択すべきである．
③変なボスのもとではやっていけないから．外国人の立場はとても不安定である．ボスがビザをサポートしないと言えば，すべてが終わる．どんなに良い研究をしていようとも．

　ではどうやって教育的で人格の優れたボスを見つけるか．ひとつは口コミであり，デタラメが流れてくることもなくはないが，大概は火のない所に煙は立たない．しかし何より私は「自分の直感を大事に」と伝えたい．
　多くの人は留学前に面接や電話インタビューを受けるであろう．そのときの，ボスの人柄に関する自分の直感を信じよう．多くの日本人が「母国

語以外で話す」という事実に舞い上がってしまい，もし日本語で会話していれば正しく受け取れていたであろうはずの「警告」を見逃してしまう．

　この人と一緒に仕事がしたいかどうかを，冷静に，日本人を判断するときのように判断してほしい．海外留学で生き抜くためには，衣食住と同じくらいに「教育的で人格の優れたボス」の存在が必要不可欠なのだから．

その2　文法？ ナニそれ

　画像読影に言葉は（ほとんど）要らないので，他の科よりも言語の壁は感じにくいと思う．しかしそれでも，早口な現地人を前にするとついつい引いてしまい，言語における自信のなさを医師としての能力（もしくは研究者としての能力）における自信のなさと勘違いされてしまったことが多々あった．

　よく言われることだが，文法の間違いは大して誰も気にしないので，自信に満ちた表情，うつむかないこと，ぼそぼそ喋らないこと，を心がけて話し，「文法？ ナニそれ」程度のほうが自分の話が評価される．

その3　シュッとした服装

　日本の医師は「よれよれの白衣と裸足にサンダル」に違和感がないが，私の働いている米国の施設では能力の高い人ほどきちんとした服装をしている印象である（対外交渉が多いため）．みっともない服装は能力や地位の低さと捉えられかねないので，毎日ネクタイとまではいかずとも，ベースラインとしてビジネスカジュアルをお勧めする．
「○○を共同研究者に紹介してあげたいけど，服装がしっかりしていないので恥ずかしくて表に出せない」という会話を耳にしたことがある．特に留学初期，自分のことを周りがよく理解していないときはなおさら，シュッとした服装を意識しておくべきである．

その4　Win-Win

　さて，留学を開始ししばらく経ってから感じたことは「あ，自分を安売

りすべきではないな」ということだった．海外の研究室で学ばせてもらっている立場ではあるが，何から何まで受け身である必要はない．

日本人医師は無償の奉仕に慣れているせいか，交渉が下手な（もしくは交渉をしない）印象がある．しかし自分の能力・知識・投資に見合った報酬の要求は正当な行為であるということを忘れないでほしい．例えば，この研究には予定よりもかなり貢献したなと思えば，オーサーシップをより良いポジションにしてくれるよう，積極的にラストオーサーに交渉すべきである．

逆に，交渉を有利にするための材料を常に準備しておくのも効果的である．もし日本で所属していた施設に面白いデータ（日本で頻度が高い疾患の画像データなど）があり，それを留学先に持ち出して論文化することができるなど，留学先研究室が興味をもちそうな材料があれば，それを有効に活用して他の研究に関する交渉も有利に進められるかもしれない．

自分のコネクションを売りにするのもひとつの手である．もしくは，日本語が話せるということが売りになる状況があるかもしれない．いずれにしても相手に一方的に奉仕するのではなく，自分の利益を最大化するWin-Win交渉を意識することが大切である．

その5　隙あらばリーダーシップ

一研究員でありながらも発揮できるリーダーシップはある．例えば，ミーティングの司会のポジションにいなくとも，メモ係を積極的に買って出て，ミーティング後に「まとめ」を皆に流しつつミーティングに関する意見を述べたり，次回の提案を行なったりすることで自分をアピールできる．

また，困っている医学生や研修員がいたら積極的に絡んで教える．最初は周囲も驚くかもしれないが，次第にその人がリーダーシップをとることに違和感がなくなってくるはずである．

私の所属する研究室で以前，やる気のある学生がテーマを持ち込んで「この研究がやりたい」と言ってきたことがあった．ボスを見ると明らか

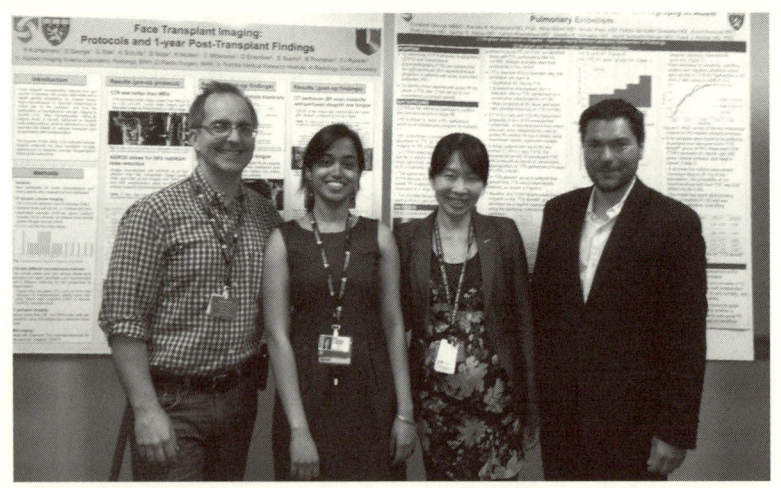

▲ 2013年の第一回ブリガムアンドウィメンズ病院放射線科リサーチ大会．第二位の賞をいただいた．研究室のボス・同僚と一緒に

に引き気味だったので，私が指導します，と買って出た．指導中は大変なこともあったが，その論文では結果的にシニアオーサーのポジションを得ることになり，「Kanakoは指導にまわることができる」という考えを周囲に植えつけることに成功した．

　また，私は肺塞栓症のCT画像に関わる研究をしていたので，心エコーのグループ，循環器内科医，心臓外科医などと連携することが多々あった．そんなときは他グループとの連絡係を積極的に行なうことで，自分に情報が集まり，その研究にとって自分がなくてはならない存在となることができる．その他，リーダーシップがとれる状況は多々あると思うので，自分を「指示を待つ側」のポジションで固定させることがないようにしたい．

その6　Invitedほにゃらら

　そうやって少しずつ自分のポジションを確立しながらリサーチフェローを続けていたとき，ボスから「肺塞栓症のCTに関する論文も増えてきたから，そろそろEditorialでも書いてみるか」と言われた．もちろん光栄

なお誘いであったが，言われたときは正直面倒くさい，それよりもその時間を研究に費やして Original Article を増やしたほうがいいのでは……と思った．結局断りきれずに書いたが，後々この Invited Editorial が非常に役立った．

また，私は 2013 年の北米放射線学会（Radiological Society of North America: RSNA）で，採択演題の 1 つ（顔面移植後の血管画像所見に関して）がプレスリリースの対象に選ばれた．英語で記者会見するのも大変そうだし，と初めは断ることも考えたが，ボスからの強い勧めもあり最終的にはスタディに加わってくれた患者も交えての記者会見を行なった．この経験も，下記に述べる昇進に非常に大きく貢献したのである．

私は 2013 年末より Assistant Professor 昇進に向けて行動を開始したが，ハーバードの規定によると，Assistant Professor たるためには少なくともその地域で「有名」であることを証明する必要があった．

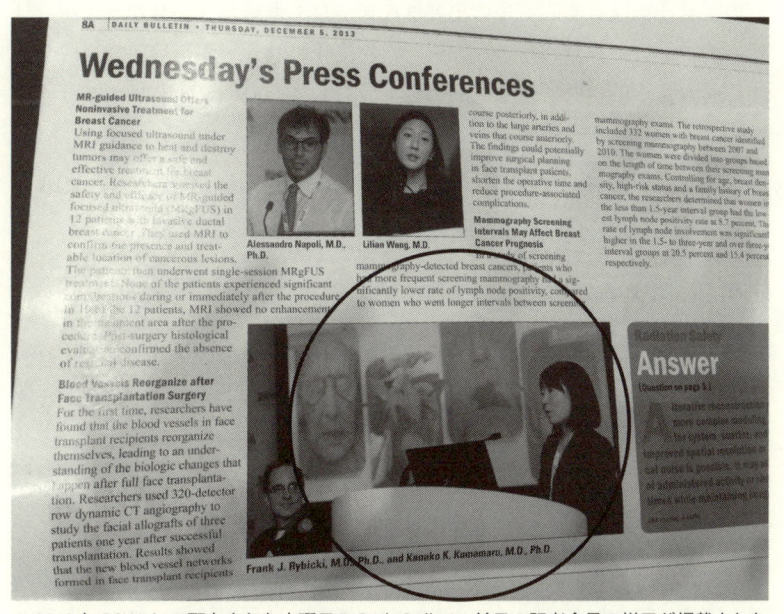

▲ 2013 年 RSNA にて配布された木曜日の Daily Bulletin. 前日の記者会見の様子が掲載された

有名であることの証明とは？　ここで鍵となったのが，上記の招待執筆・招待講演（記者会見）である．筆頭著者論文が良い雑誌に載ることも大事であるが，その人に敢えてお声がかかる（Invited～）という状況こそ，その人の知名度を証明するものなのである．この考え方はハーバードに限らないと思うので，招待執筆，招待講演などの「Invited ほにゃらら」は，面倒臭がらずにむしろ積極的に引き受けておくことをお勧めする．

その7　金額以上の価値

　Assistant Professor 昇進への条件のひとつに「競争的資金の獲得歴」というものがあった．日本の若手医師（特に放射線科医師）は，バイトをすればお金が簡単に手に入るせいなのか，あまり真剣に競争的資金（研究費，助成金，奨学金）の獲得を試みない人が少なくない．しかし競争的資金の獲得歴は研究能力の強い証明であるため，昇進に際し重要な要件にしている施設は多い．

　留学当初私は競争的資金の重要性をまったく理解していなかったが，リサーチフェローの給料が少なかったために止むなく奨学金や研究助成金を探し獲得していた．それが今回の昇進プロセスにおいてかなり重要な後押しとなったため，若い医師たちで研究を志す者には，申請書を書く手間を惜しまず競争的資金の獲得に尽力してほしいと思う．50万でも，100万でも，そのお金にはバイトでは得られない，金額以上の価値がある．

その8　教える，教える，そして教える

　昇進にあたって最後に必要となった条件は，後輩育成経験である．自分が指導した人たちが良い論文を書いた，その後キャリアアップした，などが後輩育成の成功例としてカウントされる．

　私の所属するブリガムアンドウィメンズ病院（Brigham and Women's Hospital）の研究室には，多種多様な人々が医療画像研究を学びにやってくる．放射線科専門医をもった外国人医師，医学部を卒業したばかりの外国人医師，研究に興味のある当院の放射線科クリニカルフェロー，医用物

理学のPhD学生，ハーバード大学（Harvard Medical School）の学生，医用工学に興味のある高校生，などなど，個人の研究能力も様々で，研究デザインの立て方から解析法までかなり熟知している人もいれば，Pubmedを使ったことがない，エクセルを開いたことがない人まで存在した．

先にも書いたが，留学先で「学ばせてもらっている」という感覚でいると，周囲の人を教育しようという意識は起こりにくい．留学してしばらく経ったときにボスから「Kanakoは教育に興味がないの？」と聞かれたことがある．私はどちらかというと教育が好きなほうであったが，留学中に周囲を教育する可能性などまったく考えていなかった．そうか，ハーバードだろうが何だろうが恐るるなかれ，私の知識や能力で育つ人がここにはいるんだ，ということをボスの言葉で実感し，それからは機会があればひたすら教えるようにした．

医学生に画像の読み方を教えるのもよし，クリニカルフェローに臨床研究における簡単な解析法を教えるのもよし（米国の医師はt検定すらできないことが少なくない）．教育するにあたってポジションやタイトルは必要ない．自分がトレイニーであろうと，フェローであろうと，留学したら自分のもてるものを使って誰かを教えることで，自分のキャリアアップに繋がるほか，一対一の濃密な教育時間は語学の勉強にもなり，交友関係も広がり，留学生活がより豊かになるはずである．

その9　小×10+ 大×1

昇進にあたって必要論文数の厳密な規定はなかったが，それなりに名の通った雑誌に掲載された筆頭論文，そして教育実績の証明となるような，第二著者もしくは最終著者の論文がいくつか必要であった．「業績論文集を見たとき，総論文数が少なくてはいけない，かといってチマチマした論文ばかりでもダメだ．10本に1本，キラリと光るような論文がある，それが理想のバランスだ」，私のボスはそう言っていた．

研究初期はどんな論文でも掲載されたら嬉しいが，経験を積んでくると，

時間が取られる割にインパクトの少ない論文は書きたくないという欲が出てくる．しかしそうやってインパクトの大きな研究ばかり狙っていると総論文数は増えない．そんなときこそ，周囲の意欲的な後輩，研修医，学生などに小さな論文を書いてもらうといい．インパクトの小さな研究でも何でもいいから筆頭著者論文を増やしたい人はたくさんいる．そのような人に教え書かせることで，自分の総論文数の増加＋教育実績を積むことができる．

特に放射線科の研究はマウスや細胞を育てるような生物科学の研究と違って，データ入手にさほど時間がかからないことが多い．また，すでにある臨床画像を解析／読影して成り立つような研究も多い．つまり小さな論文を書きやすい分野であるので，是非機会を逃さず周囲を巻き込んで，大１本を仕上げる間に小10本を生産するような計画を立てることをお勧めする．

その10　幸せの最大化

私は「フェローで終わりたくない」という思いから，上記の９つの事項を学び実践し，昇進に必要な材料を集め，幸運にも Assistant Professor へのキャリアアップに成功した．現在は研究の Faculty としていくつかの研究プロジェクトを指揮し，フェローたちを教える生活を楽しんでいる．

今回のキャリアアップ（とその過程）が私の研究留学生活をより豊かにしたことは疑いようのない事実であるが，最後10項目として，キャリア以外の部分にも注目し，留学中の幸せが最大となるようなバランスを心がけよ，ということを皆さんに伝えたい．とてもありきたりな助言であるが，皆がそう思っているからこそありきたりな言葉となっているという事実を忘れないでほしい．

私は留学期間中に子どもを２人出産した．それまでは平日は夜遅く，休日も研究に没頭することが多かったが，子どもができると生活は一変した．保育園のお迎えのために17時半に仕事を切り上げ，休日は子どもた

ちと一緒に終日遊ぶ．出産前までは2,3日で終わっていた仕事が平気で1週間かかるようになった．ああ，仕事の遅れが気になる，でも子どもを放っておくのも罪悪感が……と，一時はどうにもならないジレンマに苦しんだこともあった．そんなあるとき，主観的な幸せというものを，なるべく冷静に見て定量化することで，自分の納得がいく選択ができるようになるんじゃないか，と思い立った．

そして，午後5時半で切り上げるべき仕事を午後8時まで続けた場合の幸せを定量化してみた．平日の子どもの世話を夫に任せることになるので，夫の不満が溜まることによる私の幸せを－10，私が平日子どもと一緒に過ごすことができないことによる幸せも－10程度と推計した（定量は直感に基づく）．では2時間半勤務時間を延長することによる仕事上のメリットはというと，今遂行中の研究が予定よりも1カ月早く終わることになろうから，1日当たりの幸せ度は+5くらいではないか，と推計した．そうすると午後8時まで勤務した場合の総合的な幸せはマイナスであり，この選択肢は選ばない，と日々5時半で仕事を切り上げる自分を不思議と納得させることができた．

ただし，それぞれの数字は流動的である．例えば締め切りが迫っている仕事があった場合，締め切り前日に午後8時まで勤務することのメリットは+30近くまで跳ね上がるため，家族には我慢してもらって夜遅くまで働いたりした．

留学期間は限られている．あれもやりたい，これもやりたい，と思ったときこそ，冷静にそれぞれの組み合わせにおける幸せの合計を計算し最大化を図ることで，自分が納得のいく選択を行なうことができると思う．キャリアのために留学するが，自分の人生はキャリアのみで形成されているわけではないことを肝に銘じ，これから留学する皆さんには，決して無駄にしない，後悔しない，かつ幸せが最大となるような研究留学生活を送っていただきたい．

おわりに

　研究留学は臨床留学よりもお手軽であろう．海外の医師免許はいらないし，給料を高望みしなければ，比較的すぐに受け入れてくれる研究室が多い．日本の医局に籍を残し，数年間臨床を離れて研究をして，成果が出ても出なくても，予定期間が終わればまた日本に戻り医師業を再開する．医師の研究留学はともすれば「守られたエンジョイ期間」でもある．

　しかし，日常臨床を離れた期間だからこそ，充実させるために妥協を許さず全力で自分を売り込んでほしいと思う．今回紹介した10のことは，きっとあなたの研究留学をより濃いものにしてくれると信じている．

[参考文献（留学中の業績）]
　査読付き原著

1) Kumamaru KK, Steigner ML, Soga S, Signorelli J, Bedayat A, Adams K, Mitsouras D, and Rybicki FJ. Coronary Enhancement for Prospective ECG-gated Single R-R Axial 320-Detector Row Coronary Computed Tomography Angiography: Comparison of 60 and 80 ml Iopamidol-370 Contrast Medium Injection. AJR Am J Roentgenol. 2011 Oct;197(4):844-50.

2) Kumamaru KK, Hunsaker AR, Bedayat A, Soga S, Signorelli J, Adams K, Wake N, Lu MT, and Rybicki FJ. Subjective Assessment of Right Ventricle Enlargement from Computed Tomography Pulmonary Angiography Images. Int J Cardiovasc Imaging 2012 Apr;28(4):965-73.

3) Bedayat A, Rybicki FJ, Kumamaru KK, Powers SL, Signorelli J, Steigner ML, Steveson C, Soga S, Adams K, Mitsouras D, Clouse ME, Mather RT. Reduced exposure using asymmetric cone beam processing for wide area detector cardiac CT. Int J Cardiovasc Imaging 2012 Feb;28(2):381-8. doi: 10.

4) Soga S, Pomahac B, Mitsouras D, Kumamaru KK, Sara LP, Prior RF, Signorelli J, Bueno EM, Steigner ML, Rybicki FJ. Preoperative Vascular Mapping for Facial Allotransplantation: Four-Dimensional Com-

puter Tomographic Angiography Versus Magnetic Resonance Angiography. Plast Reconstr Surg. 2011 Oct;128 (4) :883-91.
5) Kumamaru KK, Hunsaker AR, Wake N, Signorelli J, Lu MT, Bedayat A, and Rybicki FJ. The Variability in Prognostic Value of RV/LV Diameter Ratios Derived from Different Measurement Methods on CT Pulmonary Angiography: a Patient Outcome Study. J Thoracic Imaging 2012 Sep;27 (5) :331-6.
6) Soga S, Britz-Cunningham S, Kumamaru KK, Malek SK, Tullius SG, and Rybicki FJ. Comprehensive Comparative Study of Computed Tomography-Based Estimates of Split Renal Function for Potential Renal Donors: Modified Ellipsoid Method and Other CT-Based Methods. J Comput Assist Tomogr. 2012 May;36 (3) :323-9.
7) Parast L, Cai B, Bedayat A, Kumamaru KK, George E, Dill KE and Rybicki FJ. "Statistical Methods for Predicting Mortality in Patients Diagnosed with Acute Pulmonary Embolism." Acad Radiol. 2012 Dec;19 (12) :1465-73.
8) Sisk GC, Kumamaru KK, Schultz K, Bueno EM, Diaz-Siso JR, George E, Mitsouras D, Steigner ML, Pomahac B, and Rybicki FJ. Cine Computed Tomographic Angiography Evaluation of Blood Flow for Full Face Transplant Surgical Planning. Eplasty 2012;12:e57.
9) Fujimoto S, Matsutani H, Kondo T, Sano T, Kumamaru KK, Takase S, Rybicki FJ. Image Quality and Radiation Dose Stratified by Patient Heart Rate for 64- and 320- Detector Row Coronary CT Angiography. AJR Am J Roentgenol. 2013 Apr;200 (4) :765-70.
10) Cai B, Bedayat A, George E, Hunsaker AR, Dill KE, Rybicki FJ, and Kumamaru KK. Malignancy and Acute Pulmonary Embolism: Risk Stratification Including the Right to Left Ventricle Diameter Ratio in 1596 Subjects. J Thorac Imaging. 2013 May;28 (3) :196-201.
11) Chen MY, Steigner ML, Leung SW, Kumamaru KK, Schultz K, Mather RT, Arai AE, and Rybicki FJ. Simulated 50% Radiation Dose Reduction in Coronary CT Angiography Using Adaptive Iterative Dose Reduction in Three-Dimensions (AIDR3D). Int J Cardiovasc Imaging. 2013 Jun;29 (5) :1167-75
12) Schultz K, George E, Mullen KM, Steigner M, Mitsouras D, Bueno E, Pomahac B, Rybicki FJ, Kumamaru KK. Reduced Radiation Exposure for Face Transplant Surgical Planning Computed Tomography Angi-

ography. PLoS One. 2013 Apr 26;8 (4) :e63079. doi:.
13) Wake N, Kumamaru KK, Prior R, Rybicki FJ, and Steigner ML. Computed Tomography Angiography for Transcatheter Aortic Valve Implantation. Radiol Technol. 2013 Mar-Apr;84 (4) :326-40.
14) Malguria N, Hanley M, Steigner M, Kumamaru KK, Wake N, Zenati M, and Rybicki FJ. Static and Cine CT Imaging to Identify and Characterize Mediastinal Adhesion as a Potential Complication for Patients Underdoing Redo Sternotomy. AJR Am J Roentgenol. 2013 Jul;201 (1) :W72-4
15) George E, Mitsouras D, Kumamaru KK, Shah N, Smith S, Deaver PM, Mullen KM, Steigner ML, Demehri S, Bueno EM, Talbot S, Pomahac B, Rybicki FJ. Upper Extremity Composite Tissue Allotransplantation Imaging. Eplasty. 2013 Jul 16;13:e38.
16) George E, Hunsaker AR, Rybicki FJ, Kumamaru KK. Effect of Lower Tube Voltage on the Reproducibility of Right-to-Left Ventricular Diameter Ratio Measurements on CT Pulmonary Angiography Images. J Comput Assist Tomogr. 2013 Sep-Oct;37 (5) :737-42
17) Kumamaru KK, Hunsaker AR, Kumamaru H, George E, Bedayat A, Rybicki FJ. Correlation between Early Direct Communication of Positive CT Pulmonary Angiography Findings and Improved Clinical Outcomes. Chest 2013 Nov 1;144 (5) :1546-54
18) Kondo T, Kumamaru KK, Fujimoto S, Matsutani H, Sano T, Takase S, and Rybicki FJ. Prospective ECG-gated 320 Detector-Row Coronary CT Angiography with Absolute Acquisition Delay Strategy for Patients with Persistent Atrial Fibrillation. AJR Am J Roentgenol. 2013 Dec;201 (6) :1197-203
19) Wake N, Kumamaru KK, George E, Bedayat A, Ghosh N, Gonzalez Quesada C, Rybicki FJ, Gerhard-Herman M. Computed Tomography and Echocardiography in Patients with Acute Pulmonary Embolism Part 1: Correlation of Findings of Right Ventricular Enlargement. J Thorac Imaging 2014 Jan;29 (1) :W1-6
20) George E, Kumamaru KK, Ghosh N, Gonzalez Quesada C, Wake N, Bedayat A, Dunne RM, Saboo SS, Khandelwal A, Hunsaker AR, Rybicki FJ, Gerhard-Herman M. Computed Tomography and Echocardiography in Patients with Acute Pulmonary Embolism Part 2: Prognostic Value. J Thorac Imaging 2014 Jan;29 (1) :W7-W12.

21) Kondo T, Takamura K, Fujimoto S, Takase S, Sano T, Sekine T, Matsutani H, J Narula, Rybicki FJ, Kumamaru KK. Motion Artifacts on Coronary CT Angiography Images in Patients with Pericardial Effusion. J Cardiovasc Comput Tomogr 2014 Jan-Feb;8 (1) :19-25.
22) Demehri S, Signorelli J, Kumamaru KK, Wake N, George E, Hanley M, Steigner ML Gravereaux EC, and Rybicki FJ. Volumetric Quantification of Type II Endoleaks: A Predictor for Aneurysm Sac Growth Following Endovascular Abdominal Aortic Aneurysm Repair. Radiology 2014 Apr;271 (1) :282-90.
23) Kumamaru KK, Sisk GC, Mitsouras D, Schultz K, Steigner M, George E, Enterline DS, Bueno E, Pomahac B, Rybicki FJ. Vascular Communications between Donor and Recipient Tissues One Year after Successful Full Face Transplantation. Am J Trasnplant 2014 Mar;14 (3) :711-9.
24) Kondo T, Matsutani H, Groarke J, Takamura K, Fujimoto S, Rybicki FJ, Kumamaru KK. Technical Note: Electrocardiograph electrode repositioning for coronary CT angiography in patients with regular and recurrent premature ventricular contractions. J Cardiovasc Comput Tomogr 2014 Jan-Feb;8 (1) :13-8.
25) Kumamaru KK, Arai T, Morita H, Sekine T, Takamura K, Takase S, Rybicki FJ, Kondo T. Overestimation of Pretest Probability of Coronary Artery Disease by Duke Clinical Score in Japanese Patients Undergoing Coronary CT Angiography. J Cardiovasc Comput Tomogr 2014 May-Jun;8 (3) :198-204.
26) Chatzizisis YS1, George E, Cai T, Fulwadhva UP, Kumamaru KK, Schultz K, Fujisawa Y, Rassi C, Steigner M, Mather RT, Blankstein R, Rybicki FJ, Mitsouras D. Accuracy and reproducibility of automated, standardized coronary transluminal attenuation gradient measurements. Int J Cardiovasc Imaging. 2014 Aug;30 (6) :181-9.
27) Fujimoto S, Kondo T, Kodama T, Fujisawa Y, Groarke J, Kumamaru KK, Takamura K, Matsunaga, E, Miyauchi K, Daida H, Rybicki FJ. A Novel Method for Non-invasive Plaque Morphology Analysis by Coronary Computed Tomography Angiography. Int J Cardiovasc Imaging. 2014 Jun 4. [Epub ahead of print]
28) Kumamaru KK, Kondo T, Kumamaru H, Amanuma M,George E, Rybicki FJ. Repeat Coronary CT Angiography in Patients with a Prior

Scan Excluding Significant Stenosis. Circ Cardiovac Imaging 2014 Jul 18 published online

29) Kumamaru KK, Rybicki FJ, Madan R, Gill RR, Wake N, Hunsaker AR. Detection of Lung Nodules and Mediastinal Nodes on CT Pulmonary Angiography: Comparison of Low and Standard kVp Techniques. Int J Cardiovasc Imaging. 2014 Aug 1 published online

30) Rybicki FJ, Mather RT, Kumamaru KK, Brinker J, Chen MY, Cox C, Matheson MB, Dewey M, DiCarli MF, Miller JM, Geleijns J, George RT, Paul N, Texter J, Vavere A, Yaw TS, Lima JA, Clouse ME. Comprehensive Assessment of Radiation Dose Estimates for the CORE320 Study. AJR Am J Roentgenol 2014 *in press*

総説

1) Kumamaru KK, Hoppel BE, Mather RT, Rybicki FJ. CT Angiography: Current Technology and Clinical Use. Radiologic Clinics of North America. 2010;48 (2) :213-35.
2) Soga S, Pomahac B, Wake N, Schultz K, Prior RF, Kumamaru K, Steigner ML, Mitsouras D, Signorelli J, Bueno EM, Enterline DS, Rybicki FJ. CT Angiography for Surgical Planning in Face Transplantation Candidates. AJNR Am J Neuroradiol. 2013;34 (10) :1873-81.

ケースレポート

1) Tokmaji G, Gosev I, Kumamaru KK, Bolman RM. Mycotic aneurysm of the aortic arch presented with left vocal cord palsy. Ann Thorac Surg. 2013 Jul;96 (1) :302-5
2) Hanley M, Mitsouras D, Steigner ML, Demehri S, Signorelli J, Kumamaru KK, Rybicki FJ. CT Angiography Gravitational Gradient as an Imaging Sign of Slow Flow. Journal of Computed Assisted Tomography. 2013;37 (2) :297-300.

論説

1) Kumamaru KK, Lu MT, Ghaderi N, and Hunsaler AR. Right Ventricular Enlargement in Acute Pulmonary Embolism Derived from CT Pulmonary Angiography. Int J Cardiovasc Imaging 2013 Mar;29 (3) :705-8. doi: 10.1007/s10554-012-0126-1

本／分担執筆
1) Rybicki FJ, Sheth T, Kumamaru KK, Chen FY. PART I: Fundamentals. Computed Tomography of the Adult Cardiac Surgery Patient: Principles and Applications. Cardiac surgery in the adult. 4th ed. New York: McGraw-Hill Medical 2011.

ガイドライン
1) Rybicki FJ, Kumamaru KK, Yucel EK, Baum RA, Desjardins B, Flamm SD, Foley WD, Jaff MR, Koss SA, Mammen L, Mansour MA, Narra VR, Schenker MP. Sudden Onset of Cold, Painful Leg. (American College of Radiology white paper). In: Annals of ACR, Cardiovascular Imaging Appropriateness Committee. Reston, VA: American College of Radiology. 2009.
http://www.acr.org/~/media/ACR/Documents/AppCriteria/Diagnostic/SuddenOnsetColdPainfulLeg.pdf
2) Rybicki FJ, Kumamaru KK, Yucel EK, Baum RA, Desjardins B, Flamm SD, Foley WD,Jaff MR, Koss SA, Mammen L, Mansour MA, Mohler ER 3rd, Narra VR, Schenker MP. Recurrent Symptoms Following Lower Extremity Angioplasty (American College of Radiology white paper). In: Annals of ACR, Cardiovascular Imaging Appropriateness Committee. Reston, VA: American College of Radiology. 2009.
http://www.acr.org/~/media/ACR/Documents/AppCriteria/Diagnostic/RecurrentSymptomsFollowingLowerExtremityAngioplasty.pdf

chapter 12

若月　優
放射線医学総合研究所
重粒子医科学センター病院

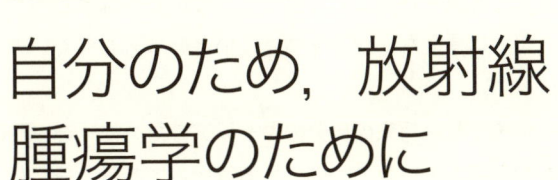

自分のため，放射線腫瘍学のために

September 2009-April 2011
Research Fellow
Department of Radiation Oncology , Harvard Medical school/Massachusetts General Hospital

要旨………

　2002年より群馬大学医学部放射線腫瘍教室に所属し，将来の自分のために「箔」を付けたいと留学を希望し，アメリカ合衆国ボストンのマサチューセッツ総合病院（MGH）に留学をした．「箔」を付ける目的の留学で，基礎研究での貴重な経験をし，臨床カンファレンスを通してアメリカの医療と日本の医療の違いを実感した．さらに多くのアメリカ文化と触れ合い考えたことが，自分自身の将来へどのように影響しているか簡単に触れたい．

箔を付けるために留学

　最初に，アメリカに留学を志す人たちの目標とはどのようなものなのだろうか？と考えてみた．アメリカで一旗あげようと考えている人や，最先端の技術・知識を得ることを目的としている人なども多くいると思うが，大きな声では言えないが箔をつけたいという人も多くいるのではないだろうか．

　何を隠そう私は将来の自分のキャリアのために「箔を付ける」ことを目的に留学を考えていたのが偽らざる気持ちである．そんなよこしまな目的で留学した自分がアメリカに留学し，どのようなことを経験し，感じたかを示してみたい．

　また，今まであまり意識をして具体的に考えたことはなかったが，この留学の経験がどのように帰国後の自分自身に影響しているかをこの機会に考えてみた．

ビザでつまずく

　私は群馬大学医学部を卒業し，2002年5月に母校の放射線腫瘍学教室に入局した．群馬大学の放射線腫瘍学教室は，日本の放射線腫瘍専門医の約10％が当教室出身者という放射線腫瘍学というマイナーな分野の中では，日本で一，二を争う教室である．特に教室出身の先輩方が筑波大学や東京女子医科大学，北里大学など多くの大学で教授に就任されていたり，日本で初めて（世界で2番目）大学病院に重粒子線治療が導入されるなど，非常に活気のある教室である．

　そのため私が十数年前に入局した際も多くの優秀な諸先輩方に囲まれており，放射線腫瘍学を学ぶ上で恵まれた環境であったと思われる．そんな中，教授はもちろん当時の准教授や講師の先生の多くがアメリカ・イギリスなどへの留学経験があり，自然といつか自分も留学したいと考えるようになっていた．

　しかしながら，医者になったばかりで，自分自身で研究などを行なっているわけでもなく，留学して身に着けたい技術などの目標もあるわけでも

なく，ただ漠然と留学したいとの感覚であった．

　その後，大学院を2007年12月に卒業し，教授・医局長より留学の意思を問われ，入局以来留学をしたいと考えていたことや，自分の将来のために「箔を付ける」ために留学したいと考えていたことから，留学を希望し，留学の運びとなった．留学先はアメリカ・ボストンにあるMassachusetts General Hospital (MGH) /Harvard Medical Schoolであった．しかしながら，このようなよこしまな希望であったためか，留学までは大変な苦労であった．

　2008年の年末から留学の準備を開始し，2009年1月には必要な書類をすべてそろえて，MGHの事務局に提出したにもかかわらず，その後何の音沙汰もなく，なかなかビザを取るための書類を手に入れることができなかった．何度かメールや電話で問い合わせもしたが，自分の英語力の問題もあってかなかなか進展しなかった．やっと6月になり，事務局から提出した書類が紛失した（！）とのことで，再度書類の提出を行ない，9月になってついにビザを取得し，9月末に渡米する運びとなった．

　アメリカ人の事務仕事が適当であるとは先輩から聞いてはいたものの，最初から冷や水を浴びせられたような形となってしまった．これ以降この経験を糧に，後輩のビザ取得の手続きなどアメリカでの事務手続きでは，できるだけこまめに事務局に足を運んだり，知っている秘書さんや事務の職員にお願いしたりするなどして，同じ轍を踏まないように気をつけるようにしている．

将来のリーダーたちとの出会い

臨床に生きる研究を

　自分の留学は主に基礎研究が中心となっており，Cellular & Molecular Radiation Oncology laboratoryというMGHのDepartment of Radiation Oncologyに属する研究室で研究を行なっていた．その研究室の

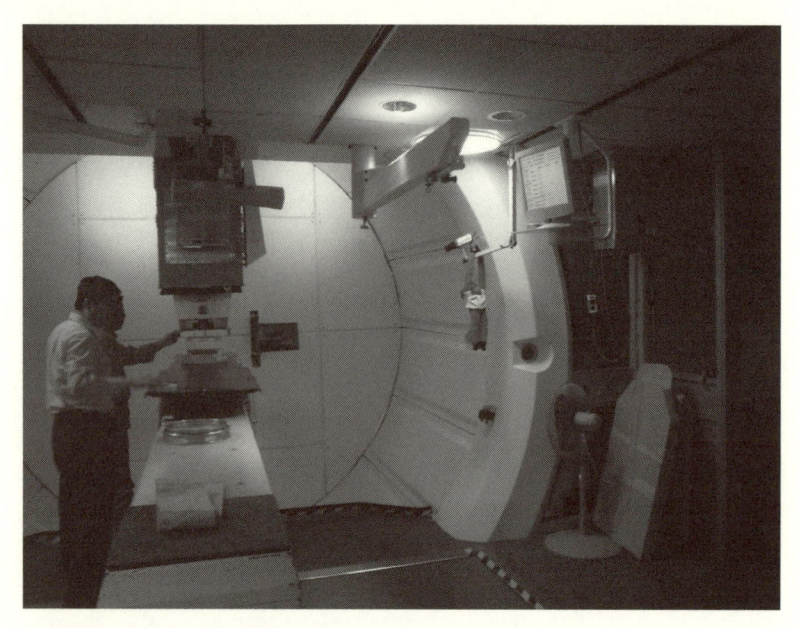

▲ MGH Proton Center での実験

　Boss は女性の Kathryn D. Held 准教授でその下に MD が 1 名，研究者が私のような留学生も含めて十数名という研究室であった．
　研究室の Held 先生は放射線生物学の分野では大変高名な先生で，主に宇宙放射線の人体に与える影響に関する研究を行なっていた．自分は研究室に赴いた初日に Held 先生より，「何を目標に行ないたいか」と問われ，「私はいままで臨床医であり，帰国してからも再び臨床医を続けることになるので，将来臨床に生きるような研究を行ないたい」と話したところ，放射線抵抗性の腫瘍として知られている軟骨肉腫細胞におけるバイスタンダー効果の研究をテーマとして与えていただいた．
　この研究室で行なっていた実験は，ボストンの MGH の研究室だけでなく，陽子線を用いた照射実験を行なうために MGH 病院にある Proton Center へ，あるいは，鉄イオン・炭素イオンなどの粒子線の照射実験のためにニューヨーク州ロングアイランドにある Brookhaven National

Laboratory内のNASA Space Radiation Laboratoryに行くなど多くの貴重な経験を積むことができた．特にBrookhaven National Laboratoryはアメリカでも最大規模の実験研究施設のひとつで，世界有数の加速性能をもつRelativistic Heavy Ion Collider（RHIC）と呼ばれるシンクロトロンがあり，重イオンの照射実験を行なうことができる施設である．

ここでの研究は今まで研究室内の照射装置でしか実験を行なったことがなかった私にとっては非常に貴重な経験になった．この結果に関しては1年半という限られた期間の留学であったが，自分の後任で同研究室に留学した後輩の協力もあり，ありがたいことに論文にまとめることができ，現在も臨床の傍らで（細々とではあるが）基礎研究を続けていく礎となっていると自分では考えている．

日米それぞれの優れたところ

私は上司に依頼して，アメリカでも最高クラスの放射線腫瘍学のDepartmentであるMGHに留学しているのだから，基礎研究だけでなく臨床も少しは見ることができればと考え，臨床のカンファレンスに毎朝参加させてもらった．毎朝のカンファレンスはレジデントが中心となって運営されており，レジデントの教育目的の講義やレクチャー，あるいは技師や物理士も含めた形での放射線物理学や生物学の講義が行なわれていた．これらのカンファレンスを通して現在行なわれているMGHでの放射線治療の現状や，進行中の臨床試験などの非常に多岐にわたる分野の勉強を行なうことができた．

しかしながら，このカンファレンスに出て，（少なくとも放射線治療の分野では）アメリカと日本では大きな差がないということを実感することとなった．放射線治療は（もちろん技術もあるがそれ以上に）治療装置や，知識に依存する部分が大きいため，ITの発達した現代では，アメリカで行なわれている治療というものが簡単に情報として日本でも仕入れることができ，ほとんど差がないと感じられた．むしろ私は日本でアメリカでは行なわれていない重粒子線治療を経験しており，逆にMGHのレジデント

に対して重粒子線治療を紹介する機会も与えられるほどであった．

　他方で，アメリカと日本の放射線治療で大きく差があると感じられた面も経験した．それは行なわれている，あるいは計画されている臨床試験の数と種類の豊富さが挙げられる．MGHでは大部分の疾患で現在進行形の臨床試験があり，コーディネータなどが多数いることもあってか，患者が初診で来院してから臨床試験に登録され，治療が行なわれるまでの流れが非常にスムーズに進められているのが印象的であった．

　こういった面は日本では医師が実臨床や雑務に追われてしまい，なかなか臨床試験を計画したり実行したりできない点からはうらやましいかぎりであった．

教育システムに雲泥の差

　もうひとつこのカンファレンスに参加したことで得たものとして，MGHの若手放射線腫瘍医との出会いがある．アメリカにおけるレジデントのマッチングにおいてRadiation Oncologyは非常に人気の高い分野として知られており，中でもMGHの所属するHarvard Medical Schoolのレジデントプログラムは全米でももっとも採用されることが難しい人気の高いプログラムといわれている．そのためここに所属しているレジデントは大変優秀な人たちばかりであり，彼らと知り合えたのは大きな財産となった．

　余談だが，自分も「日本ではRadiation Oncologistで専門医をもっている」と話したら，彼らに「それならお前は優秀な医者なのだな」と勝手に評価してもらえるなど，日本では間違いなくマイナー科の医師である放射線腫瘍医がアメリカではまったく異なった評価を受けているのを感じさせられた．

　また臨床面では大きな差はないと話したが，教育システムには日本とアメリカでは雲泥の差があることを実感させられた．特にHarvard Medical Schoolでは将来リーダーになる人材を育成することを目標としており，放射線腫瘍学の技術や知識の習得だけでなく，リーダーとしてチーム

をまとめたり，目標を設定する能力を身に着けたりすることをレジデントプログラムのゴールのひとつにしており，意識の非常に高い集団であると実感した．

Discussion もたいへん活発であり教授陣とレジデントが対等に Discussion を行なっているのは，印象的な姿であった．日本では放射線腫瘍医の教育プログラムに関してはまったくないに等しい状況であり，親しくなった日系人のレジデントにこの教育プログラムについて多くのことを教えてもらう機会を得て，この経験をわれわれの医局や日本の教育プログラムに生かせればと考えている．

異文化との触れ合い

これもまた貴重な体験

　研究や臨床の経験とは別に，ボストンでは楽しい時間も過ごした．ボストンはアメリカ四大スポーツすべてでチームがあり，いずれのチームも近年優勝を経験している強豪チームばかりである．

　私は日本に住んでいるときから衛星放送や CS 放送で MLB はもちろんNBA，NFL といったアメリカのスポーツを愛してやまなかったので，この機会にと四大スポーツすべての観戦を行なった．特にアイスホッケー（NHL）の迫力は想像以上で，四大スポーツの中では比較的人気も低いスポーツであるが，ルールがわからなくても大いに盛り上がれる種目であり，チケットも取りやすいので機会があったら観戦をお勧めしたい．

　また，ボストンはあの小澤征爾が指揮者をつとめたことでも有名なボストン交響楽団があり，9月から5月の間は何度も足を運んだ．ボストン交響楽団ではラッシュチケットという当日券があり，当日の夕方に余り席を9ドルで手に入れることができる．実際には余り席だけでなく売り出されていないホール隅の座席も売られるため，sold out になるような人気講演でも早く並べば手に入れられるチケットである．

このチケットを手に入れて，私は月に1回くらい，妻はほぼ毎週のようにボストン交響楽団を聴きにいくことができ，クラシックにまったく造詣がなかった自分だが非常に貴重な経験をさせてもらった．こういったスポーツやクラシック音楽などに気軽に触れられる機会が得られるのも留学の貴重な一面ではないだろうか．

日本はすばらしい国
　アメリカで生活し，多くのアメリカ人と公私にわたり触れ合うことができ，アメリカ人の良いところをたくさん感じることができた．たとえば"Thank you"という言葉がある．当然日本語に訳すると「ありがとう」であるが，アメリカでは日本人が「ありがとう」と感謝の意を示す機会以上に"Thank you"を使っている．イメージとしては日本人が「すみません」と口にする場面で，この"Thank you"が使われているのではないだろうか．

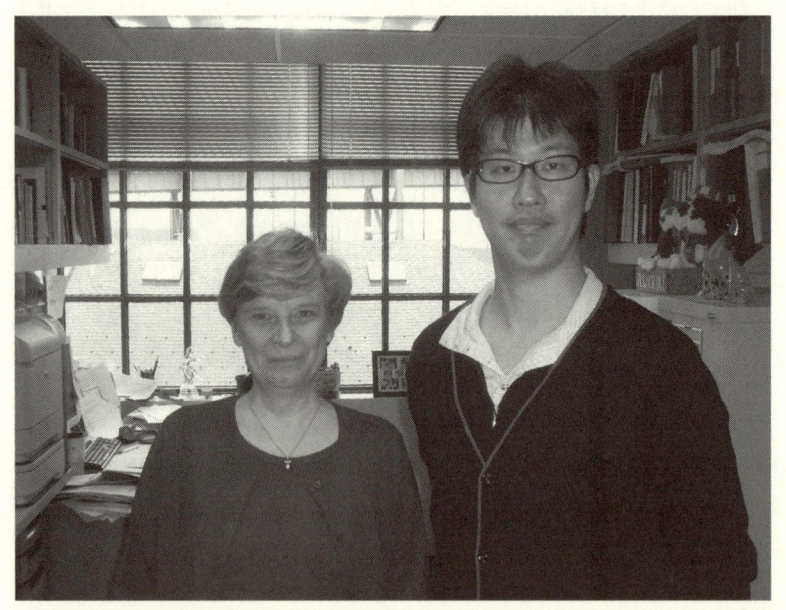

▲研究室のボス Held 先生と

たとえば，ものを取ってもらったとき，道を譲ってもらったとき，ドアを押さえてもらったとき……．"Thank you"といつも口にして，耳にしていると，相手との距離が縮まったように感じられた．また，アメリカ人はどこでも挨拶をしている印象があった．たとえば病院や研究室で警備員や掃除の人に，地下鉄の駅員やバスの運転手に．自分も周りのアメリカ人に影響されて挨拶をするようにしたら少し明るく前向きになれた？気がしている．

アメリカ人と多く触れ合い，今までと異なる文化に触れたことにより，逆に日本人であることを強く感じるようになり，日本が非常にすばらしい国だということを感じるようになった．一言で言うなら愛国心に目覚めたといってもよいかもしれない．特に留学を終えようとしている時期に日本で東日本大震災という大変大きな出来事が起こり，日本に対する思いが一層強くなったように感じられた．

私の両親は津波の大きな被害を受けた石巻に住んでおり，運よく両親は健在で家も大きな被害を受けずに済んだが，1週間以上連絡が取れず，大変不安な思いをしたことを昨日のように覚えている．その時，アメリカの友人，同じ研究室のスタッフ，警備の人，レストランのウェイターにいたるまで多くの人たちに，「家族は大丈夫なのか？」「知り合いに被害はなかったのか」と心配してもらった．彼らの日本に対する温かい思いやりが感じられた．

その一方で，テレビから流れる日本の状況に強く心を打たれ（アメリカでは24時間ニュースチャンネルでこの大震災のニュースが流れていた），国のために自分ができることは何なのかということを考えるようになった．

帰国後の意識の高まり

2009年4月に帰国し5月より放射線医学総合研究所重粒子医科学センター病院にて主に婦人科腫瘍に対する重粒子線治療を行なっている．帰

国後，臨床業務だけでなく，基礎研究や婦人科腫瘍学会の評議員などをさせてもらうようになり，留学前よりも多くの責任とチャンスをいただいている．充実した日々を過ごしている．

ここまで徒然に経験したこと感じたことを記してきたが，帰国後の自分にどのように影響しているのかを示したい．ひとつは将来への意識である．MGH で知り合ったレジデントは皆，将来彼ら自身がリーダーとなるための高い意識をもっていた．彼らと接したことで，自分の中でリーダーとはどのような考え方や能力が必要なのかの意識をもつようになった．たとえばカンファレンスや学会での活動において，上司や先輩・後輩の目を意識した行動をとること，発言や討論に対する責任，将来に対する具体的な目標設定などを考えるようになった．

もうひとつは組織に対する意識の高まりである．留学した医師の話を耳にすると，多くが日本の医局のような組織に縛られたくないといった考えをもった話を聞く機会が多いが，私は逆に医局などの組織の重要さを感じて帰国した．私自身のこの留学経験は群馬大学の放射線腫瘍学教室に属していたからこそできたことであるし，後に続く後輩もいる．そして自分の属する組織のために汗を流すことが，先輩・後輩そして仲間のためにもなるし，それは日本の放射線治療の進歩のためになり，さらには癌患者のため，日本のためになると確信している．

大震災のときに日本のために何かをしたいと考えたが，同時に今の自分にできることはあまりに少ないとも実感してしまった．しかしながら，同じ志をもつ組織・仲間のために行なうことが必ず日本のためになると私は考えている．組織に縛られていると思われることも多いかと思うが，組織があるからこそできることのほうがたくさんあると自分は考える．私が留学で得たものを生かせるかは，これからの自分自身そして仲間たちの未来にあると考えている．

chapter 13

真鍋(大山)徳子

北海道大学病院放射線診断科

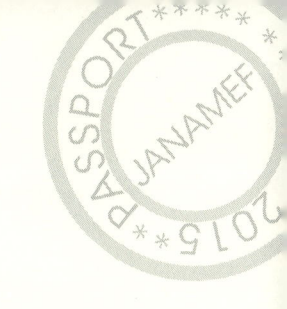

パッションの先に広がる道
──循環器画像診断を専門にするまで

August 2004-June2007
Research Fellow
Beth Israel Deaconess Medical Center, Cardiovascular Division

September 2006-June2007
Research Fellow
Brigham Women`s Hospital, TIMI laboratory

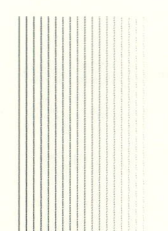

要旨………
　私は放射線科専門医取得後，循環器画像診断を学びたいという一心から，無謀にも大学院在学中にボストンのベスイスラエルディーコネスメディカルセンター循環器内科の門をたたきました．USMLE未取得で，コネも何もなかった私でしたが，リサーチフェローとして3年間循環器画像研究に携わる機会を得ました．帰国後7年が経ち，多くの出会いと学びを現在の仕事へどう活かしているか振り返ってみたいと思います．

循環器疾患への興味

　もともと循環器疾患に興味があり，学生時代に循環器内科と放射線科で迷いました．関連病院へ見学にも行きましたが，循環器内科では医師控え室で男性医師がパンツ一丁で歩きまわったりエッチな本を読んだりするので女子学生は入るなといわれ，面食らいました．今ならセクハラで問題になりそうな発言でしたが，当時はあまりにショックで循環器内科は自分には向かないかもしれないとがっかりしました（そのときの医師は別件の種々の問題行動で，その後更迭されたようです）．

　放射線科は所見を拾い上げて診断を導くプロセスがおもしろく，ジェントルな先生も多かったので，自分に向いているのではと思いました．画像診断学は想像以上に奥が深く，放射線科に入局した私は日常の読影業務に没頭しました．

留学のきっかけ

　時は流れて専門医取得後，大学院へ進学した私は再び循環器疾患に興味をもつようになりました．当時は循環器の画像診断を学ぶ術もなく，独学で心臓MRIの検査に携わっていました．教科書も数少なく，疑問を聞ける先輩もいなかったため，留学して心臓MRIを勉強しようと一念発起しました．

　コネもなくアメリカの医師免許もない私が，当時心臓MRIや冠動脈のMR Angiographyで有名だったベスイスラエルディーコネスメディカルセンター（Beth Israel Deaconess Medical Center: BIDMC）のManning先生のもとで勉強できるようになったきっかけは，日本で行なわれた国際学会でした．National Institute of Biomedical Imagingの偉い先生（Dr. Pettigrew）が来ると聞きつけ，だめもとで自分のプレゼンの際に猛烈にアピールし，留学して心臓MRIを学びたい旨訴えました．そのかいあって彼の知人でもあるManning先生を紹介していただき，今度は

フロリダで行なわれていたアメリカ心臓病学会へ出かけてロビーで面接を受けました．こちらの熱意が通じて，晴れて受け入れてもらえることになったわけです．（ただ，1年目は無給，2年目からは給料は働き次第でという条件でした．）

今思えば，無茶なお願いであったと思いますが，情熱以外は何ももっていなかった私の当時のたどたどしい話に耳を傾けてくれたPettigrew先生，受け入れてくださったManning先生には感謝しかありません．

大学院4年目の夏，学位論文を徹夜で仕上げてフラフラの状態でアメリカへ出発した日の朝のことは今でも覚えています．その論文が無事にアクセプトされたので，大学院はアメリカにいる間に卒業することができました．

余談ですが，博士号を取得したおかげで2年目以降ラボから給料をもらえるようになった際に，基本給を上げていただくことができました．自宅で遠隔読影のバイトはせず，英語や統計の勉強の時間にあてられました．博士号を取った一番のメリットだったかもしれません．

循環器内科ラボでの研究の日々

刺激的な環境

アメリカの留学先はHarvard Medical Schoolの関連病院の1つであるBIDMCの放射線科ではなく循環器内科で，そこで3年間循環器MRIの研究に携わりました．Harvard Medical SchoolはボストンのLongwood Medical Areaの中心にあり，私の留学先のBIDMCのほか，Brigham Women`s Hospital, Dana-Fabar Cancer Institute, Joslin Diabetes Center, Boston Children's Hospitalといった有名病院が徒歩圏内に位置しており，病院間の交流も盛んで他の病院でのカンファレンスなどに参加することもでき，基礎から臨床までさまざまなMRI関係のレクチャーを聴くことができました．

循環器のバイブルである*Braunwald*の教科書の執筆者である御年80歳を超えていたBraunwald先生が現役で，カンファレンスで発言されていたりして，循環器を学ぶ者にとってはたいへん刺激的な環境でした．循環器内科ですので，カンファレンスでは心臓のMRIやエコー所見なども併せて病態を考える機会が多々あり，それらの情報をもとに循環器内科の医師たちが考える診断プロセスに触れることができたのは貴重な経験でした．同じ病院の放射線科ではちょうど64列MDCTも導入され，心臓CTが始まった時期——当時留学先の放射線科はCORE64という東芝のマルチセンタートライアルに加わっていました——，そちらの読影にも顔を出していました．

　カンファレンスは日本と大きくスタイルが異なっていました．日本でも話題になった『Twin Peaks（ツイン・ピークス）』という海外ドラマを観てアメリカ人は皆軽食にドーナツを食べると思っていたのに，カンファレンスではいつもベーグルが用意されていたのが印象的でした——ユダヤ人が多い病院であったことと，循環器内科医は皆ヘルシー志向であったためと思われます．循環器内科のフェローは昼休みなどよく病院内のジムで走ったり，太らないよう気をつけている人ばかりで，秘書・技師・看護師は皆太っているという見事な対照ぶりでした．

　また，コメディカルの人たちが医師と対等にディスカッションしているのも新鮮でした．それぞれがプロ意識をもって発言しており，また，必ず進行役がいろいろな人へコメントを求めるため誰かが一方的に発言するのを黙って聞いているという雰囲気ではありませんでした．それぞれの役割分担がはっきりしており，分業していることによる責任感というものが積極性につながっていたのではないかと思います．私も英語は下手でもカンファレンスでなんとか発言できるよう，毎回が真剣勝負と思って参加していました．

研究用のMRI

　私の所属するラボは外来入院患者棟とは別棟のいわゆる研究棟にあり，

日本でいう医局のような場所にありました．研究専用のMRI機器があり，循環器内科医のほかに，放射線技師とMRIのシーケンスを開発するPhDが常駐しており，ボランティアや実験用の撮像が主に行なわれていました．

　自分の研究の合間に，MRI室に顔を出しMRIの基礎から実際の撮像まで彼らを捕まえて教わることができました．例えば冠動脈の描出能をあげるための撮像の実験では，私もボランティアとして3時間ほどぶっ続けでガントリー内に軟禁されたりしました．新しいシーケンスを試すのに，少しずつパラメーターを変えたり，何度も撮り直したりと，とても熱心に行なっていました．時間の制約のある臨床用MRIとは別に研究専用のMRIがあったということで，研究環境としては恵まれていました．

ボス・Manning先生のこと

　行なっていた研究はFramingham Heart Studyといわれているボストン市の郊外にあるフラミンガム市の住民を対象とした大規模コホート研究の一部で，私の所属先ではMRIを使った心機能評価や動脈硬化評価を行なっていました．今でこそ，冠動脈疾患のリスクとして高脂血症や糖尿病などが知られていますが，そのエビデンスを確立したのが，この研究です．「世界の心臓を救った町」といわれるフラミンガム市はボストンから車で1時間ほどののどかな地方都市で，ここに研究本部があり，時々研究の進捗状況の会議などでボスであるManning先生の車で通いました．車中はあまり仕事の話はせず，ボスのご家族の話をうかがうことが多かったです．

　Manning先生は30代でHarvardの教授になられたとても優秀な循環器内科医で，仕事にも自分にも厳しい方でしたが，ご家族思いで，研究室の皆を私も含め大事にしてくださり，医師としても人間としても尊敬できる方でした．いつもすてきなシャツとネクタイをしておられたので「奥様の趣味ですか？」と尋ねると「妻も仕事があって忙しいから，自分の服は自分で買っているし，洗濯も自分でしているよ．毎週Harvard大学の寮に入っている娘の洗濯物をピックアップして洗うのも僕なんだ」と答えられ，大変驚きました．

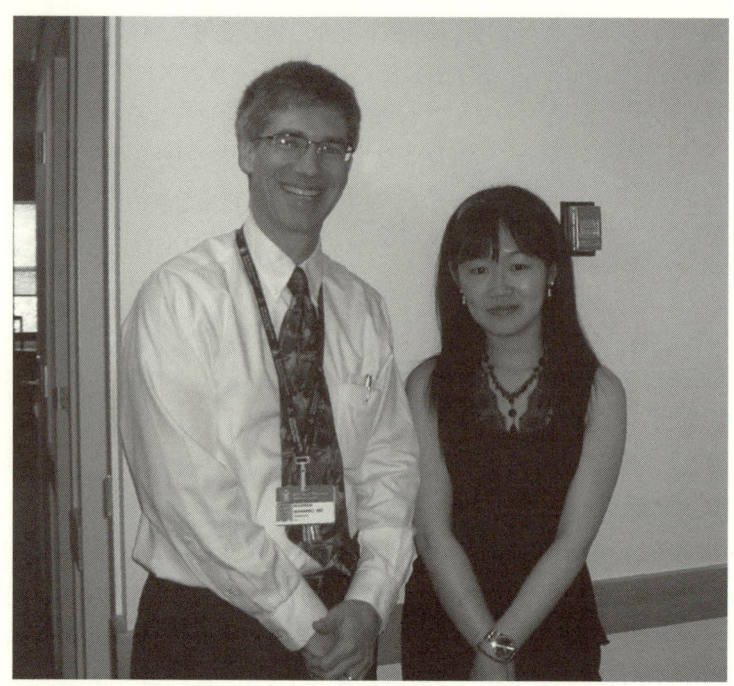

▲ボスの Manning 先生と

　日本では家庭や自分を犠牲にして仕事に没頭することが美徳とされる風潮が少なからずあったなかで，きちんと家庭と仕事のバランスをとられている（しかも家事を分担されている！）ボスの姿勢は新鮮でした．

　ボスの人柄を示すエピソードを紹介します．ある日の彼のレクチャーの際に，突然画面が切り替わり "Happy Birthday Noriko!" というスライドを用意してくださったこともあります．忙しくて自分の誕生日も忘れていた私へのサプライズでした．

研究のまとめと発展

　私は大動脈の MRI のプラークの定量解析を行ない，さまざまなリスクファクターとの関係を調べることになりました．毎日コンピューターに向かい解析を行ない，定期的に研究ミーティングをしつつ，臨床のカンファ

レンスやレクチャーに参加するという日々でした．

　2,000例超のデータを解析する作業は，2年以上かかりアメリカ人の同僚が面倒くさがる地味な仕事でしたが，統計学者との何十回にも及ぶやりとりを経て動脈硬化の最高峰の雑誌である *Arteriosclerosis, Thrombus, and Vascular Biology* に原著論文を発表することができました．原著論文以外にも，共著4本が循環器系のトップジャーナルにアクセプトされ，現在も私の解析データを用いて研究が続いています．アメリカでは放射線科医の地位が高く，心臓以外の所見を読める私は重宝がられました．

　J-1 ビザを延長しさらに研究を続けるつもりでいたのですが，日本の医局から「いい加減に帰ってきなさい」と催促がくるようになり，そもそもの目的である心臓MRIの勉強が十分できたので，日本に帰りそれを活かす時期が来たのかもしれないと考え，帰国しました．

英語能力＝コミュニケーションスキルの上達

Total Exposure の臨界点!?

　私は帰国子女ではなく短期留学の経験もありませんでした．将来自分が留学するとも思っておらず，学生時代は一番勉強しなかったのが英語であったくらいです．

　留学が決まり，英語の家庭教師の先生にきてもらったりしましたが，Total Exposure が必要だよといわれていました．最低限アメリカのドラマの英会話のスピードをディクテーションできるくらいの能力をつけるようにと指導されていました．しかし，そこまでの能力もなく渡米してしまいました．ボストンは比較的日本からの留学生が多い都市ではありますが，留学先のラボやデイケアにも日本人はおらず，必然的に日本語を聞いたり話したりする機会はありません．100% 英語漬けの日々となりました．

　最初の数カ月はなかなか早口のボスの話が聞き取れず，「わからないまま返事をしないように」と注意をされたり，かなり苦労しました．そんな

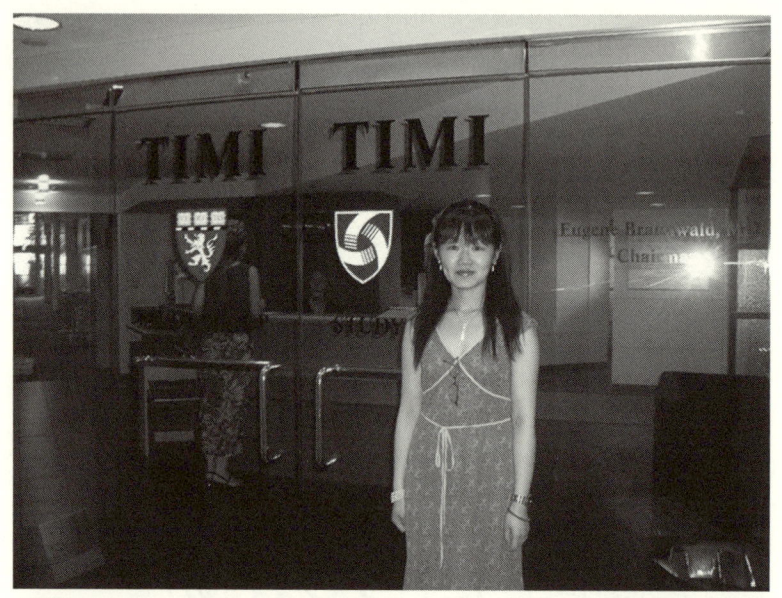

▲留学3年目はBrigham Women`s HospitalのTIMIラボ（Brawnwaldの循環器画像解析のコアラボ）でも並行して働いていた

　あるとき，ボスが監修する心臓MRIの教科書の分担執筆をやらせてもらえることになりました．「英語を話すのはあまり上手ではないが文章は書けている．英語能力はあるのだろう，やらせてみよう」と思っていただけたのが幸いでした．なんとか汚名返上？できました．

　研究の画像解析は私ひとりで行なっていましたが，データ収集や統計解析はチームでやっていたので，私が的確な指示を出さないとあらぬ方向にいってしまったり，何も進まなかったりと，こちらの期待どおりには進まず，黙っていても理解してもらえるという甘い考えをもっていた私にとっては一種のショック療法であったと思います．

　とにかくアメリカのテレビ番組を英語字幕で観まくり，夢も英語で見るくらいになるのに半年はかかったでしょうか．興味がないと続かないので，好きなドラマ（当時は『Sex and the City（セックス・アンド・ザ・シティ）』がやっていた）にはまるのが近道かもしれません．どこでTotal

Exposure の臨界点を超えたのか，帰国した今も海外ドラマや映画は字幕なしでもほぼ聞き取ることができ，英語にあれだけ苦労したのが無駄ではなかったと自分でも驚いています．

アメリカ人より社交的との評価

　元々人見知りで内向的な性格だったのですが，周囲に受け入れられて溶け込むためには百八十度自分を変える必要がありました．最初は Yes, No しか受け答えできなかった私は，とにかく挨拶から始まり，日常の簡単なおしゃべりなど，はじめは聞き役，次第にこちらから話題をふったりして周囲と会話するよう心がけました．

　所属先のラボの No.2 やフェローの一部は女性の循環器内科医でしたし，MR Physics 専門の PhD や技師にも女性がいましたので，たびたび女子会をしました．仕事から離れ，プライベートで趣味や生活のことなどおしゃべりするのは，国籍に関係なく盛り上がり，会話のよい訓練になったと思います．

　こちらが心を閉ざしていると相手にも伝わると思い，自分の感情を素直に表に出すようにし，大げさに感謝の意を伝え，打ち解けるようにしました．コミュニケーションの基本だと思いますが，相手の目を見て話をすること，相手に敬意と思いやりをもって接することを心がけ，多くの友人ができました．

　子どものプレスクールへ出かけ折り紙の授業をやったり，子どもの誕生会に参加しママ友とおしゃべりしたり，交流の場はいくらでもあり，留学最後のほうにはアメリカ人より社交的だと評価されていました．今でも北米放射線学会（Radiological Society of North America: RSNA）の際にはシカゴからボストンへ足を伸ばして，友人と会うのが楽しみとなっています．

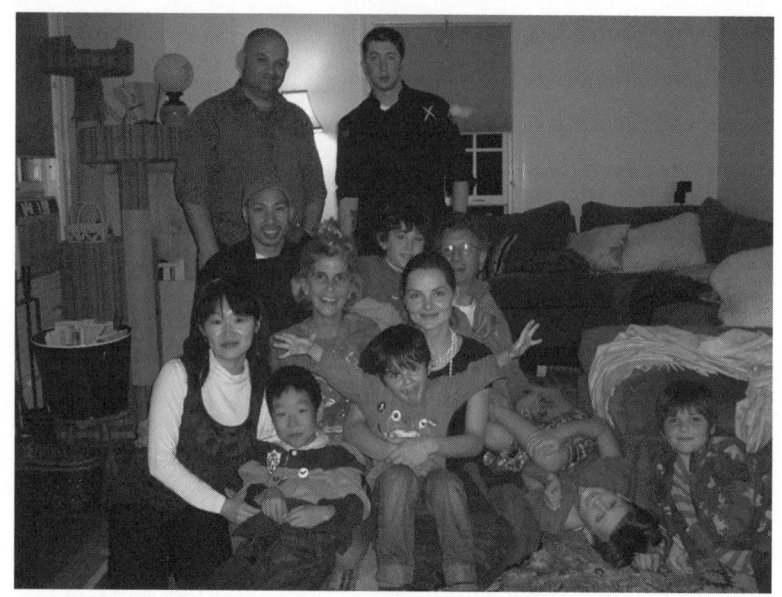

▲家族ぐるみで仲のよかった友人たちと（前列向かって左端が筆者）

帰国後──北海道中の心臓画像すべてを読むくらいの覚悟で

技師の教育・プロトコール作りにまず着手

　留学で大事なのはもちろん留学中に業績を出すことではありますが，私のように研究留学の場合，帰国後の人生のほうが圧倒的に長いわけですから，留学中に学んだことをどう活かしていくかが大きな命題になると思います．

　私の場合，帰国してまず技師たちの教育・プロトコール作りを始めました．心臓の検査は心電図同期が必須ですし，きれいな画像を得るにはコツや工夫が必要です．それまで日本では撮影は技師任せで撮影された画像が画質不良であれば不整脈や息止め不良といった患者要因のせいだとあきら

めていたのですが，誰が撮っても同じクオリティーの検査を提供できるよう，プロトコールやマニュアル作りに1年以上かけました．

息止めできない場合は呼吸同期併用して短いシーケンスでとる，不整脈がある場合はシングルショットに変更するなどさまざまな撮影テクニックを盛り込みました．耳の聞こえない患者には検査室の電気のON-OFFで合図をして息止めのタイミングをはかったこともあります．検査時間が長くなりがちな心臓MRIでは患者の協力が何よりも必要です．ボストンで何度もボランティアとして撮影される経験をしたので，患者にどうやったら不安を与えず，長い検査に耐えてもらえるか，声かけや検査前の説明など工夫できることはたくさんありました．

循環器画像診断は形態だけでなく動態を見られる面白さがある反面，動いている臓器ですからアーチファクトとの闘いになります．基本的に検査にはできるだけ立ち会い，シーケンス決め・撮像断面指示をしていくうちに技師が育ち，今ではすべての検査に立ち会わなくても思った通りの画像が出てくるようになりました．また撮影した画像の読影結果を，どう画像が診断に有用であったか技師にフィードバックすることで，彼らのモチベーションを高め，次の撮影に活かしてもらえるよう心がけました．

コンサルトの急増

64列以上のMDCTが普及してきたタイミングと帰国時期が重なり，循環器画像診断のニーズが爆発的に増えてきました．大学病院ではどうしても急性心筋梗塞のようなフレッシュな虚血性心疾患よりは慢性心疾患が多いため，週半日の循環器センターの外勤先では不安定狭心症や急性心筋梗塞のCT・MRIを読影するよい機会だと考え，大量の読影をこなしています．検査をオーダーしてくれた医師とディスカッションし，シンチグラフィー・カテーテル所見や臨床経過を確認するのは効率のよい勉強方法ではないかもしれませんが，地道な方法で学んでいくと必ず自分の血肉となります．

日本における放射線科医の数は西高東低といわれています．とりわけ北

海道は顕著で，診断専門医の数が足りない状況です．ましてや循環器画像を読める医師は非常に限られており，北海道中の心臓画像をすべて読むくらいの気持ちでやってきました．留学する前は想像していなかったことですが，循環器疾患の画像コンサルトが増え，多くの症例を経験させてもらっています．

勉強会の立ち上げ

　循環器画像を読影するだけでなく，教育・啓蒙活動も仕事のひとつだと考え，大学以外の病院の技師や医師を対象に，まずどういう疾患が循環器画像診断の適応になるか，どういう撮像をすればきれいな画像が撮れるか，どう読影するかという勉強会を帰国後に立ち上げました．

　北海道 Cardiovascular MR Imaging という心臓 MRI の会では毎年テーマを決めて，どう撮影すればきれいに画像がとれるかを技師から，私からはどういう疾患に役立つかという臨床の話をすることで，技師及び検査をオーダーする医師に循環器画像の有用性を理解してもらおうという意図です．また，札幌 Heart Imaging Club という心臓 CT の会では北海道の心臓 CT の検査状況を把握すべくアンケートをとったり，コンペ方式で技師の活発な発表討論を促したりといろいろ企画を考えています．賛同してもらえる企業など周囲を巻き込んで少しずつ協力してくれる仲間を増やすのも大切な環境整備だと思っています．

プレゼン力に目覚める

　留学中によく日本人とアメリカ人の違いを考えていました．英語のハンデはさておき，やはり彼らが優れている部分はプレゼンテーション力だと思います．NHK で放送されていた『TED（テッド）』を見てもわかるように，スティーブ・ジョブスに代表されるような魅力的なプレゼンには凝ったパワーポイントは必ずしも必要ではなく，聴衆を引き込む話力とストーリー性・構成力というのがポイントかもしれません．

　アメリカの子どもたちはプレスクール時代から自分をアピールするため

の発表機会を与えられているのに対し，日本人は人前で発表する経験の絶対値そのものが足りないのです．逆の言い方をすれば，たいした内容でなくてもアメリカ人の発表は上手に聞こえるとも言えます．それに気づいた私は国際学会のプレゼンで勝てる方法が少しわかったような気がし，帰国後複数の国際学会で連続してアワードを受賞することができました．

　留学中にデータのまとめ方や見せ方をさんざん考え抜いたので，魅力的な英語抄録や論文の書き方についても自信をもって教えられるようになり，指導している大学院生たちも国内外の学会で次々とアワードをとっています．

　初めてRSNAに参加したのは卒後5年目で，自分の発表が見劣りするように感じていました．当時はRSNAやヨーロッパ放射線学会での口演なんてもってのほかだと思っていましたが，やってみると聴衆からダイレクトに反応が返ってくる醍醐味を味わえました．英語のハンデは小さくありませんが，若い先生方にはどんどん国際学会へサブミットして発表する機会をもってほしいと思います．大きな自信が得られるにちがいありません．

自分のやりたいことに邁進した10年

　研究に関して言えば，大学院を卒業したとはいえ，留学時代はただただアメリカの研究システムに圧倒されるばかりでした．何をどう進めていけばよいのかも漠然としており，帰国後に見よう見まねで始めた研究も計画の甘いものであったと思います．あるとき，循環器画像診断領域の大先輩である岩手医科大学の吉岡邦浩先生から，「研究をやるなら循環器の王道をやるべきだ」と言われ，目の覚めた思いがしました．

　日本人は器用貧乏で，医師がデータ収集から解析まで何でもやってしまいます．アメリカではデータ管理者，統計解析屋など分業が進んでいました．日本では大学病院で臨床をやりながら，研究を続けるには時間外に自分のプライベートな時間を削ってやるしかありません．帰宅後も，週末も

ずっと仕事をしているような生活を続けても効率は上がりませんでした.

　幸いに，放射線科医・循環器内科医・核医学医・プログラマーと循環器画像チームを結成し，自分にはできないと半ばあきらめていた心筋血流の本格的な研究を行なう環境を整えられ，現在に至っています.

　思い返せば帰国してからの7年間，無我夢中で臨床と研究を続けてきました．循環器画像診断へのパッションは衰えるどころか，まだまだ沸きあがってきます．日本人だからとか英語ができないとか自分を枠にはめずに，自分のやりたいことに正直に邁進することができたことは，怖いもの知らずの若さゆえであったのかもしれません.

　放射線科医でありがなら循環器内科のラボに研究留学した私は，少し異色でしょうが，意志をもって進めば道は開けるというメッセージが伝わることを願って，筆を措きたいと思います.

[参考文献]
・留学先での原著論文（旧姓 Oyama/ 現在の姓 Oyama-Manabe）

1) Oyama N, Gona P, Salton CJ, et al. Differential impact of age, sex, and hypertension on aortic atherosclerosis: the Framingham Heart Study. *Arteriosclerosis, thrombosis, and vascular biology*. 2008; 28 (1) : 155-159
2) Mukamal KJ, MacDermott K, Vinson JA, Oyama N, et al. A six-month randomized pilot study of black tea and cardiovascular risk factors. *American Heart Journal* 2007; 154:724.e1-724.e6;
3) Tsao CW, Gona P, Salton C, Murabito JM, Oyama N, et al. Relationship between central and peripheral atherosclerosis and left ventricular dysfunction in a community population. *Vascular Medicine*. 2011;16 (4) :253-9
4) Hong SN, Gona P, Fontes JD, Oyama N, et al. Atherosclerotic biomarkers and aortic atherosclerosis by cardiovascular magnetic resonance imaging in the Framingham Heart Study. *Journal of American Heart Association* 2013;2 (6) :e000307

5) Chuang ML, Gona P, <u>Oyama-Manabe N</u>, et al. Risk factor differences in calcified and noncalcified aortic plaque: The framingham heart study. *Arteriosclerosis, thrombosis, and vascular biology*. 2014 in press

・教科書

Cardiovascular Magnetic Resonance: second edition（Saunders 社）
ISBN978-0-443-06686-3

chapter 14

齋藤アンネ優子
順天堂大学放射線医学教室放射線治療学講座

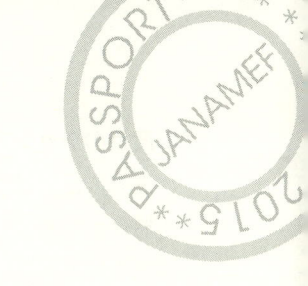

幸運な？出会いの連続

April 2004-Feburary 2006
Research Fellow
Department of Radiation Oncology, University of Florida

March 2006-March 2008
Research Coordinator
ViewRay Inc.

要旨………
　私の留学経験は，他の方々の書かれたものと比較すると少し特殊かもしれない．何のパイプもないところに単身乗り込み，受け入れ側も好意的とは言い難い状況から始まったからである．
　しかし，いくつもの「出会い」と幸運に恵まれ，結局は実り多い経験ができた．
　留学というキーワードがらみで自分が体験したことの一部を紹介した．何かの参考になれば，幸いである．

1度目のチャンス

　海外に留学したい，海外で生活したいという漠然としたあこがれは，学生時代からあった．だが，私が入局した順天堂放射線科は，私の入局の5年前の米国への留学を最後に，誰も海外に出していない科であった．
　しかし，留学のチャンスは意外に早く巡ってきた．
　入局早々にドイツ語の超音波の入門書[1]の翻訳を科から依頼された（上級医師たちがすべて断ったため，一番下っ端の私の仕事になった）．卒後1年目だった私は，当然業務を覚えるだけで手一杯の状態．ただでさえ短くなりがちな睡眠時間をさらに削っての翻訳作業は，とてつもなく過酷なものであった．
　翌年の6月に自分の名前が載った本が発売されたときにはまさに感無量の思いであった．勢い余った私は，原作者ドゥッセルドルフ大学のMatthias Hofer先生にへたくそなドイツ語で，ファンレターともお礼状ともつかない手紙を書いてしまったのである．すぐに返事が届き，「一度ドイツに来ないか．海外の医療をみるのは勉強になる．こちらではシステマテックに超音波の指導を行なっている．給料は出せないが，住むところならば無償で提供できる」というものであった．
　卒後2年目でまだ大した貯金もない私であったが，「住居代がかからないならば，なんとかなる！　しかも，これで医局にドイツとのパイプができる」と，喜び勇んで，当時の教授の片山仁先生に報告した．しかし，その返事は意外なものであった．「若すぎる．せめて専門医を取ってからでないと留学は意味がない」と．心底落胆したのを記憶している．
　しかし，今思うと，片山先生のご判断は間違っていなかったように思われる．日本の実情も知らず，基本的な知識も持ち合わせていない状態での留学が本人に与えるメリットは，デメリット（時間の浪費と経済的な損失）と天秤にかけた場合に，少ないと思われるからである．
　実際，卒後すぐに海外留学した知り合いの話を聞いたことがあるが，その医師によると，自分が留学で得たものは少なく，「（専門医も博士号も取得した）今，もう一度留学をしなおしたい」とのことであった．

2度目のチャンス

　指導された通り，専門医取得までは……とおとなしくしていた．しかし，医局からはその間，留学者はほとんどなし．連日の激務に追われ，気がつけば「留学はかなわぬ夢」と化していた．

　ところが，結婚・出産し，マンションの頭金を支払い，貯金もあとわずかというときに，夫に白羽の矢が立ったのである．

　夫の医局は定期的に留学者を出していたのだが，医局員の多い科であり，運よく声をかけてもらえたとしても，かなり先と私たち夫婦は理解していた．ところが，留学候補者が続々と辞退し（すでに，海外留学離れは始まっていた），突如，夫にお鉢がまわってきたのである．フロリダの免疫学教室での4年間の研究留学である．話が来たのは渡米予定日の半年前のことである．

　夫はその話を快く受けた．そして，次は私が勇気を出して医局と交渉する番である．前回，反対された経緯があり，不安もあったが，当時，放射線治療部門教授の広川裕教授に相談したところ，「それは是非行きなさい！」と大きく背中をおされたのである．

　このときに，放射線治療学部門にいたのがラッキーだったのかもしれない．広川先生だけではなく，放射線治療学部門の上司たちには留学経験者が多く，若手の海外留学に積極的だったからである．

　しかし，夫の留学先がフロリダ大学ということはすでに決定しているが，フロリダ大学の放射線腫瘍学講座に知り合いなどがいるわけではない．つたない英語で再三メールを送ったが，返事はなかった．

　弱り果てて広川先生に相談し，手紙を書いていただいたところ，非常に素っ気ない返事は届いたものの，やはり，その後のメールには返信なし．

　不安が募る中，日米医学医療交流財団の留学助成をいただき，経済的な不安（夫婦ともにほぼスッカラカンだったため）が少し解消されたのは，大きな救いであった．

放射線治療学に進んだわけ

かっこよく，すごいことへの憧れ

　そもそも医師を志した理由は，放射線科医になるためではなかった．別の科を強く志していたのである．しかし，大学6年の臨床実習のときに，その科が自分にまったく向いていないことが判明してしまった（趣旨から外れるので詳細は省略するが，努力で克服できるようなものではなかった）．
　突然目標を失い，弱り果てた私は同級生たちに相談した．「かっこよくって，すごいことがやりたい！」とうちあけると，友人の1人が，「フランス帰りの医師が脳のAVMのIVRをやるらしいから，見学に行こう」と誘ってくれた．「出会い」である．その手技は，開頭をせずに，カテーテルだけでAVMを治療するものであり，その場でfall in loveであった．
　しかし，当時，放射線科というのは，自分のQOLを尊重するために，楽な方向に転ぶ人が選ぶ科というイメージが学生の中にあり，私の選択を知った数人の後輩（すべて男性）からは，「逃げるんですか?!」「非常に残念だ」「アンネさんがそんな人だとは思わなかった」というようなことばをいただいた（中にはあまり面識のない後輩もいて，私の進路に対する後輩たちの関心の高さに驚いたものだ）．
　入局後，紆余曲折はあったが，IVRに関われる立場を得られたときには毎日が刺激に満ち，楽しかった．

放射線治療へ

　女性として避けては通れないのが，妊娠出産の問題である．男性と違い年齢制限があるし，自分だけの問題ではなくなるので，いろいろと面倒である．
　家族と相談の上，「（妊娠出産に）チャレンジしてみる」ことになった．

そうなると，少しの間，被ばく医療は避けなければならない．このときに，当時，人手不足だった放射線治療部門の手伝いをするよう指示されたのである．
　放射線治療に対しては，末期がん患者に対する気休め治療というイメージをもっていたので，興味のかけらもなく，あまり気が進まなかったのだが，選択の余地はなかった．
　ここでまた「出会い」があったのである．
　学生時代の成績は悪いほうではなかった．放射線科の授業も全部出席した．しかし，関心のない私の耳には肝心の情報は入っていなかったのである．
　放射線治療には根治療法と緩和療法の2つの側面があり，根治療法においては集学的治療の大きな一翼を担い，病気によっては低侵襲で，外科手術と同等あるいはそれ以上の効果を出す．端的にいうと，切らずにがんを治すことが可能なのである．
　また，緩和治療においては，激痛のあまり最後の時間を有意義に過ごせない末期がん患者の苦しみを減らしたり，他の治療法ではどうすることもできない出血を止めたり，脊髄圧迫によって寝たきりになった患者をまた歩かせたりとすばらしい治療だったのである．
　本当の意味で「かっこよくて，すごいこと」に出会えたのである．
　ちなみに，放射線治療は，欧米では以前から人気のある科であったが（米国では医学生時代に成績がトップ5％に入らないと放射線腫瘍科への入局は困難といわれている），近年，アジアや南米などでも放射線治療科は人気，入局のための競争率が上がってきていると，それぞれの国の友人たちから聞いている．
　日本では，まだ比較的マイナーであるが，次期に株価は急騰するだろう．安値のうちの購入がお得である．

南部アメリカというもの

初対面の Nancy 先生

　渡米の日にちはどんどん近づく．日本を離れる前の最後の2カ月に送り続けたメール（といっても，失礼に当たらないよう，2週間に1通に留めた）の内容は，自分のフロリダ大学への到着日と到着時間の連絡であった．「この日のこの時間に到着するから，お願いだから会ってください」というもの．

　さて，不安と希望を胸に，フロリダの Gainesville 空港に到着した．そこから，スーツケースをもったまま，まっすぐ大学に向かった．受付で自分の身分を明かすと，対応してくれたのは主任教授秘書 Shirley．つたない英語で自己紹介をし，「メールは届いているか？」と聞くと，「届いているし，主任教授の Nancy Mendenhall も読んでいる」といわれ，少しほっとした（このコミュニケーションも私の聞き取りが悪いため，とんでもなく時間がかかった）．「14時に会ってほしいとメールを送った」と伝えると，主任教授室の前で待つようにいわれた．

　約束した時間（といっても一方的なものだが）から1時間が過ぎ，2時間が過ぎた．しかし，Nancy 先生は現れなかった．16時頃だろうか，インド系の威厳のある男性が近づいてきた．フロリダ大学の放射線物理学部門の Jatinder Palta 教授であった．「Shirley から聞いたよ．Nancy に会いたいんだって？　でも……多分，会ってくれないよ」と．「なぜ？今日は，Nancy 先生は何かご用でもあるんですか？」と聞くと，「何の用事もないが……まあ，そういう人だから」と．彼と様々な情報交換をしているうちに（彼は私に理解しやすいよう，ゆっくりわかりやすい英語を使ってくれた）時間はあっという間に過ぎ，17時になっていた．

　すると突如主任教授室のドアがあき，Nancy 先生が出てきた（ずっと中にいたのである！）．駆け寄って挨拶をしたが，不愉快そうな顔をされ，

「急いでいるから，今は無理」と，「いつなら会ってくれますか？」と聞くと，「忙しいから無理」と，取りつく島もなし．

振り返ると『だから言ったじゃない』と肩をすくめる Palta 先生．今，起きたことが消化できずショックを受けている私に「おいでレジデントたちを紹介するよ」とやさしく声をかけてくれた．

当時のフロリダ大学で 17 時というと，残っているのはレジデントと物理士ぐらいで，上級医師たちはすべて帰宅後であった（そのかわり，朝は早い）．

私のつたない英語に辛抱強く付き合ってくれる人（ニューヨーク，カリフォルニア出身，外国人の知り合いの多い人），すぐにイライラする人（南部出身者），いろいろいたが，総じてみんな親切であった．

Palta 先生からは，「時間の無駄だから，放射線腫瘍学にこだわらないで他の医局で勉強したら．他の医局の主任教授たちはもっと柔軟だから」といわれたが，「一度 Nancy 先生と話をしてみたい．アポが取れるまで主任教授室の前で待ちたい」と伝えた．

あとでわかったことであるが，Nancy 先生はばりばりの南部アメリカ人で（人種差別が根強く残っている土地柄．日本人の悪口は大いに盛り上がるテーマのひとつ）アジア人，特に日本人に対する偏見が強かったのであった．

気分は噺家の弟子入り

渡米の翌日から，私の座り込みが始まった（親切な Shirley が主任教授室の前に，小さな机と椅子を準備してくれた）．Nancy 先生は，外来日以外は部屋で過ごすことが多く，出勤のとき，トイレのとき，昼ご飯，帰宅のときに追っかけていって「いつだったら時間をつくっていただけますか？」と声をかける．そんな毎日であった．

そもそも日本を出るときに，何のパイプのないところで（しかもメールに返事もこない）あっさり面倒をみてもらえるとは思っていなく，論文を書くためのデータを携えていたので，待ち時間は，論文書き[2]とフロリ

ダ放射線腫瘍学講座のレジデントルームから拝借した放射線腫瘍学の教科書[3]（1000 ページを優に超える超大作）の読破にいそしんでいた．
　座り込みの噂は瞬く間に広がり，その奇妙な日本人を一目見ようと，いろんな人が訪ねてきた．お陰で人脈，知識が指数曲線的に増えていった．
　特に役立った知識は以下のもの．
- 米国では研究に対しては正当な賃金が支払われること
- その賃金は，結果を出してから支払われるのではなく，最初の交渉で決まること（1 年あるいは 2 年ごとの見直し）
- 米国では，高収入＝有能，低収入＝無能であり，清貧という概念は存在しないこと
- したがって，かなり高収入な人であっても，その金額が自分の能力に見合っていないと判断した場合は，賃金アップの交渉を行なうこと
- 喜んでただ働きをする奇特な人種として，日本人が有名なこと
- 交渉時に，自分を良くみせるために，ちょっとした大風呂敷を広げる人が大多数のため，話を聞く側もそれを割り引いて聞いていること
- 謙遜・遠慮したら，無能，あるいは，やる気がないと思われること
- 自分の能力を誇示するためならば，教授や上級医師の顔をつぶしても米国では大して問題とならないこと
- 主任教授との就労関係の交渉が怒鳴り合いに発展しても，その数時間後には同じ 2 人が一緒にビールを楽しく酌み交わしていること
- 声を荒げたりするのも交渉テクニックのひとつだということ
- 主任教授に嫌われて，主任教授室前の椅子と机を取り上げられ，警備員に連行されるような事態になっても，他の科で拾ってくれそうな主任教授がいること

　1 カ月が経過した辺りから，英語のコミュニケーション能力も上がり，米国人たちとの会話でのストレスも減ってきた．

さらに（これが座り込みの面白いところだが），Nancy 先生と私との力関係も変わってきた．当初は，こちらが絶対弱者，あちらが絶対強者だったが，時間の経過とともに，私の存在が脅威のようなものになり，例えばトイレに行くときに，私に声をかけられないように，走ってトイレに行き，走ってトイレから戻る．出勤，帰宅も，私が声をかけてきたり，追いかけてきたりしないように，下を向いて，足早にこそこそ．さながら，ストーカーとその被害者のような関係に発展していたのである．
　さらに，日にちが経過すると，今度は，『Nancy はひどい』『あんなに待たせてかわいそう』という声が上がるようになってきた．こうなってくると，私はひどい虐待を受けているかわいそうな被害者，Nancy 先生は権力を笠に着た極悪人となってしまうのだから，面白い．
　座り込みを始めて 2 カ月が経とうとしたときである．ある日，Shirley がアポの日を告げにきた（Shirley は自分のことのように喜んでくれた）．
　この 2 カ月で私の謙虚さ，先輩を立て，分をわきまえる能力，米国人に対する根拠のない劣等感などはすべて打ち崩されて，表現形は世界で忌み嫌われる米国女，中身は，芯が強くクレバーな日本女性．すなわち，ある意味無敵の状態に進化（?）していたのである．

初めてのアポ

　ようやく Nancy 先生との面談がかなった．部屋に入るやいなや，「いったい何がしたいの」との質問を浴びせられた．
　「研究がしたい．研究してあなたのために論文を書きたい．そして，それに見合った給料がほしい」と告げた．すると，引き出しの中から，広川先生からもらった手紙を出し，その文面を指差し，「Dr. Hirokawa からもらった手紙と話が違うので困惑している」と．
　見るとそこには，『見学だけでもいい，無給でもいいから面倒をみてくれ』というようなことが書いてあった．「話は違わない．見学だけでもいいとは書いてあるが，見学以外の仕事をさせないでくれとは書いてない．無給でもいいとは書いてあるが，給料を支払わないでくれとは書いていな

い．英語を正しく理解していただきたい」と告げると，「研究って簡単にいうけれど，フロリダ大学のレベルの高さを知らないから，そんな厚かましいことがいえるんだ．ここに私と，当院で一二を争う優秀な部下とで書いている論文がある．ほぼ書き上がっており，提出しようと思っている．これに目を通して，自分のレベルを自覚したほうがいいと思う」と．

　静かだが，迫力のある声であった．虚勢を張ってみたが，中身は気の小さい日本人．がくがく震える膝で主任教授室をあとにした．

チャンス到来

　Nancy 先生のご指摘は正しかった．今まで大した研究はしてこなかった．しかし，ここで一矢報いないと，4 年間無給で見学のみ．冗談じゃない！

　ひとまず，いわれた通りに論文に目を通した．しかし，1 ページ目の途中で，私の手が赤ボールペンに伸びた．ミスが見つかったのである．しかも，読み進めていくうちに，ミスの続出．最後まで読んで，論文が土台から間違っていることがわかり，私の中で，『投稿する価値なし』という結論が下された．

　この論文は，乳がんの腋窩リンパ節領域を解剖学的に正しく定義し直した論文であった．私も常々腋窩リンパ節領域の定義には疑問をもっており，それを正しく定義し直すことには大賛成であった．なぜならば，そもそもその指標となる小胸筋（腕の角度で位置が変わる）を使用した定義がいい加減で，あてにならないものだからである．

　しかし，この論文はそこにはまったく言及せず，ただ，CT 上の位置関係をそのあてにならない小胸筋を基準に，定義し直しただけにとどまったものであった．しかも，画像解剖学的な間違いが多発しているのである（米国の放射線治療医は，日本と異なり，放射線診断学を学んでいない）．

　間違い部分をすべて訂正したものを手に主任教授室のドアをたたいた．「論文はまだ投稿してないですよね？」と声をかけると「今は忙しいから会えない」といつも通りはねのけられたが，「重大なミスが見つかった．

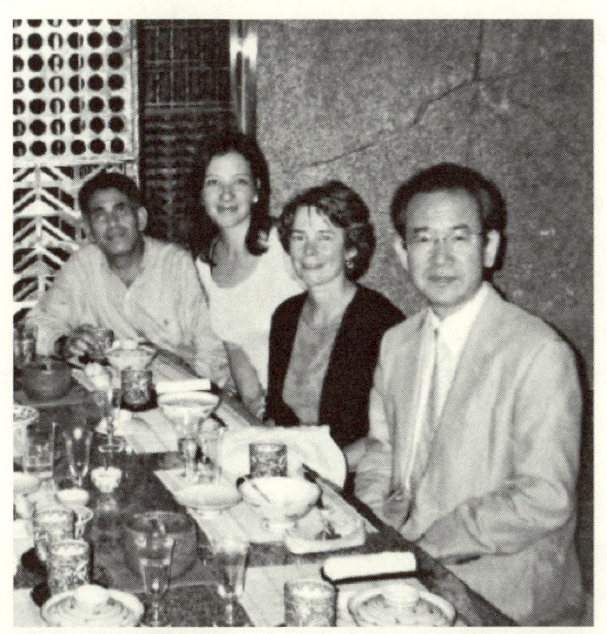

▲留学1年目，東京にて――右から，当時順天堂大学放射線科教授の広川先生，米国での最初のボス，Nancy Mendenhall 先生，筆者，医学物理学教授の Jatinder Palta 先生

それをお伝えしたい」と伝えると，ドアが開いた．
「この論文は意味がない」とその根拠など自分の考えを伝えると，「言いたいことはわかった．では，どういう研究だったら意味があると言うのか？ 私の論文を全否定するからには代替案があると理解してよいのか？」という想定外の質問が返ってきた．
　こういうのを火事場の馬鹿力というのかもしれない．このときの自分の頭の回転の速さには今でも驚く．とっさに思いついた研究を口にする．すると「おもしろい！ 倫理委員会を通して，是非研究を始めてほしい」と申請書類を渡された．
　渡米して2カ月後，やっといわゆる留学生としての生活が始まったのである．しかし，この2カ月で得たものは甚大であり，座り込みも含めて，無駄なことはひとつもなかったと思われる．

幸運な？出会いの連続……chapter 14　　243

留学生活の始まり

　研修医室に、私専用の机と椅子ができ、カンファレンスへの参加や外来陪席の許可もおりた。

　翌月、事務長がコンタクトしてきた。給料を支払いたいから、ビザをJ-2（配偶者としてのビザ、就労許可なし）から、J-1に書き換えてくれと。

　時間がかかって埒が空かないと悪名高い米国国務省ではあった。最初はShirleyが電話で交渉してくれていたのだが、堂々巡りで話にならない。この頃の私の交渉力は、飛躍的に上昇しており、電話を替わり、「私はドクターで忙しい」と伝え（これも米国で学んだテクニック。『ドクターは偉い人』なのである）、上官に変わってもらい、自力でビザを書き換えることにあっさり成功した。

　お陰で、高収入ではないにしても、ある程度の収入を得ながら3本の論文を書くことができた[4-6]。奇妙なことに、1本目の論文[4]は *red journal*[7]（放射線腫瘍学で最も権威の高い雑誌）のReviewerのひとりに大絶賛され、もう1人のReviewerに着眼点はいいが臨床的にあまり意味が

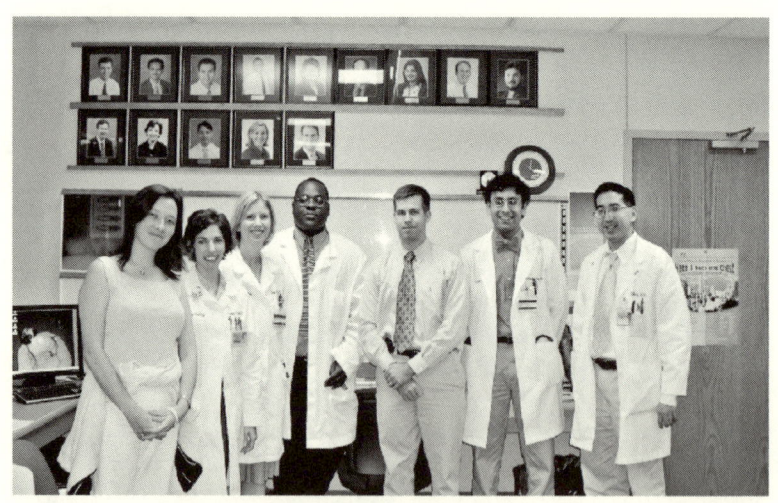

▲留学2年目、フロリダ大学放射線腫瘍学講座の研修医室にて——たまたまそこに居あわせた研修医たちと（当時、研修は全部で8人だった）

244　　Ⅰ部……夢実現への第一歩

ないと指摘され，結果的に Editor に reject された．Reviewer の 1 人が手放しでほめているのに，Revision もなしである．不思議に思い，Nancy 先生にこれを伝えると，「今，MD アンダーソンとの関係が悪いから，うちからは red journal には論文が載りにくい」と．米国に滞在していると，いろいろと勉強になる．

転機～「夢の機械」の実現にささげた 2 年間～

渡米して 2 年が過ぎた．思いつきで始めた研究も予定人数に近づき，雇ってくれた Nancy 先生の異動も決定．いろいろと変化が必要な時期に来ていたのかもしれない．

そんな折，仲良くしている助教の Ken が「新しい機器の講演会があるらしい．一緒に聴きにいかないか？」と声をかけてくれた．しかし，当時，自分の薄給に頼る家族 4 人の生活は苦しく，そのうえボスの異動に伴う将来の不安などで，精神的に疲れきっていた．自分の利益に直接結びつきそうもない新しいことを勉強するようなモチベーションはすでに持ち合わせていなかったのである．腰の重い私に，Ken は「タダ飯が出るらしいよ」と．

端的にいうと，タダ飯につられたのであるが，ここでまた出会いがあった．

講演は，MRI とコバルトをあわせた夢の機械の話であった（臓器の動きをみながら照射が可能）．講演者であるフロリダ大学の物理士，Jim Dempsey は，絵に描いたような米国人であった．BMI30 は優に越えてそうな体格，全身からほとばしる物理学に疎い医師たちを小馬鹿にしたような態度，そして，私には絶対に笑えないアメリカンギャグの応酬．聞いていて"殺意"が湧いてきた．

一通り話し終わると，"Any question?" と．しかし，会場からは，ひとつの質問もなし．それに対して，また傲慢な笑み．

ここで私の堪忍袋の緒が切れた．『受けて立とうじゃないの！』と思い，

手を挙げたのである．部屋中の視線が私に集まった．
「MRI は CT と異なり画像が歪む．そんな物を使用して，正確な治療計画ができるのか？」という質問をした．彼は横目でこちらをちらっとみると "We are going to use low T MRI" と，私がキョトンとしていると，小さくため息をついてから，プロジェクト用のスクリーンをシュルシュルっとしまい，その裏の黒板に，チョークの粉を飛び散らせながら，無言で計算式を書き始めたのである．化学・生物受験の私にはまるで理解不能な内容である．

式を書き上げると，"As you see here, the distortion would be negligible" と．MRI のことも満足に理解していない．計算式の内容も理解できない．文字通りフリーズしている私の目にまっすぐ "Did you get it?" と．あわててうなずいてみせたが，まったく理解できていないのは火を見るよりも明らかだっただろう．恥ずかしい，穴があったら入りたい．しか

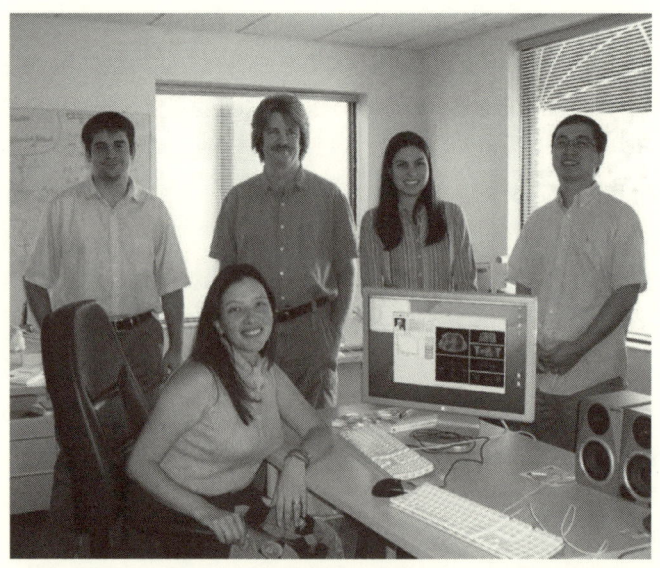

▲留学 4 年目，ViewRay Inc. のプログラマー部屋にて――私の後ろに立っているのは，放射線治療の未来は自分たちの手で変えられると信じて疑わない Geek（オタク）たち

し，周りの米国人の評価は違った．「あそこで質問できるなんて，すごいね」と．

そして，その数日後に，これまた仲良くしている助教のCarlosから「ちょっと話があるから僕の部屋に来てくれない？」と声がかかった．彼の部屋に入ると，そこにはあのイケスカナイ男，Jimが座っていたのである．

「3月から会社を立ち上げる．君を社員として雇いたい」衝撃の言葉であった．

結局（紆余曲折はあったが），私はViewRay Inc[8]の最初の社員（このとき雇われたのは，全部で4人）となり，留学の後半の2年間を「夢の機械」の実現にささげた．ラッキーなことに，2年間で4本の論文を書かせてもらった[9-12]．その機械も，今では米国で3台稼働し，ViewRayは全米展開，世界展開へと歩を進めている．感無量である．

帰国して思うこと……

医局への恩返し

結局，丸4年の留学だった．不在の間，順天堂の少ない医師数で臨床業務をつないでくれた放射線治療部門の医師たちには感謝の気持ちでいっぱいである．

渡米中，順天堂放射線治療部門では，米国の医学物理学研修プログラムを利用した教育プログラムを立ち上げていた．そこで，私の人脈が役に立ち，フロリダ大学に4名，ワシントン大学に2名派遣でき，医局にほんのわずかではあるが，恩返しができたのは，せめてもの救いである．

留学でしか手に入らないもの

私にとって留学は非常によい経験であった．入局1年目に手紙のやり取りをさせていただいたMatthias Hofer先生のお言葉の通り，「海外の

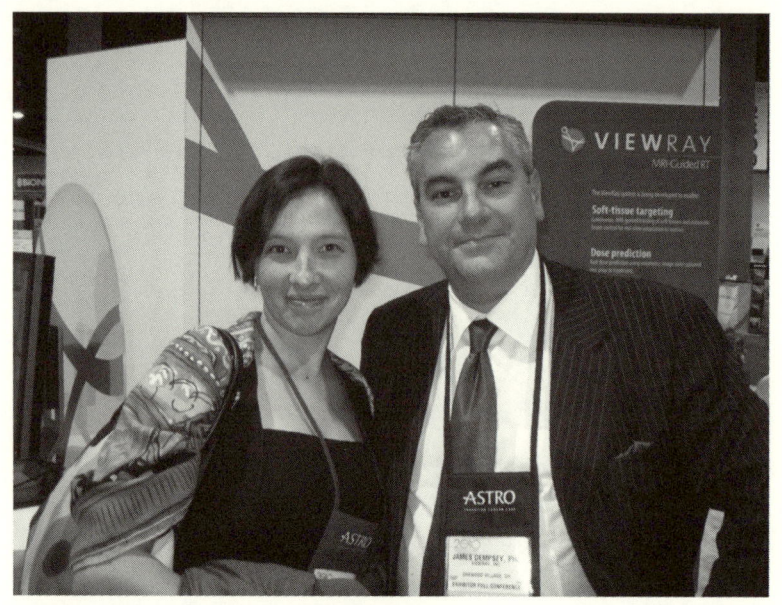

▲帰国後2年目，Jim Dempsey と米国放射線腫瘍学会（ASTRO）にて——わがボスも，今ではすばらしいプレゼン能力を有する上品な紳士である

医療を見るのは勉強になる」まさにそうであった．

　留学前の私は，日本の医療に対する根拠のない劣等感，欧米（特に米国）に対する，これまた根拠のない羨望を抱いていた．そのくせ，「日本の常識は世界の常識」と信じて疑わなかった．

　しかし，渡米当初は，カルチャーショックの連続であった．米国放射線治療医の画像解剖のお粗末さだけではない．勝手に美化していた私が悪いのであるが，米国の医療はそこまですばらしくはなかったのである．一方，日本の医療にも優れている点は多々あった．

　日本の良い点を挙げていたったらきりがないが，特に米国人が逆立ちしても手に入れられないのは，われわれ日本人が有する豊富な症例数だろう．

　例えば，私は現在年間 500 人を超える患者をひとりで治療しているが，米国の放射線治療医の年間担当患者数はその半分にも満たない．「それがどうした？」と思われるかもしれないが，経験値だけはどんなに教科書や

論文を読んでも上がらないものであり，医師の能力のかなりの部分は，その人がどれだけの症例を経験したかできまるのも真実なのである．

「そんなに日本がすばらしいのならば，わざわざ米国に行く必要がないのでは？」と思われるかもしれない．しかしながら当然，米国のほうが優れている点も多々ある．こちらも挙げていったら切りがないが，特に平等の考えはすばらしいと思う（男女平等の話ではない）．

ガムをくちゃくちゃ噛みながら，パンツが見えそうなミニスカートをはいて，電車のつり革と間違えそうなイヤリングをし，匂いの強い香水をつけ，そのくせ放射線治療の知識に関しては非常に残念な状態，さらに論点が見えないような話し方しかできない1年目の医師（実在の人物）も，主任教授も，カンファレンスでは平等なのである．彼女が「教授，あなたは間違っている」と，医局員の前で教授のミスを指摘して教授に恥をかかせてもいいのである．

日本と海外の，利点と欠点は本当にそれぞれ無数にあり，挙げていったらきりがない．おそらく，私が気付いていないようなものもまだ多数あるのだろう．また，「日本で常識だと思っていたことが，世界では非常識（米国が世界標準と言っているわけではない）」というようなことも，驚くほどたくさんある．是非，体験してもらいたい．

ただ，上記のことは，留学体験者の話を聞いたり，留学体験記をたくさん読んだりすれば，多少は知識として得られるだろう（留学者の独断と偏見も入っているかもしれないので注意が必要だが）．

一番の大きな利点は人脈である．これは，留学をしなければ手に入らない．

私が4年で得た人脈は，米国全土どころか，世界中に広がっており，私のかけがえのない宝である．特に，米国には，同じ釜の飯を食った仲間がいるのである．

このレベルの友人は，学会で年に数日会ったり，メールを何度かやり取りしたくらいではなかなか得られない．是非とも海外に飛び出し，たくさ

んの友人をつくってもらいたい．

　また，よく受ける質問に，「留学中に臨床が恋しくなったりしなかったか？」というのがある．これに対する私の答えは「ノー」である．なぜならば，米国では，医師免許がなくても，専門医のスーパーバイズがあれば（所定の書類の提出や守秘義務，倫理関係の講習などは必要），患者の診察や治療計画，カンファレンスへの出席が可能だからである．フロリダ大学の研究員時代も，その後の ViewRay 社の研究員時代も，しばしば外来やカンファレンスに顔を出し，米国の臨床現場に関わっていた．

　研究留学する予定ならば，渡米前に，臨床に関われるチャンスがあるかどうか聞いてみるのもいいかもしれない．そうすれば，臨床の勘が失われないし，何より米国の「ナマの医療」を体験することはいろんな意味で勉強になる．

［参考文献］
1）Matthias Hofer 著，片山仁監訳，齋藤アンネ優子訳．1週間で習得できる超音波マニュアル MEDSI 1996.5.
2）Saito AI, Morris CG, Ito K, Watanabe F, Karasawa K, Mendenhall WM, Naoi Y.Radiat Med. 2007 Aug 1;25（7）:339-45.Comparing size evaluation methods for acoustic neuroma after stereotactic radiosurgery.
3）Halperin EC, Brady LW, Perez CA, Wazer DE ed.Perez & Brady's Principles and Practice of Radiation Oncology. Lippincott Williams & Wilkins.
4）Saito AI, Vargas C, Benda R, Morris CG, Mendenhall NP. *Am J Clin Oncol*. 2007 Feb;30（1）:69-77. Is the Berg axillary lymph node categorization useful in the 3D environment?
5）Saito AI, Vargas C, Morris CG, Lightsey J, Mendenhall NP. Differences between current and historical breast cancer axillary lymph node irradiation based on arm position: implications for radiation oncologists. *Am J Clin Oncol*. 2009 Aug;32（4）:381-6.
6）Saito AI, Lightsey J, Li JG, Copeland EM 3rd, Karasawa K, Vargas CE,

Mendenhall NP. Accuracy of breast cancer axillary lymph node treatment plans based on 2-dimensional imaging: what we should know before interpreting 2-dimensional treatment-planning era studies. *Am J Clin Oncol*. 2009 Aug;32（4）:387-95.
7) http://www.redjournal.org/
8) http://www.viewray.com/
9) Saito AI, Li JG, Liu C, Olivier KR, Dempsey JF. Accurate heterogeneous dose calculation for lung cancer patients without high-resolution CT densities. *J Appl Clin Med Phys*. 2009 Apr 30;10（2）:2847.
10) Saito AI, Li JG, Liu C, Olivier KR, Kyougoku S, Dempsey JF. Intravenous contrast agent influence on thoracic computed tomography simulation investigated through a heterogeneous dose calculation method using 5-bulk densities. *Am J Clin Oncol*. 2012 Apr;35（2）:110-4.
11) Saito AI, Olivier KR, Li JG, Liu C, Newlin HE, Schmalfuss I, Kyogoku S, Dempsey JF. Lung tumor motion change during stereotactic body radiotherapy（SBRT）: an evaluation using MRI. *J Appl Clin Med Phys*. 2014 May 8;15（3）:4434.
12) Saito AI, Li JG, Liu C, Olivier KR, Kahler D, Karasawa K, Dempsey JF. The Dosimetric Effects of Ignoring Small Non-bone High-density Regions Using the 5-Bulk-density Method for Photon Dose Calculation. *Hong Kong College of Radiologists*. 2013 Aug;16.

chapter 15

中村聡明

京都府立医科大学放射線診断治療学講座

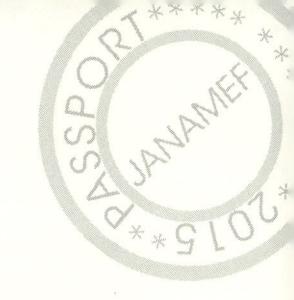

臨床医師の基礎体力
——研究留学のススメ

December 2002-August 2005
Research Associate
Department of Radiation and Cellular Oncology
The University of Chicago

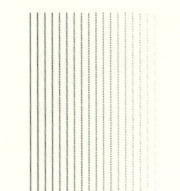

要旨………

　2002-05年米国シカゴ大学放射線腫瘍学講座に研究留学を行なった．シカゴ大学での異国生活は公私ともに帰国後の生活にも大きな影響を与え，臨床医師としてだけでなく，社会人としても大いなる基礎体力を蓄えることができた3年間であった．

かつて生物実験を中心とする研究留学は，放射線腫瘍医（放射線治療医）を志す若手医師にとって留学の王道でありました．私の先輩も多くが研究留学を経験されており，私も当然の流れとして研究留学を行ないました．しかし近年は臨床研修制度の変更もあってか，基礎研究分野での研究留学が減少していると聞いています．筆者の留学体験は2002－05年とおよそ10年以上前ではありますが，留学の醍醐味を伝えることで再び同士が増えることを期待して執筆させていただきます．

放射線科を志望した理由

　留学について記載する前に，そもそも放射線科を志望した理由について記します．放射線科の大きな特徴は，臓器ごとに区分された診療各科と異なり，全身のいろいろな疾患を診ることにあります．
　扱う領域は大きく，画像診断学と放射線腫瘍学（放射線治療学）に分かれ，後者の放射線腫瘍学では，すべてのがん（および一部の良性腫瘍）を対象として放射線そのものを武器とした治療を行ないます．私は医学部時代からがんの専門医を志していました．特定の領域にとらわれることなく，がんを横断的に診ることができる放射線腫瘍学はうってつけの専門分野でした．

放射線科領域の進歩

　画像診断学にせよ放射線腫瘍学にせよ，放射線科領域ではハード／ソフトともコンピューターの力を最大限に利用します．折しも，医学部6年生の1995年はWindows95が発売され，Yahoo!，Amazon，eBay各社が創業された，「インターネット元年」ともいうべき時代背景です．来るべき「IT革命」の息吹を確かに感じ，21世紀を目前に控えた新たな時代にふさわしい領域として放射線科に魅力を感じました（さらにいえば，1995年はレントゲン博士によるX線発見100周年でもあり放射線に携わる者にとって意味深い年でもありました）．
　2014年現在，放射線科医となってから15年以上が経過しました．こ

の15年間で放射線腫瘍学の領域では，コンピューターをフルに活用した体幹部定位放射線治療（Stereotactic Body Radiotherapy：SBRT），強度変調放射線治療（Intensity Modulated Radiation Therapy：IMRT），画像誘導放射線治療（Image-guided Radiotherapy：IGRT）などが日常臨床で使用され，医師が行なう治療計画は，単純X線撮影フィルムに照射範囲を赤鉛筆で書いていたものが，コンピューターを用いてCT画像に基づいた3次元（場合によっては時間軸も加えた4次元）で治療計画を行なうことが当たり前になりました．コンピューターの進歩とともに激変した放射線腫瘍学の15年間でした．

基礎研究を始めた理由

遺伝子治療との出会い

　こうして1996年に大阪大学集学放射線治療学講座（現：放射線腫瘍学講座）へ入局し，臨床の現場で画像診断学および放射線腫瘍学のトレーニングを受けました．当初は教科書的，標準的な治療を学ぶのに必死でしたが，一通りをこなせるようになると，どうしても通常での治療では治すことのできない患者を前にして無力感を感じました．

　手術でも抗がん剤でも放射線でも治らないがんに対して，当時は遺伝子治療が脚光を浴びていました．これまでになかった分野で，それほど多くの研究者がいるわけでなく，私には未開の荒野が広がっているように思えました．こうして入局から2年後に大学院へ入学し，講座が開設されたばかりの大阪大学大学院遺伝子治療学講座で基礎研究を始めることになりました．

基礎も臨床も一緒に経験

　遺伝子治療学講座では放射線治療と遺伝子治療を組み合わせたがん治療を研究テーマとし，学位授与の見通しがたってくると，次の目標は研究留

学となりました．冒頭で書いたように，当時は研究留学をしていた先輩が多くいつかは私もしてみたいと考えていました．

海外施設の Web サイトや Pubmed を用いて，放射線治療と遺伝子治療を組み合わせたがん治療を研究テーマとしている研究室を検索してみると数施設が見つかり，中でも魅力的だったのが実際の留学先となるシカゴ大学（The University of Chicago）放射線腫瘍学講座でした．講座の名称を Department of Radiation and Cellular Oncology としており，臨床講座でありながら，分子生物学研究にも重点をおき，スタッフとして十数名の博士号をもつ生物学研究者が所属していました（他に9名の放射線腫瘍医，8名の物理士など）．

留学中は臨床の勉強も継続しておきたかったため，基礎も臨床も一緒に経験できるシカゴ大学は希望通りの留学先でありました．

採用の決め手

こうして留学先の候補が絞られると，通常は各施設に CV（Curriculum Vitae：履歴書）を送付し，受け入れポストを探るのが常套手段と思います．私の場合はこのような CV 準備期間中に，大阪大学が主催した日本放射線腫瘍学会に，招待演者としてシカゴ大学から参加されていた Arno Mundt 先生（現在，サンディエゴ大学放射線腫瘍学講座教授）と，留学について相談できる機会をもつことができました．Mundt 先生はハワイ出身で親日家であったこともあり，とても好意的に留学希望を聞いてくださりました．

その後は，電子メールでシカゴ大学放射線腫瘍学講座の Ralph Weichselbaum 教授に改めて CV を送付し，交渉を行なうことになるのですが，Mundt 先生と一種の「面接」を行なっていたため，割合とスムースにポスドク（博士研究員：博士号取得後の任期制の研究職）として採用が決まりました．振り返れば，放射線腫瘍医でかつ遺伝子治療研究の経験者があまりいなかったことが，採用の決め手になったのかなと考えています．

留学資金

　2〜3年間の研究留学を想定した場合，誰もが問題となるのが留学資金と思います．資金としては，研究機関からの給与，または日本での奨学金が主となります．理想的なのは前者で，研究機関で博士研究員（ポスドク）などのポジションがあれば，医療保険（ご存じのとおり米国の医療保険は異常に高い）も附随していることが多く，家族連れの場合も安心して生活できると思います．ポスドクの給与水準についてはNIHが毎年勧告をだしており[*]大学院卒後すぐであれば約4万ドルの給与相場となっています．

　[*] 2014年：http://grants.nih.gov/grants/guide/notice-files/NOT-OD-14-046.html

等身大の米国

ノーベル賞受賞者を多数輩出

　シカゴ大学は1890年，William Rainey Harperが，John Rockefeller（ロックフェラーセンターやロックフェラー財団などで有名な石油王）より資金を提供されることにより創設された私立大学です．

　初代学長にもなったHarperの理念により，大学院教育に重点を置いており，1万3000名の学生のうち9000名が大学院学生です．4つの学部（生命科学，人文科学，自然科学，社会科学）および6つのプロフェッショナルスクール（ビジネス，神学，法学，医学，公共政策学，社会事業学）の大学院課程が開講されています．

　シカゴ大学はノーベル賞受賞者が多いことで知られており，スタッフ・卒業生から89名（2014年現在）もの受賞者を輩出しています．日本人受賞者としても，小柴昌俊先生（2002年物理学賞），南部陽一郎先生（2008年物理学賞）がシカゴ大学にて研究を行ないました．

　またビジネススクールも評価が高く，日本からも多くの社会人学生が

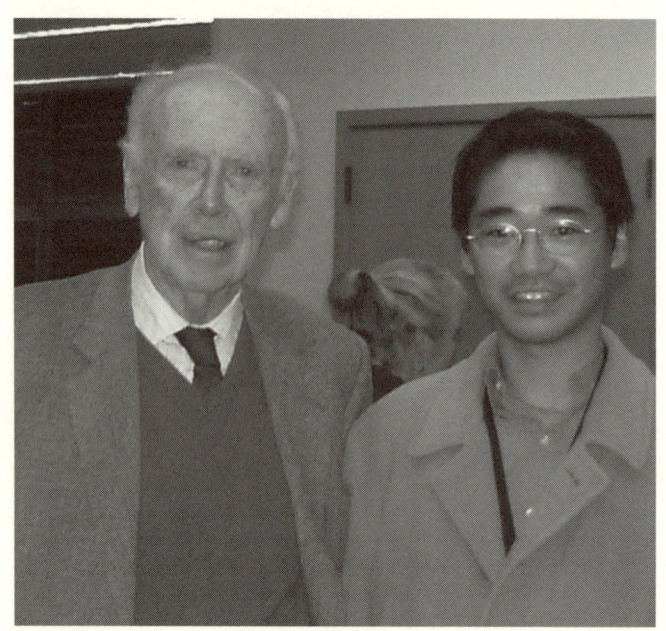

▲卒業生としてシカゴ大学講演に来られたワトソン博士との記念の1枚

MBA（Master of Business Administration：経営学修士）取得を目指して留学されています．

　医学部は1927年に創立されました．当初から基礎と臨床の融合に重点がおかれ，基礎研究部門であるDBS（Division of Biological Science）との連携を特徴としています．ノーベル医学・生理学賞においては11名（10件）の受賞者がおり，DNA二重らせん発見者のJames D. Watson博士や前立腺がんホルモン療法の開発者Charles B. Huggins教授が知られています．

夢のまた夢

　シカゴ大学では2002年12月から約3年間の留学生活を送りました．生後3カ月の娘を連れての親子3人はじめての本格的な海外生活でした．最初の1年間は子育ても含めて初体験の連続，戸惑いながらもあっとい

う間に時が過ぎました．

　一番楽しかったのは２年目で，研究生活にも慣れ，感謝祭，ハロウィン，クリスマス，イースターなどなどの年中行事やスポーツ観戦（シカゴではMLB・NFL・NBA・NHLの４大スポーツプロチームが本拠地を構えており，年中いずれかのチームがシカゴで試合を行なっています）の楽しみ方も分かり，研究室の仲間とも家族ぐるみでお付き合いをさせていただきました．長期休暇ごとに国内を車で旅行し，ロッキー山脈の大自然の中でキャンプをしたのも思い出深いです．

　当初もくろんでいた基礎も臨床も一緒に経験という面では，毎朝の臨床カンファレンスや勉強会に参加させていただいた後で，基礎研究を行うというリズムで仕事を継続し，充実した毎日を送ることができました．

　シカゴおよびシカゴ大学での生活については，Web[*]にまとめておりますので，よろしければ御覧ください．

　＊Living in Chicago：http://www.e-nakamura.net/chicago/

　現在，帰国して１０年近くの歳月が経ちました．大学病院での臨床に追われる毎日から振り返ると，楽しいことしか思い出せない夢のまた夢の生活に思えます．その中でも，やはり留学してよかったなあと若い世代のみなさまに留学をお薦めできる４項目をまとめましたので，順にご紹介させていただきます．

1）世界最高峰の叡智との交流

　留学先の放射線腫瘍学講座には主任教授であるRalph Weichselbaum教授（われわれはRalphと呼んでいました）と名誉教授のSamuel Hellman教授の二枚看板が君臨しておりました．ともにCancerやCancer Medicineなどの教科書編集や，NatureやScinece誌への論文掲載で世界的に名が知られており，留学前には雲の上の存在，神を崇めるような気持ちで人物像を想像していました．

　実際にシカゴ大学で直接指導を授かるようになると，頭脳明晰でとても

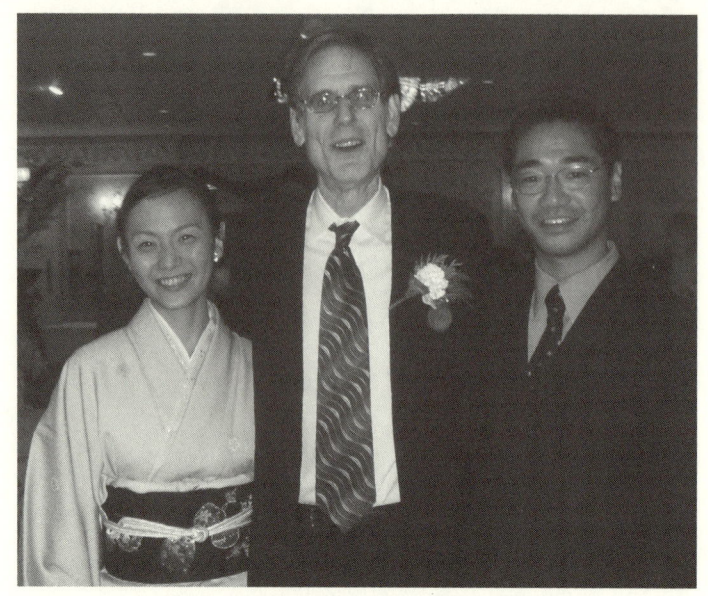

▲クリスマスパーティーにてボスの Weichselbaum 教授と妻と

敵わないと思うところもある一方，自分の得意な分野では十分に議論を戦わすことができることが分かりました．特に等身大の Ralph はとてもチャーミングな性格で，教授室に常備されているダイエット・コークを飲みながら，冗談も交えて毎週，研究に対する議論を行なったことが楽しく思い出されます（そして身のまわりに関心をもたない Ralph 教授室の床の絨毯は，常に新しいコークの染みが作られるのでした）．

　また研究室には放射線腫瘍医だけでなく，外科医や脳外科医も共同研究者として在籍していました．みな世代が近く，それぞれのホームパーティーに招待しあったり，一緒に野球観戦に行ったり，家族ぐるみで楽しませてもらいました．

　激戦のシカゴ大学で常勤ポジションを得ている彼らもまた，仕事ぶりは見事なものですが，普段は優しい夫であり，父でした．いまや彼らの多くはシカゴ大学を巣立ち，全米の主要施設で活躍して，世界のがん医療を牽引する立場にいます．とはいえ，学会で会う機会があれば，ファースト

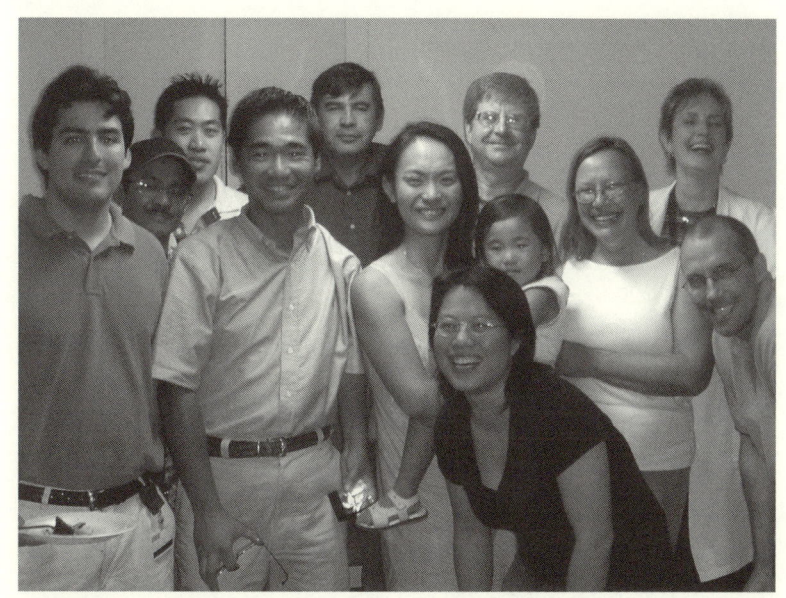

▲研究室のメンバー

ネームで呼び合い，すぐに楽しかったシカゴ時代に戻ることができます．
　対象を雲の上の存在と考えてしまうと，相手を必要以上に高く，大きくとらえがちです．シカゴ大学にはあらゆる方面で，世界最高峰といえる叡智が集まっていました．しかし，自分で直接，話をして議論をして，皮膚感覚で彼らとの距離感をつかむことができました．その中で自分に足りないもの，逆に勝負できるものを感じることができました．
　帰国してからは臨床の現場で働いていますが，医学上の問題にぶつかるごとに，Ralphだったらどのように解決していくだろうかとか，あの時の会議ではこんな議論になったよななどと考え，できるだけ多角的，俯瞰的に物事をとらえるようにしています．臨床医師として勤務しつつ，得意分野には自信をもって仕事を続けてこられたのは，世界最高峰の叡智と交流して得られた皮膚感覚のお陰であると感じています．

2) 日本人であることの客観視

　米国滞在中は異文化比較の観点で日本あるいは日本人についてよく考えました．前項と同じ趣旨になりますが，日本国内から見える米国は必要以上に大きく（かつ小さくも）見えます．異国での生活体験を通じて米国を等身大で感じるとともに，日本／日本人を客観的に捉えることができたように思いました．

　例えば野球観戦では日本では応援団を中心にみなで鳴り物を使った応援をしますが，米国では個々それぞれの応援スタイルです．休暇は日本では祝日やGW・正月に一斉に休みますが，米国はそもそも祝日が少なく各自判断で休暇をとります．日本の大学研究者の大半は日本人である一方，米国の大学研究者は国籍も背景もさまざまな人種が集まっています．つまり日本の同質性に対して，米国の多様性というのが私の印象で，それぞれの国の強みであり弱みであると感じました．

　同質性の利点は同じ目標に向かって進めやすく，一挙に大きな力を発揮しやすいことです．言い換えればチームワークの強みです．欠点は目標の方向性として同じような向きになりやすく，奇抜なアイデアが生まれにくい（もしくは採用されにくい）ことかと思います．理想的には多様なバックグランドの中から画期的なアイデアを発掘し，一気呵成に目標に向かって進めることがいいわけで，まさに日米のいいコト取りです．

　医療分野でもいろいろな年齢・職種のスタッフがまとまってチームで仕事をしています．私も立場的にはチームをまとめる年代となってきました．米国での異文化交流を通じて感じた同質性と多様性の両方に目配りをしながら，チーム運営にあたっていきたいと心掛けています．

3) 世界で活躍する日本人との交流

　シカゴ大学には医学部だけでなく，各学部に日本人留学生・研究者が在籍していました．人数が多かったのはビジネススクール，法学，公共政策学，自然科学で企業，法律事務所，中央省庁，大学などから精鋭の日本人

が来られていました．彼らとは日本ではまず出会うことがない職種でしたが（そして日本ではとても忙しい），年齢や家族構成も似かより，家族ぐるみのお付き合いをさせていただきました．

また医学部とビジネススクールが中心となってシカゴ大学日本人会を結成し，毎月の勉強会＆懇親会を企画したのもよい思い出です．勉強会では，法律，金融，建築，宇宙，医学，起業などなど多岐の分野を扱い，毎回がとても刺激的な会でありました．なおこの日本人会はシカゴにある他の大学（ノースウェスタン大学，イリノイ大学，ロヨーラ大学，デポール大学など）とも連携し，現在も引き継がれています[*]．

[*] Living in Chicago：http://livinginchicago2012.wix.com/livinginchicago2013

帰国してからも定期的にキャンプやBBQをしたり，SNS（Facebook, LinkedInなど）を通じて近況報告することで，各分野での活躍をみることは大いに刺激となっています．総合大学であるシカゴ大学ならではの利点であったと思います．

4）基礎研究は基礎体力

最後に留学の目的であった基礎研究について記します．結論から申し上げると基礎研究分野で留学中に大きな成果を上げることは叶いませんでした．しかしシカゴ大学での基礎研究生活は私自身にとって大きな財産となっています．

現在のがん薬物治療の主要テーマは，遺伝子治療から分子標的治療にシフトしています．いずれにしても分子生物学の理解は必須で，大学院時代から続いて基礎実験に携わることができたのは，意義深いことでした．特にRalphや職場同僚との議論は物事の本質をとらえたものが多く，分子生物学の知識を深化することができました．

帰国後は臨床医師として勤務を続けています．帰国当時の分子標的治療時代にすぐ対応することができたのも基礎研究を続けてきたお陰ですし，臨床研究を遂行する際も分子生物学の知識が大変役立ちました．いわば基

礎研究は臨床研究のための基礎体力ともいえます．

　創造的な基礎研究は白紙に絵を描くようなもので，才能と努力と運の世界とも言われています．必ずしも全員が果実を得ることはできませんが，ぜひその過程を楽しみ，最終的にはなんらかの形で医学に活かしていただきたいです．たっぷり時間を使って，深く物事を考えられる海外留学は基礎研究にうってつけの期間なのです．

研究留学のススメ

　振り返ると，自分自身/日本人を客体化して考え，概念としての多様性を体感し，各分野での同胞の活躍に刺激を受け，臨床医師としての基礎を身につけられたことが，私にとっての研究留学の醍醐味であったと感じます．

　シカゴ大学での異国生活は子育て開始時期とも重なり，その後の生活に公私ともに大きな影響を与えました．そしてそれは臨床医師としてだけでなく，社会人としても大いなる基礎体力を蓄えることができた3年間でありました．

　若い世代のみなさまが研究留学について興味をもっているのであれば，躊躇せず実行に移すことをオススメします．それぞれに醍醐味は異なるでしょうが，人生をプラスに導くかけがえのない経験となることを保証いたします．

chapter
16

石川 仁

筑波大学人間総合科学研究科放射線腫瘍学

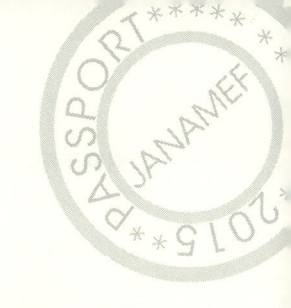

米国の放射線治療と研究の体験

April 2008-March 2009
Visiting Associate Professor
University of Rochester, Wilmot Cancer Center, Department of Radiation Oncology

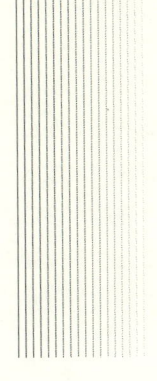

要旨………
　2008年4月からの1年間，米国ロチェスター大学に基礎研究目的で留学生活を経験しました．前半は1人での異国での生活，後半は家族を迎えての生活．所属していた教室からの初めての留学先であり，短期間の留学でもあったため，描いていた海外での研究活動とは裏腹に毎日がトラブルの連続でした．しかし，上司や仲間，とくにレジデントやソフトボールの仲間が生活を助けてくれました．帰国後は臨床業務に追われながらも，科学研究費を取得し，放射線による腫瘍免疫に関する研究を継続しております．

放射線腫瘍学を志す

　医学部を卒業して放射線腫瘍学を選択しました．もともとがん治療に興味があり，外科医を志望しておりましたが，放射線科の先輩方の熱心な勧誘に加え，高齢化社会が問題となり始めていた時期でもあり，将来的に年齢や合併症で手術できないがん患者が急増することは予想されておりました．さらに恩師からは，極端に少ない放射線治療医をどうしても増やしたいことや治療技術が革新的に進歩することで放射線治療ががん治療の中心的な役割となる可能性があることなどの熱弁を何度も頂戴し心を動かされました．

　現在の卒後教育と異なり，医師免許を取得してすぐに放射線治療に関する学問を専門的に研鑽してきました．治療学を究めるためには，がんに関する画像診断のみならず，放射線生物や放射線物理に関する学問も並行して学びなさいという教室の方針でしたので，日中は診療，夕方5時を過ぎると病棟当番以外の医師は（研修医である私たちでも）研究活動を行なっておりました．

　90年代半ばのことですので，現在とは比較にならないほど計算速度の遅い治療計画装置を使用して複雑な治療計画に関する研究を行なう先生方や当時はまだ珍しかったFDG-PETを利用して動物実験を行なう先生方と多様でありましたが，私は東京女子医科大学・前教授の三橋紀夫先生がリーダーを務めていたIn Vitroの研究チームに参画しました．同じグループには埼玉医科大学の高橋健夫教授，現在の上司である櫻井英幸教授が若手の中心となって夜遅くまで基礎研究を行なっていました．

　私は放射線誘発アポトーシスの定量化と放射線感受性に関わるがん関連遺伝子の探索に関する研究を行なっていましたが，研究室では先輩方から留学体験談を何度も聞いていました．その共通していた点は欧米では放射線治療が広く受け入れられており，放射線腫瘍医を目指す若手医師が多いことや，研究に関しては成果が求められる反面，大きなプロジェクト体制と研究費のもと強く推し進められているとのことで，日本での現状とはかけ離れておりました．

この頃から漠然とではありますが，医学博士の取得と在外研究を行なうことは自分の大きな目標となっていたと思います．

5年越しの留学

最初のチャンス

　2002年に大学院を卒業し，目標の1つであった医学博士号を取得することができ，卒業して8年目で初めて常勤医として勤務することになりました．金銭面でも安定した給料を得ることができ，育児休暇中の妻と息子2人を抱えていた私にとっては不安だった家計に少しだけゆとりが生まれました．その1年後に中野隆史教授から留学を薦められましたが，このときは経済的な理由で先延ばしにしていただきました．

　留学してから分かったことでありますが，官公庁や企業の海外派遣の多くの場合には渡航費や海外での生活費が保証されているようです．一方，医師の場合にはその多くが私費留学であり，ある程度の貯えが必要です．米国留学中に知り合った方だけでなく，同じ時期に多くの日本人が海外派遣で在住するワシントンに留学していた大学時代の後輩から聞いた話では，海外では医師の家族は慎ましく暮らしているケースが多くわかりやすいと言っていました．

　この時期に留学をしていればもっと吸収力があったかもしれませんし，折角の機会を与えようとしていただいた教授にも失礼であったと反省しております．これから，海外に自費留学を目指している先生方には若いときから貯蓄をしておくようにお薦めします．

　渡米に際し，放射線科専門医会誌に掲載されていたトラベルフェローに申請し，運よく採用されました．高額ではありませんでしたが，渡航費や海外でのセットアップ費となり助かりました．渡航までに時間がある方は学会関連，財団，あるいは企業などの多彩な留学関連の研究・奨学金制度がありますので確認してください．ただし，その多くは応募が年1回な

ので早めに行動しないとタイミングを逸することになってしまいます．

夢の放射線治療の始まり

　この頃，母校では新しい放射線治療装置の導入計画が進んでおりました．通常は放射線抵抗性である腫瘍に対しても強い威力を発揮し，X線と比較すると格段に良好な線量集中性を有する重粒子線治療の導入です．生物研究も行なってきた私にとって，理想であり夢の放射線治療でした．

　重粒子線治療をスタートするためには治療施設を作るだけでなく，それを扱う人材が必要です．教室の人事で2004年4月から，放射線医学総合研究所・重粒子医科学センター病院（以下，放医研）に赴任しました．放医研では所属の違う放射線腫瘍医が集まった混成チームでの診療でしたが，母校出身の先輩の援助もあり，円滑に仕事に着手できました．

　短期間で技術や知識を可能なかぎり体得することを目標とし，日常診療に加えて，放医研主催の多数の会議や研究会に参加する一方，遺伝子感受性プロジェクトチームでの生物研究にも参画し，ASCOなど国際会議での発表も複数経験しました．海外出張はこれまでの10年間で2回の経験しかなかったのですが，放医研での2年3カ月間に4回の海外出張をさせてもらいました．振り返ると30代半ばであったこの頃が頭も体も一番きれがあった時期だったかもしれません．

　2006年夏に大学に戻りました．ところが，先輩方の異動が重なり，診療や学生教育の面での責任が重くなりました．一方，重粒子線治療の導入に向けた体制作りの仕事も増えたため，結果的に基礎研究の時間が大幅に減りました．

　放射線治療技術が急速に進歩し，高精度放射線治療が普及しつつあった頃であり，多くの疾患で単純な治療計画から複雑な治療計画に変わりました．年間の新規患者数も入局当初の500例から1,000例と倍増し，1件あたりの治療計画に要する時間も増え，一方で高精度治療に不慣れな医師が多かったわけですから，研究に費やせる時間がなくなったことは容易に想像できると思います．

休日に何とか照射実験を行なうような生活が続き，「研究に時間をかけたい」という気持ちに，「米国での放射線治療やその研究がどのように行なわれているか体験したい」という気持ちが重なり，留学志向が再び強くなっていきました．

突然の留学先決定

放医研に赴任してから決めた目標として「毎年，米国放射線腫瘍学会 (American Society for Radiation Oncology: ASTRO) に演題を出し，採択され，参加する」ことがあります．2014年はサンフランシスコで9月に開催されますが，原稿を書いている現在までは何とか実現してきました．

2005年のASTROで眼球の脈絡膜悪性黒色腫に対する重粒子線治療成績の発表を行ないました．ポスター発表でしたが，そこで中年で背の低い，金縁の眼鏡をかけた外国の先生にいくつか質問されました．そのときの記憶は今も鮮明に残っております．リスニング力が未熟であるために質問の詳細が分からないものもありましたが，陽子線との比較に関する質問だったように感じ，陽子線と重粒子線の線量分布とRBEの相違について一生懸命説明しました．最後にウィンクと親指をたてて「Excellent」に続いて，「Protons are enough, but heavy ions are perfect」と言い，その場から離れて行きました．

それから30分くらい経過したでしょうか．中野教授がポスターの前まで来て「ハーバード時代の同僚で，めちゃくちゃ頭の良い先生を紹介するからこの場から離れずに」と言われ，数分後に一緒に歩いてきた方は先ほど質問していただいた先生でした．これが留学先であるロチェスター大学 (University of Rochester) のボスであるOkunieff教授との出会いです．ロチェスター大学・放射線腫瘍講座には他に物理の教授1名，生物の教授2名，そして治療の教授2名がおり，彼はその上に立つChairmanでした．

彼は陽子線治療をマサチューセッツ総合病院で経験しており，重粒子線

米国の放射線治療と研究の体験……chapter 16　269

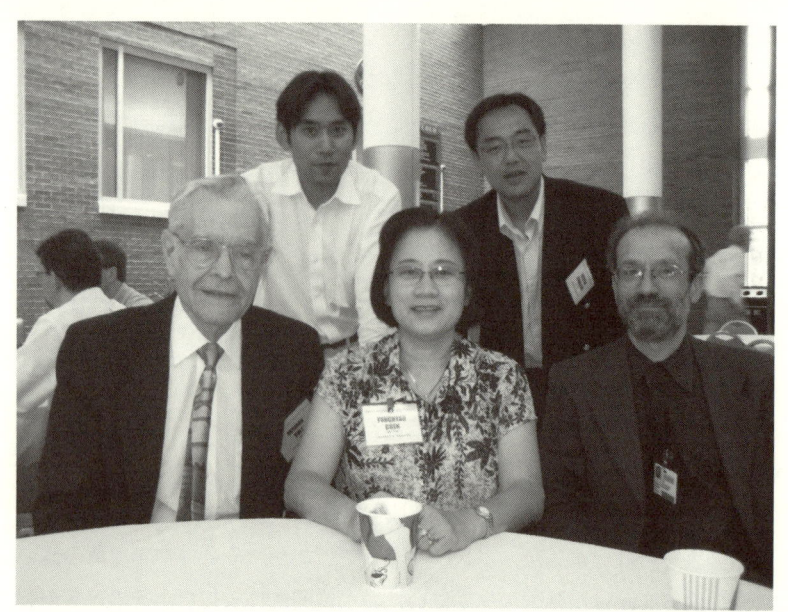

▲ロチェスター大学で開催された ASTRO 定位照射研究会での記念撮影──Suit 先生（左下），Chen 先生（中），Okunieff 先生（右下），野中哲生先生（左上），私（右上）

治療の研究も行なっていたそうです．そのような先生に対して，粒子線治療を始めたばかりの私が一生懸命に稚拙な英語で説明していたのですから，彼に自分がどう映ったのかを考えると恥ずかしい気持ちになりました．何はともあれ，自己紹介の後，いつしか留学の話になり，近いうちに彼を米国で勉強させたいから引き受けてくれないかとの教授からのお願いに「OK」と言って笑顔で握手してくれました．

　それから 2 年経過した 2007 年秋に留学が本決まりとなり，2008 年 4 月から Okunieff 教授のもとで目標であった在外研究を実現することになりました．

セットアップの協力者

　留学した方は経験したことと思いますが，留学の準備の多くは思うようには進みません．私の場合には，ロチェスター大学の事務担当の秘書と教授

秘書が積極的に動いてくれたおかげで，9月に経歴書と申請書を留学先に提出してから1度ずつ書類の修正と追加はあったものの，翌年の1月中旬には正式な承諾が得られました．

　先輩や後輩，あるいは他大学の先生方から耳にしたかぎりでは，催促しても半年以上反応もなく，留学期間が遅れてしまったケースもあるようで，私の場合はかなり順調に経過したように思います．米国大使館へのビザの申請手続きと同時に，銀行，保険，税務署などの渡航手続きや留学先の居住地探しをしておりましたが，診療をしながらであり，また，2月から毎週のように壮行会を催してもらったため，慌ただしい年度末を過ごしていたことを記憶しています．

　とくに，家族連れの場合には学校関連の手続きや予防接種は計画性をもって進めることをお薦めします．日本での接種証明が必要となりますが，米国では日本よりも小児の予防接種の種類および回数が多く，夏以降に米国に来た息子たちは就学前に義務付けられた予防接種で不足している分を2回に分けて何本も注射されました．大きな手をした看護師が注射器を握りしめて次々と打ち込む姿に驚愕したことを覚えています．

　この頃一番不安であったのは2年前に5分間程度の会話をしたOkunieff教授以外にロチェスターには日本人どころか，知り合いが誰ひとりいないことでした．また，教室としてロチェスター大学への派遣は初めてであったこともあり，セットアップの協力者もおりませんでした．偶然，以前から生物研究でお世話になっていた京都大学の増永慎一郎先生がロチェスター大学に留学していたとの情報を得て，何度かやりとりをさせていただきました．

　一方ではインターネットで情報を集め，ロチェスター大学・サイモンビジネススクールに日本人が10名ほど在学していることと，後輩に向けたホームページを開設していることを知りました．ビジネススクールとは無関係の私に，当時の担当者であった方は親切に応対くださり，渡米当日には空港に迎えにまで来ていただき，車の購入やその手続きもお世話になりました．6月のスクール修了と同時に帰国後は音信不通となってしまいま

したが，この場をお借りして改めてお礼を申し上げます．

渡米後1カ月間の出来事

　いくつものトラブルに遭遇しながら1年間を過ごすことになります．その一部を紹介しながら，留学中に経験したことや感じたことについて次に説明します．

失敗も経験のうち

　2008年3月末に渡米しましたが，寮が空くまでの2週間はホテルに滞在しました．最初の失敗はロチェスターについて何も知らずに予約してしまったダウンタウン内の高額なホテルに5日間も滞在したことでした．
　米国は完全な車社会であり，とくに，ロチェスターのような小都市では日常生活の必需品の購入はそのほとんどが郊外の大型店やモールと呼ばれるショッピングセンターで行なわれます．ダウンタウンには買い物をする店がほとんどなく，オフィス街，スポーツアリーナ，あるいは音楽センターなど大学関連の古い建物があるのみで，大通りから外れると異様な雰囲気が漂っておりました．
　レンタカーを数日間乗り回し，準備していた地図を確認しながら，どの辺に何があるか，治安がどうかなどを確認していたことを覚えております．これは後で大変役に立ちましたが，6日目からは安い上にJAFの割引も有効で，治安の良さそうな場所にあるホテルに移動しました．ちなみに，JAFは米国のAAAと提携があり，ホテルだけでなく，ミュージアムや観光地で割引サービスを受けることができました．
　次の失敗は，あれほど確認していたにもかかわらず，最後まで使用していたノートパソコンのコンセントを忘れてしまいました．急遽，日本語の使用できるパソコンをニューヨークのパソコンショップから購入する事態となり，無駄な出費が増えました．さらに，渡米翌日に手続きのために大学内の留学生の受け入れ窓口であるInternational Service Office（ISO）

を訪れました．その手続きに要したわずか40分足らずの間に駐車違反を取られ，反則金50ドルと記載されたステッカーを貼られてしまいました．
　米国では障害者用の駐車スペースだけでなく，駐車場内には場所によって条件があることを後日知りましたが，問題となった駐車スペースは訪問客用であったものの，30分以内であることが条件でした．すぐに連絡せよと記載があり，購入したばかりの携帯電話で連絡しました．
　〇〇HallにあるOfficeに来なさいということは理解できたものの，場所を聞いても施設の名称をまったく知らないので（米国では人の名前が道路，ビル，病院の名前などに使われています），何度か確認しているうちに，警備員に聞くように指示されて電話を切られてしまいました．
　仕方なくISOに戻り事情を説明したところ，Security Officeに確認してもらい，今回は見逃してくれるとの返事をもらいました．Okunieff教授とのアポイントもあったため，脱出するような思いで病院に向かいました．

面談そして即座のトップ会談へ

　Radiation OncologyのOfficeはCancer Centerの1階でした．5月に新センターに移動することが予定されていたので，移動の準備で物が散乱していました．Officeの入り口正面には留学の窓口として大変お世話になった秘書のJudyの部屋がありました．ノックをして出てきた白髪の品の良い女性がその人であったのですが，メールでのやり取りで勝手に自分よりも若い方と思い込んでいたために驚きました．
　Judyは駐車場での事件をすでに知っており，笑いながら気さくに話しかけてくれました．雑談の後で私の机に案内され，事務手続きについて説明を受けました．ほとんどのドアがオートロックであり，さらにドア別に解錠できる権限が個人で異なっているため，職員証を作成することが最初の仕事でした．
　戻ってくると用意された分厚い本を2冊渡され，熟読して2週間以内に書類を提出するように言われました．大学職員としての契約書類でした

が，1冊が大学の様々な規則や雇用に関すること，もう1冊が研究を行なう際の注意事項について事細かく記載してあり，それとは別に20~30くらいの質問用紙と解答用紙がありました．2週間で内容を理解し，質問の答えを準備するためにどうしようかと考えるだけで眩暈がする思いでした．

　しばらくして，Okunieff 教授がお見えになり挨拶を交わしましたが，それもつかの間，臨床系の Chen 教授，Milano 講師，次いで基礎研究の Zhang 教授を電話で呼び寄せ，その数分後には教授室内の机を囲み，4人の先生方との面談となりました．教授が皆にハーバード大学で中野教授と一緒に働いた思い出話を語り，その弟子の重粒子線治療のエキスパートが仲間になってくれたと大袈裟に紹介してくれました（彼は学会で会ったことをすべて覚えていました）．

　が，その直後にはホワイトボードを使用しながら，放射線による腫瘍免疫についての講義が始まりました．現在，自らが気になっている論文をいくつか紹介し，今後の基礎研究についての展望と研究費獲得に向けた役割分担を決めていきました．聞いている先生方も気軽に質問をし，それに教授がすべて解説を交えながら解答する形式で 30 分間の話し合いを終えました．

　その後に私の役割について初めて言及し，臨床データはデータセンターを介し，Milano 講師と一緒に解析すること，血清中のサイトカイン測定やその基礎となる動物実験は Zhang 教授のラボで行なうことを言い渡され，皆が笑顔で OK という感じでパッと解散になりました．指揮系統が明確であり，目標に向かって前進するために何が必要かを要領よく検討しながら，お互いに笑顔で率直に意見を交わす，そんなトップ会談を目の当たりにして感銘を受けると同時に，何か重い物を背負った感じになりました．

国際免許書の取得

　4月1日までの数日間にドライブしたことは前述しましたが，その間にもいくつかの手続きが必要でした．すぐに行なうように指示されたこと

はソーシャルセキュリティーナンバー申請と銀行開設でした．その他の時間は Judy から渡された宿題に追われました．勤務が始まると新規研究者のための講義とミニテストが 2 回あり，無事に研究者資格を得ることができました．入寮は 4 月 10 日であったため，住居のセットアップは休日に少しずつ行ないました．

ニューヨーク州では滞在から 3 カ月以上経過すると国際免許は有効ではないため，免許証を取得する必要もありました．簡単な筆記試験を受けてから，実技試験を予約します．ラボの中国の研究者たちは母国での運転経験がない方が多く，何度も実技試験につまずいており，実技試験は難しいと聞き不安になりましたが，日本での 20 年間の運転歴が幸いし，フルスコアで合格しました．免許証は身分証明書になるため，その後の諸手続きや米国内での移動ではパスポートは不要となり重宝でした．いずれにせよ，4 月はあっという間に過ぎ去りました．

研究は現在も継続中

隔週のラボ・ミーティングが目標に

中国出身の Zhang 教授のラボは私以外には中国人 11 人とカナダ人 1 人の計 13 名で構成されていました．教授は女性で中国からの留学生を母親代わりとなって面倒をみておりました．

独身の数人の若い留学生は教授が以前に住んでいた家に下宿し，食事の担当も研究室の掃除当番と同様に日替わりの当番制でした．朝は適当に済ませ，昼は皆で持ち合う形式と家族そのものでした．皆，異国で単身生活の私に優しかったのですが，研究中にラボで聞こえる会話のほとんどが中国語で，英会話能力向上に結び付かなかったことは残念でした．

Okunieff 教授は 2 つの基礎研究室チームを有しており，合同のラボ・ミーティングが毎週水曜日の午前中に 3 時間行なわれ，そこで少なくとも 2 週に 1 回は進捗状況を説明する義務がありました．5 月に入ってか

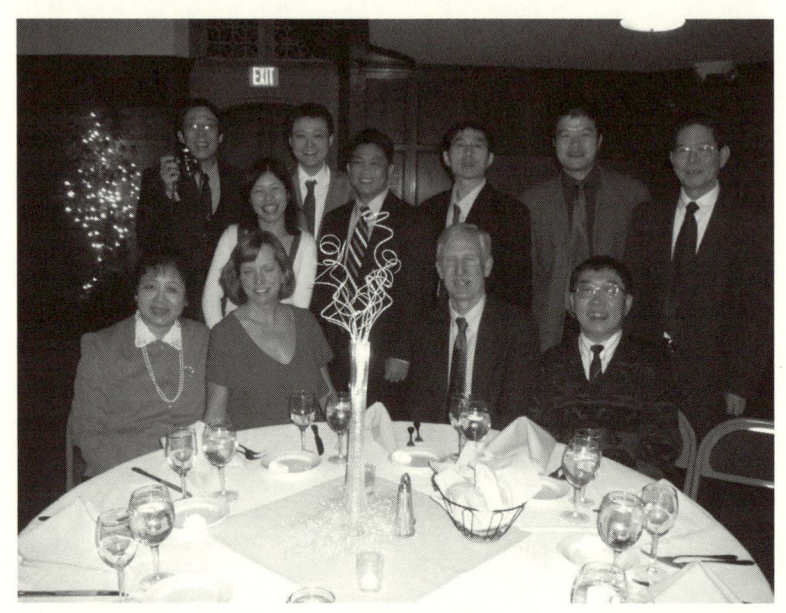

▲放射線腫瘍科クリスマスパーティーで研究室の先生方を撮影——左下がZhang先生，メンバーのほとんどは中国からの留学生

らは私も組み込まれましたが，ミーティングを区切りとして次の週までに実験を進め，担当週の月曜と火曜で発表の準備を行なうといった生活パターンができました．

　これは現在の大学院教育にも役立っております．われわれの時代にはありませんでしたが，現在は社会人大学院制度を採用して診療と研究の両立を目指す医師が多いため，隔週とはいきませんが，毎月のミーティングを行なうようにして，問題点や結果を考察し，今後の1カ月間の目標を立ててもらうようにしております．

動物実験の手続きに時間を費やす

　In Vitroでの研究が少しずつ軌道に乗り始めた5月下旬に，Zhang教授から動物実験の計画書を作成するように指示されました．これは当初はオプションであったのですが，動物実験は時間がかかるため早く取りかか

るよう指示されました．

　しかし，これが悪夢の始まりでした．海外では日本以上に動物実験に係る規制が厳しく，研究計画書のチェックや講習と試験が厳密に行なわれます．さらに，放射線も取り扱う実験であったため，その講義や試験，および実習に参加する必要もありました．

　数時間の講義と見学，実習を予約し，その都度行なわれる小試験を何とか1カ月くらいでクリアしながら，英語での動物実験計画書を申請できたのが7月中旬でした．動物実験は計画書が委員会で承認されないと始めることができません．年度末であったこともあり，2度のリバイスの提出を経て，プレゼンテーション付きの本審査が10月，承認されたのは11月とすっかり紅葉も終わり，外では雪が降り始めておりました．

　結局，動物実験は計画が膨大になってしまったにもかかわらず，研究できる期間が3カ月程度であったため，数回の照射実験が行なえた程度で，その多くは日本に持ち帰ることとなりました．幸いにも，帰国後に内容を一部変更して申請した科研費に採択され，研究を継続することが可能でしたが，海外で本気で研究を行なうつもりである方はできれば留学期間は2年以上にしたほうがよいと思います．

　一方，患者血清を用いた研究は実験器具の使用がある研究者と重複してしまい，少々険悪な雰囲気となったこともありましたが，仲間の協力や理解を得て，予定していた実験は2月に終了し，結果の一部をニューヨーク州の放射線治療研究会で口演発表し，また翌年のASTROでも発表することができました．現在，長期データ解析をMilano講師と行なっています．

最後には友情……最高の結末

学内一大イベントでの活躍

　米国は勤務時間が明確です．私のような研究者は夜まで実験をしており

ましたが、医療スタッフは医師も含め16時半になると片付けを始め、17時になると「Have a good evening!」と言って帰宅します。私は実験室以外にOfficeにも机をもらい、デスクワークはインターネットが使用できるそこで行なっていました。

Okunieff教授には実験室で会うことはないため、質問があるときには待ち構えていたりしましたが、Office内は17時を過ぎると先ほどまでの騒がしさが嘘のように笑い声ひとつ聞こえずに静かになります。帰宅せずに残っている人は勤勉とは映らずに、時間内に終わらない、仕事の遅い人と解釈されるようです。

夕方といってもサマータイムの17時はまだ陽も高く、帰宅後でも時間に十分な余裕があり、オンタリオ湖畔でのBBQ、国立公園での散策、ボーリング大会などの科内のレクレーションがありました。なかでも、部門対抗のソフトボール大会は大学の一大イベントでした。30以上のチームが4つのブロックに分かれて激戦し、その後は上位2チームずつ、計8チームでトーナメント戦を行ない、チャンピオンを決定する方式でした。

私も4月の2週目から科関連のメンバーで構成される「リニアック・アタッカーズ」に入団させられ、ショートが定位置となりました。面白いことに、各チームにはスポンサーがついており、ロゴがユニフォームにプリントしてありました。我がチームのスポンサーはすぐ近くのパブで、試合が終わるたびに祝勝会と反省会がそこで催されました。

試合は週に1、2回、ベンチではビールを飲んでいましたが、グランド内では真剣そのもの。ボールも硬式で、グランドにはホームラン用のフェンスもあり本格的でした。アタッカーズはプレーオフには毎年出場するものの、チャンピオン経験がなく、皆が熱心でした。

9月に入り、すでに夕方は寒い季節となりました。トーナメント戦をともに逆転の僅差で勝ち上がり決勝戦を迎えました。打撃では逆転の初ホームラン、守備では後方の小フライをスライディングキャッチしたことで、初優勝にMVP受賞と最高の夜を迎えることができました（大学のホームページには数カ月間、われわれのチームの写真が掲載されていました）。

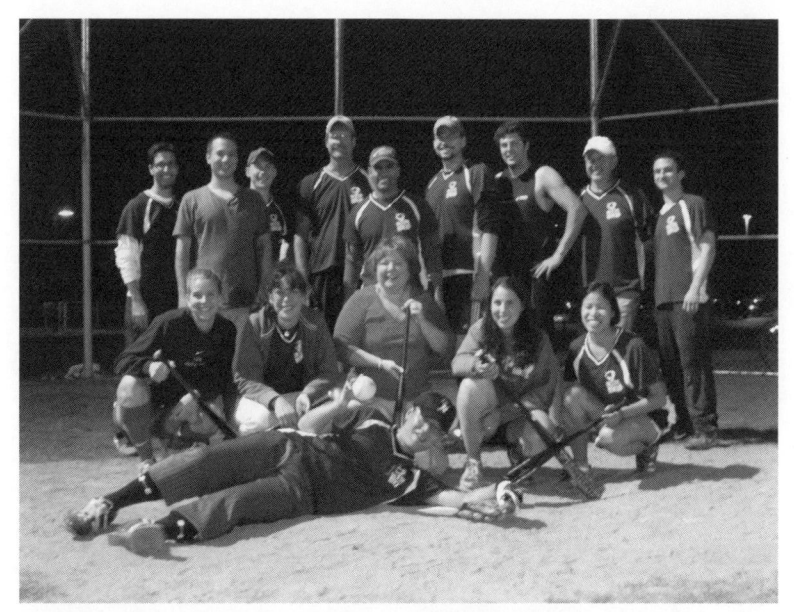

▲優勝した試合でメンバーたちと記念撮影——最前列が私で，手にしているのがホームランボール

　仲間として少しずつ認められ，最後には友情となりましたが，帰国するときもいつものパブで宴会を開催していただき，チームメイトのサイン入りボールをプレゼントされ，宝物の1つとなりました．
　優勝パーティーでも感じましたが，1人1人とハグをすると自分も仲間であることを強く意識しました．東日本大震災のときには帰国して2年が経過していたにもかかわらず，複数の仲間から何度もメールをいただきました．私の場合にはソフトボールでしたが，レクリエーションやボランティアなどへの参加は周囲と交流を深める良いチャンスと思います．とくに単身で渡米し，知人のいない環境であった私には偶然とは言え，米国での生活をエンジョイする手段となりました．

でたらめな事故報告

　もうひとつだけエピソードを紹介します．ロチェスターはオンタリオ湖

米国の放射線治療と研究の体験……chapter 16

のほとりのニューヨーク州でも最北に位置する街で、冬は毎日のように雪が降ります。道路では除雪車が連日忙しそうに働いておりますが、ある休日の昼に事故を起こしました。

　前日は大雪であったものの、車は何とか走れる状態でした。スピードはもちろん大幅に制限速度以下での運転でした。交差点の信号が赤に変わり停まろうとしたのですが、交差点の角にあるコンビニの入り口付近に雪が盛られており、凍ったなだらかな雪山にゆっくりと乗り上げ、なおそこでは停まらず、向こう側に停まっていた白い車に雪山の上からスゥッと降りて追突。私のJeepは無傷でしたが、相手の車のバンパーは一部破損しました。

　程なく、白バイの警察官が来て5分程度の事情説明。動揺はしていたものの、何とか身振り手振りで説明した後で反則キップを手渡されました。事故車の修理は保険会社が担当し、私が相手と交渉することはないとのことで安心しました。

　翌日にレジデントたちに事情を説明すると裁判をしたほうがいいと皆に言われました。その理由は後日何か難癖を付けられた場合に、反則金を支払っていると責任を負うことになるからとのことでした。帰国が近かった私は反則金を支払って早くこの件を終わらせたかったのですが、家族ぐるみで交流のあった韓国出身のレジデントであるSuに「私が一緒に法廷に立ってあげるから」と言われてしまいました。年下の女性にそこまで言われては逃げられないと思い、80ドル支払って不服申し立て、すなわち簡易裁判を行なうことになったのです。

　簡易裁判は同時に数十件を重罪から順番に目前で判決していきます。女性裁判官の声は清らかで気高く、周囲は緊張した雰囲気に包まれておりました。私の名前が呼ばれたのはすでに1時間以上経過した頃でした。立ち上がって、宣誓した後に壇上に登り、今回の罪状が報告され呆然となりました。何と私は雪の積もる道を他の車とカーチェイスして、赤信号を停止できずに前方の車にぶつかったとされていました。

　白バイの警察官がそう記載したのか、車のドライバーが警察官に説明し

たのか事実は分かりません．Suが隣で一瞬，私を疑うような目で見たように感じました．私は首を横に振るのが精一杯でしたが「I believe you」と小声で言ってくれました．

　しかし，なぜか裁判官は本件が事実とは思えないので，反則点数を6点から2点に減点し，反則金も120ドルから60ドルに減額すると言いました．それだけで私は救われ，「これでよいですか？」に対し，「Sure」と言いかけた瞬間，Suが突然，大きな声で自己紹介を始めたのです．裁判官は彼女を制止して，彼女が話す必要があるかということと不服があれば後日，日本語の話せる弁護士を準備したほうがいいのではないかと私に尋ねたので，すべての事情を彼女に説明しており理解していることを伝えました．

　話すことの許された彼女のスピーチはまさに大演説でした．交通事故の状況を説明した後で，彼は日本から来た放射線腫瘍医であり，ロチェスター大学の客員准教授としてがん診療の新しい研究に着手している，われわれとしても彼がロチェスターに来たことを歓迎している，日本ではこんな大雪の降る地方に住んでいないし，タイヤは12月に交換したばかりで欠陥はない，道路に雪山があったのは除雪車かコンビニの店員に責任があること，してもいないカーチェイスの罪状からして内容に誤りがあることなど，私としては横で感心しながらもこれは大変なことになると焦っておりました．

　彼女の2，3分の堂々としたスピーチが終わると周りの方々から拍手が起こりました．間違いがないかと尋ねられましたが，彼女は正しいことを伝えると裁判官は急に笑顔になり，「Dr. Ishikawa, Welcome to the United States!」と言うと同時に歓声が湧き上がりました．すぐに静粛にとの声が聞こえましたが，拍手の中，私たちは減点も反則金もなしとなり，壇上を降りるように指示されました．安堵すると同時にハリウッド映画でも見ているような瞬間でした．

先端的医療の展開に向けて

体制の違いに学ぶ

　米国での1年間は私にとってかけがえのない充実した時間でした．渡米した2008年に強度変調放射線治療が多くの疾患で当たり前のように施行されていることには驚きましたが，日本の小線源治療や定位照射などの放射線治療技術は米国とさほど差がないことも分かりました．

　違いは体制にあると感じました．例えば診療に関しては，米国では患者が初診で訪れるときから分業制であり，専門看護師や医学物理士，放射線技師が積極的に自分の役割を果たしています．新患紹介や治療計画討議では医師だけでなく他の職種も参加しておりました．

　これを見習い，筑波大学でも治療計画カンファレンスは医師・看護師・放射線技師・医学物理士・診療情報管理士が意見交換し，より理想的な治療計画の検討や事故防止を図る一方で，有害事象を予期し，照射開始時から看護ケアが導入できるように取り組んでいます．これまで，行程のほとんどを医師のみで行なってきた治療計画も医学物理士に一部を担ってもらい，相互チェックをすることで時間の節約とエラーを減らせるようにもしております．

　研究体制については予算の規模が異なるので米国式というわけにはいきませんが，前述したようにプログレス・レポートを必須とし，個人で行ないがちな研究を組織としてサポートできるような体制作りに努めております．上司の方々には失礼とは思いますが，司会を務めているいくつかの会議では可能なかぎり短時間で終わらせることを目標にし，若い方にも積極的に意見を求めるようにしております．

20代，30代の若手スタッフを支える役割

　海外に出ると多くの方が思うようですが，私も愛国心が強くなりました．

当たり前として今までは何も感じていなかった日本の文化が素晴らしいと思うようになり，神社巡りと伝統工芸品を見ることが休日の趣味の1つとなりました．

レストランの店員のチップを例にすると，大したサービスではなくとも15％のチップを要求される米国に対し，日本では明るくきめ細やかな接客「おもてなし」を当たり前のように，しかも無料で行なっております．この差は海外で生活してみて実感できることです．多くの分野でグローバル化は必要でありますが，伝統文化のように，それぞれの施設で得意とする生業を伸ばしていくことも同時に重要と考えます．

われわれの教室は医師や物理士も20代，30代が多く，これから経験する5年，10年で大きく飛躍できる可能性をもつ若者ばかりです．これまでの繊細な治療技術や知識をしっかりと継承したうえで，粒子線治療をはじめ，先端的医療の展開，さらに中性子捕捉療法の実現に向けて，一歩一歩着実に前進できるように今後も努力していこうと考えております．

40代半ばの私はすでに年寄り扱いされておりますが，彼らの将来に少しでも役に立つことができたらと思い，自分自身まだまだ新しいことを探し続けております．また，大学の制度を利用し，ロチェスター大学に2人の若手医師に訪問してもらいました．今後は長期留学についても計画しております．私自身，もう一度留学してみたいという気持ちもありますが，それはしばらく封印しておきます．

謝辞

私の留学にあたり，その機会を与えてくださった群馬大学・腫瘍放射線学講座・中野隆史教授をはじめ教室の先生方，現フロリダ大学・放射線腫瘍学講座・Okunieff教授，Zhang教授，現ロチェスター大学・放射線腫瘍学講座・Chen教授，Milano先生，筑波大学・放射線腫瘍学講座・櫻井英幸先生，ならびに関係してくださったすべての方々に深く感謝いたします．

II部

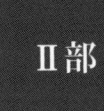

JANAMEF 留学セミナー 2013
―― Going Global? これからの医師・医学研究者にとっての海外留学の意義――

chapter 01

長期的キャリア形成における卒後"臨床"留学の意義と課題

1. 米国臨床留学中の私からみた今後のキャリア形成

ニューヨーク・マウントサイナイ・ベスイスラエル病院内科
宮田(野城)加菜

期間：2011年7月～現在
場所：米・マウントサイナイ・ベスイスラエル病院

　私は母校東京医科歯科大学にて初期研修後，腎臓内科研修に進んだ際に臨床留学を決意し，卒後5年目に渡米しました．現在は東京海上日動メディカルサービスのNプログラムを通じて，ニューヨークのマウントサイナイ・ベスイスラエル病院（Mount Sinai Beth Israel Center, New York）の3年目内科レジデントとして働いています．本稿では，日米両国で内科研修を経験した立場から，米国での研修のメリット・デメリット，将来のキャリア形成について考えたことをお話ししたいと思います．

内科レジデンシーの仕組み

　私の病院は人口密度の高いマンハッタンにある大規模病院です．内科レジデントも1年目50人（35人カテゴリカル，15人プレリミナリー），2年目と3年目が各35人おり，合計120人です．病院の中でも内科病棟が半分を占め，アテンディングの数を比較してもどの科よりも多くいま

す．

　病棟，ICU/CCU，外来，選択科 (Elective)，の中からローテーションがうまく組まれ，3 年間で一般内科全般を扱うことができる医師を作るようトレーニングプログラムが形成されています．例として，私の 1 年目のときの年間スケジュールを図に示しました．プログラムによって多少異なりますが，一般的に 2 年目，3 年目になると選択科がもう少し増え，病棟の期間が少なくなります．

　ここでいう「病棟」とは，一般内科病棟です．日本と大きく異なり，血液内科，消化器内科など専門科ごとに病棟が分かれておらず，喘息患者，HIV 患者，急性腎不全の患者など様々な疾患をもつ患者が同じ病棟にランダムに入院し，必要なときに専門科にコンサルトをする形となります．

　2 年目もしくは 3 年目のレジデントがチームリーダー，その下に 1 年目レジデントが 2 人，さらに学生が 1－2 人ついて 1 つのチームとなり，20 人ほどの患者を担当します．主治医はアテンディングなので，レジデントチームで朝一番に回診してだいたいの方針を決めた後，アテンディングと相談して最終確認をしていきます．

　一般病棟業務のほか，ティーチングアテンディングとの教育目的のラウンドが毎日 1 時間ほど，また昼食は研修医向けの 1 時間のカンファレンス中にとり，常に学ぶ機会に溢れています．夕方 5 時までに 1 日の業務を終わらせ，ロングコールのレジデントにサインアウトして帰宅することになります．4 日に 1 度はロングコールと呼ばれるシフトで，夜 8 時までに入院した患者の診察，入院サマリー，入院時オーダーなどの仕事を終わらせ次第，ナイトシフトのレジデントにサインアウトして帰宅します．

　外来研修は 1 年あたり合計 3 カ月間行ないます．疾患としてはやはり糖尿病，高血圧，COPD（Chronic Obstructive Pulmonary Disease：慢性閉塞性肺疾患）などの慢性疾患を扱うことが多く，患者を自分で診てからアテンディングにプレゼンする，ということを毎日何回も繰り返します．毎回忙しいですが，3 年間続けると「私の先生」，「私の患者さん」，として信頼関係を築くことができ，楽しくなってきます．

1	- 腎臓内科（Elective）
2	- 外来 - 病棟
3	-MICU*
4	- 外来 - 夜勤
5	- 病棟 - 休暇
6	- 外来 - 病棟

7	- 病棟
8	- 外来 -感染症（Elective）
9	- 病棟
10	- 外来 - 休暇
11	-CCU**
12	- 外来 - 夜勤
13	- 病棟

図：1年目レジデント年間予定表例
＊ MICU: Medical ICU，つまり内科集中治療室
＊＊ CCU: Coronary Care Unit，つまり循環器集中治療室

留学の短期的，長期的目標

米国留学を目指した理由

　私が米国留学を目指した理由はいくつかあります．まず一番始めに，好奇心．世界のスタンダードな医療を見てみたいと思った点です．日本で働いていた際に，*Up To Date* や論文に記載されている標準治療が日本でなされていないこと，日本で習った治療法は欧米の教科書には記載されていないこと，などさまざまな疑問が沸きました．どうしてそのような違いが出ているのか，米国ではどこまで違う医療がなされているのか，どうしても自分の目で見て体感したかったのです．

　次に，自分を試してみたかったという点です．東京医科歯科大学在学中にハーバード大学で臨床実習を行なう派遣生として選ばれ，6年生の3カ月間をボストンで過ごしましたが，当時の自分の実力では米国人医学生の足元にも及ばず，最先端の医療に触れているという興奮・感激と同時に挫折感も多く感じました．日本で数年間研修した今，自分の力が世界でも通用するのか再び試してみたいと思いました．

　さらに，日本の医療への貢献です．日本の医療には，米国の医療概念

(EBM，主治医制からチーム制への変化など）が数年遅れて入ってきています．自らの目で最先端医療を見て，体感し，新しい視点・知見を得て，日本の医療に貢献したいと思いました．

長期的な目標

　同じように米国臨床留学中の友人ともよく話す内容です．聞いてみると，渡米した時点で，具体的な人生計画をもっていない医師は多いようです．また，元々もっていた初期の目標は，留学後現場を見て，その文化に生きることで，一部消去され，修正され，徐々に変化していきます．特に，人との出会い・タイミングにより人生は変わっていくようです．

　その変化は様々です．例えば，臨床留学したものの研究に携わるうちにその能力が見いだされ，研究がメインとなる留学者．臨床研修後，米国式の医学教育を日本に持ち帰りたいと，医学教育について学び始める留学者．腎移植が学びたいと渡米したものの，腎炎を研究対象とするメンターに出会い，医師としての人生のテーマが変わる留学者．米国人と結婚して米国在住を考えるようになった留学者．などなど．程度の差はあれ，留学という人生の一大事を経て考え方も変わり，数年のうちにそれぞれ何らかの変化がもたらされます．

　ここで特に私が強調したいことは，米国では，やる気・能力次第でどのようなポジションにもつける可能性があるということです．可能性は無限大というと素晴らしいですが，もちろん逆に言うと，誰も世話をやいてくれないので，自分の道は自分で切り開くしかないということです．大変であることに間違いありませんが，とてもやりがいがあります．

　よって，目標をもつことは大事ですが，与えられた機会を十分に生かすためには，渡米という1つの短期的目標を達成した段階で，フレキシブルになることが大事だと思われます．1つ，もしくはいくつかの目標があって渡米されると思いますが，そこにとどまらず，渡米後も常に新たな可能性・目標を模索し続けるのがベストだと思われます．

留学の意味とは

私の考える留学のメリット＆デメリット

　何事にもメリット，デメリットがあり，そのバランスをうまく考えながら人生の選択をしていきます．臨床留学も同様で，特に留学するから偉いだとか正解であるわけではありません．当然犠牲にすることも多く，皆さんそれぞれの人生の中で何に重きをおくかによって，とるべき選択は変わってきます．私が考える臨床留学のメリット，デメリットを以下に挙げてみます．

　メリット：
・自分の専門としたい分野において効率よく多くの症例を見ることができ，スタンダードな医療がひとりで行なえるまでの教育が受けられる．
・国際人としての幅広い視点が得られ，日本の医療を客観的に見ることができるようになる．両国の医療の長所・短所がわかる．
・議論をしながら学んでいくため，議論が上手になる．
・患者に自信をもって世界の標準治療を施すことができる．
・苦労も多く，その中で生き抜いた自分に自信がもてる．
・オン・オフがはっきりしており，家庭や趣味など生活の質を保つことができる．
・上級医になれば給料が日本以上に高い．
・米国では医局の縛りなどはなく，ビザによる制限はあるが比較的自由に仕事したい場所でやりたい仕事を自分で選ぶことができる．
・研究のスポンサーを実際に得ることは米国でも難しいが，チャンスは米国のほうが多い．
・自分らしい医者になることができる．

デメリット：
・自分の祖国，故郷を離れる寂しさがある．
・家族の病気，緊急時に直ちに駆けつけることができない．
・言葉・文化の壁はいつまでも高い．
・留学準備段階において，試験，ビザ，面接旅行などで金銭的に大きな負担になる．
・USMLE の試験勉強には時間もお金もかかる．
・日本でどのような立場で働いていようと，再び研修医からやり直しとなる（フェローから留学するという手段もあるが，コネクションがないかぎり難しい）．日本で中級・上級医であったというプライドが邪魔をする．
・大都市でないと日本食が手に入りにくい．
・地方都市では孤独になる可能性がある．
・上級医になると患者からの訴訟が頻繁にある．

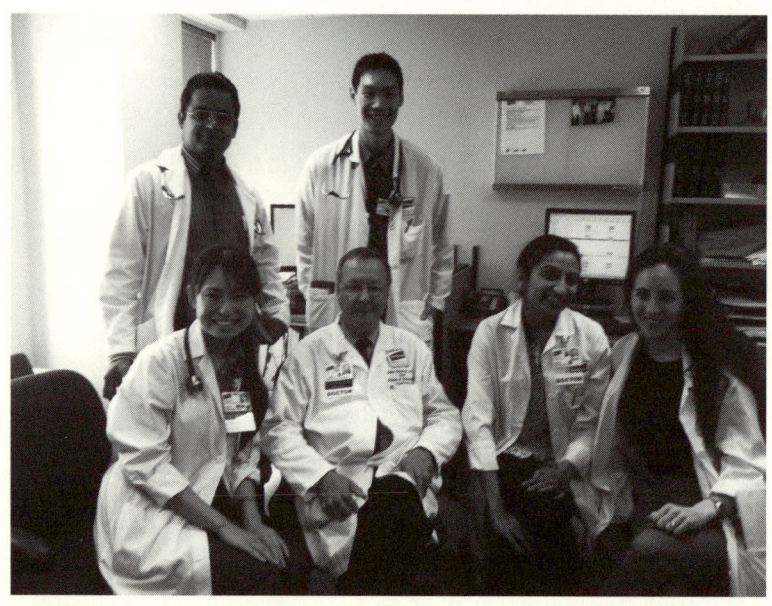

▲私が所属していた（レジデント）チームのメンバーと——筆者前列左端，その隣はアテンディング

留学のタイミング

　留学のタイミングも人により様々だと思います．私の考えでは，日本で初期研修を終えてから渡米するのが望ましいと思われます．

　まず，米国の医学生は日本の医学生よりも圧倒的に高い臨床能力，医学知識をもっています．仕事内容が異なるので容易に比較できませんが，私の場合，日本の研修医 1 年目終わり頃になってようやく米国の医学生が卒業した時点と同程度動けるようになった気がします．また，言葉の壁で劣る点を，すでに上回っている臨床能力や手技で補うことができるという利点もあります．

　さらに日本で研修した際に将来進みたい専門科を決めておくと，渡米当初からその分野の研究に携わることもでき，フェローシップ応募にも有利になります．

　私は留学以前にはあまり考えていなかったことですが，日本の医療を知らずに渡米していたら留学の意味は半減していただろうと最近は感じるようになりました．人種や文化が異なると，かかる病気も異なりますし，当然重要視される病気も違います．研修医の教育方法だけでなく，その医療の中身も異なるわけが，両国を医師として経験することでよくわかります．

　また，米国レジデントは皆それぞれ何らかの臨床研究に携わりますが，日本での経験があるからこそ考えついたと思われる素晴らしい観点からの研究を行なっている日本人レジデントの先生方を多く存じ上げています．もちろん，将来日本へ帰国すると決めた際にも，日本の医療を知っていたほうが順応しやすいと思います．

　逆に，卒後何年まで留学が可能か，という点ですが，特に制限はありません．卒後 10 年たっていても，本人さえよければ遅すぎるということはありません．ただし，普通に応募しても採用されづらくなることは確かで，行きたい病院との何らかのコネクションが必要になることも多いと聞きます．大学の先輩が以前留学していた場所を紹介してもらう，など，知り合いの知り合いまで，つてをたどって何らかの紹介があると強いでしょう．

これから留学を目指す皆さんへ

　今後同じように臨床留学をやってみたいと考えている読者の皆さんのために，今の時点でやっておくといいことを書いておきたいと思います．

（1）医学生の皆さん
・英語の勉強，夏休みなどを利用した欧米への短期留学など．
・医学部の授業，実習に真面目に取り組む．将来臨床だけをやっていくにしても，基礎医学の知識は大事になるのでしっかりと学ぶ．
・英語の医学書を読んでみる．
・USMLE の Step 1 の勉強をし，学生時代に受験すると後で楽になる．ただし，良い点がとれると確信するまで受験はしない．
（2）初期研修中の皆さん
・初期研修に打ち込む．経験を積むことに集中する．
・USMLE などの勉強で研修が疎かになっては本末転倒となるため，研修は犠牲にしない．
・点滴，採血などの手技も怠らない．
・症例報告でもよいので，学会発表をできるだけ経験する．
・Up to date などでエビデンスに基づいた治療法を調べる．
・米海軍病院受験も考える．夏に 1 週間見学もできる．
（3）後期研修中の皆さん
・自分の分野の主要な英文雑誌に毎月目を通す．
・USMLE，英語の勉強を空いた時間でどうにか行なう．
・学会発表，論文作成などを行なう（フェロー応募時に役に立つ）．
・教授などに，米国でコネクションのある病院はないか聞いてみる．

あきらめる前に挑戦

　私は，臨床留学は意義のあることだと信じて渡米し，今のところ毎日楽

しく暮らしています．内科レジデンシー後はカリフォルニアで腎臓内科のフェローシップを行なうこととなり，本当にやりたかったことをついに始められるのをとても嬉しく思います．

　米国にいると，同じように海外の医学部を卒業して渡米した医師が大勢いることに驚きます．インド人，中国人，韓国人，ロシア人，ペルー人，チリ人，コロンビア人などと一緒に働いてきました．比較して，日本人で臨床留学をしている医師はまだまだ少ないのが現状です．

　日本にも素晴らしい教科書はあるし，各科の治療成績も世界に劣らず，よい教育が受けられるのは確かだと思います．しかし，長い人生の一部分を世界の裏側で，自分の学問的好奇心のために使ってもよいかなと思います．もちろん，留学準備には多くの労力，時間，費用がかかり，また家族の理解がないと実現は困難です．読者の皆さんそれぞれの置かれている環境によっても，人生の中で留学の重要度は違うと思います．

　しかし，本書のような留学体験本を読み，自分のやりたいことと合致していると思うならば，そして興味をもったならば，あきらめる前にぜひ挑戦してみてください．うまくいっても，いかなくても，将来の糧になることは間違いありません．本稿が読者の皆さんにとって少しでも参考になれば幸いです．

2. 市中病院での診療 / 教育リーダーへのキャリア形成からみた卒後臨床留学の意義

武蔵野赤十字病院感染症科
本郷偉元

期間：2001 年 7 月～ 2006 年 6 月
場所：米・ベス・イスラエル・メディカルセンター，バンダービルド大学

どのような医師を目指すのか，それは人それぞれである．わたしは臨床をやりたい，患者を適切に診断・治療できる医師になりたいと思い，東北大学医学部卒業後，2 年間の初期研修を沖縄県中部病院で行ない，その後の 3 年間の内科後期研修は坂総合病院で行なった．

2001 年から，ベス・イスラエル・メディカルセンター（Beth Israel Medical Center, New York）での 3 年間の内科レジデントを経て，2004 年から南部のハーバードともいわれる名門メディカルセンターであるバンダービルド大学（Vanderbilt University School of Medicine）感染症科にて 2 年間のフェローシップを経験した．

帰国後は武蔵野赤十字病院感染症科に勤務している．

臨床医としてキャリア形成をしていく上で，わたしが海外留学を目指した理由はいくつかある．それは，日本には乏しかった stepwise な医学教育（well-rounded な内科医としての基盤）であり，多数の多様な症例の経験であり，そしてなにより感染症分野の研修だった．

アメリカのマッチングシステム

アメリカでは 1952 年に National Resident Matching Program（NRMP）が設立され，全米で統一した最初のレジデンシーマッチが行な

われた．一方，日本では2004年に新医師臨床研修制度が導入され，初期研修の研修病院の選択にマッチング制度が採用された．アメリカから遅れること52年であり，ようやく制度が整いつつある．

アメリカでは1974年にフェローシップマッチも導入されているが，日本には今のところ，同様のシステムは存在しない．

日本の医師研修システムに不足しているもの

日本とアメリカの医師研修システムを比較すると，日本では医学部卒業後，2年間の初期研修の後に内科系専門科，専門外科，外科などを選択して後期研修を受けるが，アメリカでは医学部5，6年生の間に日本でいう初期研修と同様の内容を経験し，さらに，もう1ステップ——すなわち，3年間の一般内科研修あるいは5年間の一般外科研修を受けてから，内科系専門科，専門外科などを選択して研修を受ける．

この一般内科研修あるいは一般外科研修というのは，内科医あるいは外科医たるために，非常に重要である．この段階を設けていない日本ではstepwiseな医学教育が乏しく，内科医あるいは外科医として，患者を診ることができない可能性があるかもしれない．また，今の制度のままでは，日本の医師免許は海外では通用しないかもしれない．

わたしの専門は感染症だが，感染症医であるためにはまず内科医でなければならないと強く思っている．well-roundedな内科医としての基盤が何より重要なのである．

よき臨床医になるためには——多数の多様な症例の経験

日本における臨床感染症教育の発祥地ともいうべき沖縄県立中部病院で，多くの感染症にかかわる医師を育ててこられたわたしの恩師である喜舎場朝和先生によると，「臨床心」とは「医師とその指導にあたる上級医が，「患者のため」という旗印のもとに，「個々の患者の個別性」に魅了されつつ，診断・治療上のコンセンサスを捜し求めて，それを個々の患者に合わ

せて適用していく．結局，患者の個別性の上に立つ臨床一般の「普遍性」を追及していく」ものだというようなことを述べられていた．

では，患者の個別性の上に立つ臨床一般の「普遍性」を追及していくには，何が必要だろうか．

そこでキーになるのが，多数の多様な症例の経験である．同一疾患であっても，個々の患者によって症状は多少なりとも異なる．しかし，その中には必ず臨床一般の「普遍性」があり，医師はそれを探り当てる．それは多くの患者を診ることによって身につけられるセンスあるいは能力である．多くの患者を診ることによってしか得られないものがあるのである．

しかし，わたしも実はフェローシップまでは，勉強時間を確保するため診察する患者の数を減らしたほうがいいのか，それとも勉強時間を削ってでも多くの患者を診たほうがいいのか，答えが出なかった．忙しい研修医時代，誰しも頭を悩ませる問題ではないだろうか．

フェローシップの時に，人間としても医師としても尊敬できる指導医にわたしの疑問をぶつけた．するとその医師は「患者さんをたくさん診たほうが，力がつくよ」というアドバイスをくださった．その言葉は日本でのインターン時代の恩師が言っていたことと同じであり，その時ふいにストンと腑に落ちたことを今でも鮮明に覚えている．

そして，幅広い知識やよい臨床指導を受けることも重要である．少なくともわたしの時代には，アメリカでは医療や臨床教育の質の確保のため，医師，とくにトレーニング中の医師が豊富な症例を経験できるシステムが整えられていたが，日本ではほぼ無理な状況だった．例えば，アメリカの外科系レジデント／フェローの手術症例数，循環器内科フェローのカテーテルや経食道エコーの数などは，日本のそれと比べても相当の開きがあった．

留学する / しない

日本での感染症科フェローシップの課題

　現在日本では，感染症分野については主に市中病院で初期研修し，その後，総合診療などの後期研修を3年間ほど行なった後に感染症科フェローシップを行なう形が一般的である．アメリカ臨床留学を経験した医師たちが，現在の感染症分野でのリーダーシップをとっている病院もあり，またそうでなくてもよい指導医の先生方からトレーニングを受けることができる．

　しかし，やはり日本のフェローシップは指導医が少なく，well-rounded を実現するのは難しい状況である．また，島国という地理的な性質上，稀な疾患やグローバルな疾患に弱いのも否めない．また，後期研修医が感染症についてあまり指導を受けていない状態でフェローシップに入ってくることも少なからず見受けられる．

日本の医療の優れた面も

　わたしが海外留学をしてよかったと思う点は，アメリカで豊富な臨床経験と知識を身につけたことである．アメリカでの研修では毎日のようにカンファレンスが行なわれることもあり，また適宜試験もあったので，勉強せざるをえない環境があった．

　また，日本とアメリカの2つの医療を知ることで，日本の医療の優れた面が見えてきたこともよかった．感染症診療に関していうと，日本では行なわれていたが，アメリカでは忘れ去られた感のあるグラム染色の有用性がそのよい例である．

　身体所見のとり方については，最近は日本のほうが優れた教育を行なっているような印象がある．

　また，勉強についても，日本語で学んだほうが明らかに効率的であるこ

とを実感した．わたしは初期研修から英語で書かれた教科書や資料，論文などで勉強を行なっていたが，非常に苦労した．ただし，海外留学に際しては優れた英語力が不可欠なので，いい意味での苦労も必要なのかもしれない．

市中病院でのリーダーになるには

必要な内科医としての基盤

まず，自分がしっかりとした臨床研修を受けている経験が必要である．そうでなければ研修システムをリードや改善できない．

また，内科医としての基盤が必要である．そうした基盤があってはじめて，初期あるいは後期研修医に対して well-rounded な指導を行なうことができる．高齢社会の中では1人の患者が複数の疾患あるいは問題を有することが多くなり，それらの問題が複雑に絡み合っていることもあるため，内科医としての基盤は今後ますます必要になるであろう．そうした基盤の上に，専門分野での多彩な経験が生きてくるのではないだろうか．

自分らしい医師に

どのようなキャリアを積むにせよ，自分の好きなこと，やりたいことをやっていくことが大切である．情報収集は幅広く行なったほうがいいが，最後に決断するのは自分である．

また，よいロールモデルあるいはメンターを見つけることが非常に重要である．それによって，様々な方向性というものが見えてくるだろう．そしてよき指導者はそれをサポートしてくれるはずである．

chapter 02

長期的キャリア形成における卒後"研究"留学の意義と課題

1. アカデミックなキャリア形成の視点から見た海外大学院博士課程進学の意義

東京医科歯科大学グローバルキャリア支援室

若林健二

期間：2007年7月〜2013年8月
場所：英・インペリアル・カレッジ・ロンドン

　私は2002年に東京医科歯科大学を卒業し，その後5年間の小児科臨床研修を経た後2007年から英国インペリアル・カレッジ・ロンドン (Imperial College London) へ留学し，PhDを取得しました．その後，縁あって母校へ戻り，原稿執筆時点では研究を立ち上げるべく奔走する傍ら，医学教育などに携わっております．

　留学のきっかけとその後の道のりは人によって大きく異なります．私は様々な偶然と，人との出会いに恵まれて，大学卒業時は考えもしなかった道のりを歩んできました．私の大学院留学体験談と，留学から帰国した現在になって改めて考える留学の良し悪しについての考えを記すことで，少しでも今後留学を考えていらっしゃる皆様の参考になれば嬉しく思います．

夢の原点――留学決定まで

夢は「アメリカで臨床留学」

　私は学生時代から「20代のうちに海外へ出たい」という希望を，気が付いたら漠然と抱いていました．振り返ってみると，大学時代は長期休暇の度に海外旅行に出かけていたので，そんな中から「もう少し長期間海外に滞在したい」という考えが芽生えたのかな，と思います．

　留学への憧れに後押しされてUSMLEの学生勉強会を企画し，大学卒業後は小児科研修を行ないながら臨床留学への準備を徐々に整えていました．そんな矢先に，私の海外留学希望を耳にした医局の上司から，知人が主宰するロンドンの研究室へ1～2年程度の留学をしないか，という話をいただきました．自分の夢は「アメリカで臨床留学」であり，「イギリスで研究留学」とは随分違うと当初は思いましたが，思い直してみれば海外へ出たい，という自分の夢をかなえるのにこれ程よい機会はないと考え，この話を受けることにしました．

学位取得とスタッフPhD制度

　偶然（もしくは上司の半ば勘違い）によって開かれた留学への道でしたが，さらにいくつかの偶然が重なって，私の道はまったく予期せぬ方向へ向かいました．2度目の偶然は，留学先のボスである高田正雄先生（現Imperial College London麻酔・集中治療科主任教授）が私の留学開始前に大きな研究費を立て続けに当てたことでした．この研究費を用いて長期間のポストを作ることが可能なので，これを機会にイギリスで学位を取得してみないか，という話が留学開始前になって突然舞い込みました．

　スタッフPhDと呼ばれるこの制度は，大学でスタッフとして関わった研究プロジェクトを学位論文として仕上げることで学位が取れる，というものです．実際のところ通常の大学院生との違いは，少しの時間を研究室

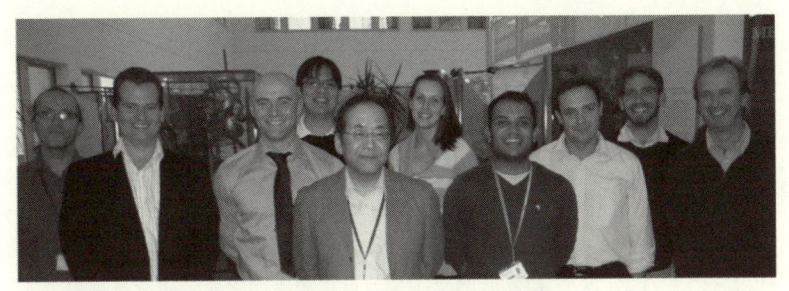

▲研究室のスタッフと―前列中央が高田正雄先生，筆者は最後列

全体の雑用や他の人の仕事の手伝いをするという程度であり，一方で金銭的なメリット（高額の授業料が免除され，さらにリサーチアシスタントとしての給料を得られる）は大きいため，大変人気の高い制度です．英語の応募書類を臨床業務の合間に準備するのは大変でしたが，周囲の手助けもあって，幸いにして審査にパスして大学院入学が決まりました．

　大学院入学までの過程で学んだことはいくつかありますが，まず強調したいのは，人生を変えるようなチャンスはしばしば予期せぬところから飛んできて，あっという間に目前から去っていくということです．自分の夢の原点を常に見据えていれば，予期せぬ新しい可能性に面しても柔軟に考えることができて，最終的にはより後悔のない選択ができるのではないかと思います．

　次にCV（Curriculum Vitae）やPersonal Statementの書き方にはコツがあるということです．最近ではこのようなコツを学ぶためによい本やウェブサイトもいくつかありますが，一番よいのは直接アドバイスをしてくれる人を何とかして見つけることです．あなたに特異的な改善点を教えてくれることでしょう．また，ビザは多くの留学者にとって鬼門ですので，軽視することなく，留学の話がまとまったら「すぐに」ビザ取得へ動き始めましょう．

イギリス大学院生活の実際

3つの関門

　イギリス大学院での生活は必死で過ごした毎日で，卒業までの大きな関門は3つありました．最初は開始後3カ月までに提出する研究計画書です．数ページ程度の計画書ではありますが，提出するためには100本近くの先行研究を読み込んだ上で大学院の期間内にて終了可能な実験計画を提案する必要があり，パソコン画面へかじりつく日々が必要でした．

　その次の関門は，開始後約1年で行なわれるTransfer Examinationと呼ばれる（現在はMid-term Reviewと呼ばれる）中間試験で，これは修士論文程度（40ページ程度）のレポート提出と，1-2時間の口頭試問からなります．これは1カ月くらいソファーの上で寝る生活を繰り返した末に無事に突破しました．

　最後の関門である学位審査は300ページ以上にわたるPhD Thesisと呼ばれる学位論文を提出した上で，3-4時間にわたる口頭試問があります．Thesisを書き上げるのは英語が母語であるイギリス人でも数カ月掛かるのが通例であり，その間はほとんど引きこもり状態で取り掛かることになります．私は新規のプロジェクトを手掛けながら（後述）書き上げたので，約1年掛かりました．

　これらの研究計画・試験は，毎回2-3人の試験官によって公平かつ厳しく審査されます．特に学位審査は学外から（しばしば国外から）試験官を呼ぶことが義務付けられており，非常に緊張します．一方で試験官にはその分野の世界的権威を呼ぶことが多く，自分が懸命に書いたThesisを世界的に有名な人たちが時間を掛けて読み込んでくれて，付箋をたくさん付けて自分の前に現れた時は大きな感激もありました．

厳しいラボミーティング

　日々の研究についてですが，時間外の実験は安全上の問題がある（何か事故があったときに対応できない）という理由で，私のいた大学では最低でも19時までにはオフィスを立ち去るように強く求められ，時間外や休日の実験を行なう場合は事前の書類審査を受ける必要がありました．実際のところ，実験は手を動かして結果を出すことも大事ですが，何より「なぜその実験をするのか」について説明できることが重要視されます．

　過去の文献や今までの結果を考えると，どのような実験結果が期待できるか，実験結果が期待通りならば何が言えるのか，期待外れであったら何が言えるのか，そして次のステップはどうするか，といったことを実験前からすべて自分自身で考えられるようになることが大学院生に求められる1つの目標となっているわけです．こういったことが2-3カ月に一度発表するラボミーティングで厳しく問われることになります．

大学院留学で得たもの，失った(かもしれない)もの

得られた自信

　医学部卒業後に海外へ研究留学する場合，学位を日本で取得した後のポスドク留学という形が圧倒的多数です．私は研究経験もまったくない中で学位を海外で取得するという，あまり前例のない道のりへ偶然踏み出すことになりました．苦労も多かったのですが，海外大学院留学は自分の人生にとって得るものが大きかったと思います．

　私が考えるポスドク留学と大学院留学との違いは，ポスドク留学の場合は一人前の研究者として尊重されるのに対して，大学院生として基礎から英語とサイエンスを厳しく叩き込まれる経験が得られること，論文出版以外でも様々な審査を大学院の中でパスする必要があるため，英語で人と議論する能力が高まったこと，そして何より苦労して書き上げたThesisが自分の自信になったことがあります．

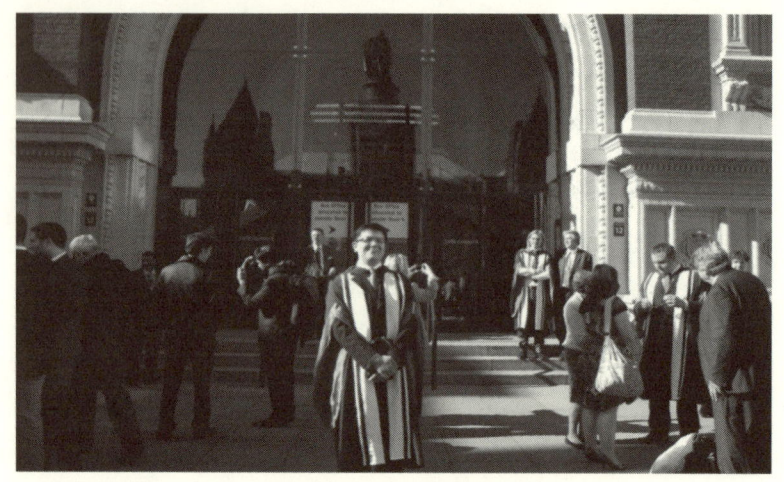

▲ロイヤル・アルバート・ホールでの学位（博士号）授与式にて

　また，大学院生にもかなりの自由時間と裁量を与えられるため（一方で出した結果への評価は厳しい），どのようにしたら自分のベストパフォーマンスを日々引き出せるか（プライベートの時間もきちんととることが，結局のところよいパフォーマンスを出すために大事だと私は感じています），という点にすごく気を払えるようになったことも私が学び得たことでした．

すり減る貯金
　一方で，臨床経験や金銭的余裕を犠牲にせざるを得なかったのは事実です．すでに書いたように私は比較的経済的に恵まれた状況下（一人暮らしならば十分生きていけるくらい）で大学院を始められましたが，家族を抱えつつ長期間の大学院留学を続けるのは容易ではありませんでした．そのために奨学金の申請を必死に行ない，幸いにして1つ取れたのでその後は随分楽になりました．年単位の時間と経済的投資によって自分が何を得たいのかについては，行く前に真剣に考えて家族と納得いくまで話し合っておくことは決して無駄にならないと思います．

帰国へ——大学院卒業後の展開

　当初は大学院卒業後に日本へ帰国する予定でしたが，ここで再度の偶然が重なりました．ボスが新しいプロジェクトを手掛けることになったので，その新規プロジェクトの担当者として残らないか，というオファーを非常に悩んだ末に受けることにしました．

　自分としても海外での研究トレーニングをもう少し受けたい，と大学院卒業間際に考えていましたし，学生教育にも関わる機会も得られたので，さらに多くのことを学べた2年間になりました．このプロジェクトを無事に終了した後に，縁あって6年ぶりに母校に戻ることにしました．

　私の留学後の挑戦はまだ始まったばかりです．一種の逆カルチャーショックは帰国後1年経った今でもありますが，日本特有の事情や組織体制を比較して批判するだけでなく，どのようにして現実へ適応しつつ自分の留学経験を日本の中で活かしていくか，そして目前にある日本の体制を変えていくべきならばどう変えるべきか．そんなことを考えながら日々過ごしています．

アカデミックキャリアと海外大学院留学

　私自身がまだアカデミックキャリアの入り口にいるので，どのくらい役に立つアドバイスなのかは分かりませんが，自分が思う海外大学院留学のアカデミックキャリアに対する意義は主に2つです．

　まず海外大学の学位は取得が厳しい分，国際的な信用度が高いと思います．大学院生を対象にした，キャリアアップのためのスキルを学ぶコースも多くありますし，卒業後にさらに海外でのポジションを狙っていくならば，有利だと思います．2つめのメリットとしてはアウェイの環境に研究キャリアの初めから身を置くことで，組織ではなく自分個人の力を試される経験を得られることです．数多くの「今まで見たこともない人」と議論

を交わして，納得させるための論理力やコミュニケーション能力が文字通り「身につく」よい機会となるでしょう．身についた個人の力は，きっとアカデミックキャリアを築くのに役立つと思います．

一方でネガティブなインパクトとしては，もし卒業後に日本でのキャリアを考えた場合，前例がほとんどないために日本において周囲の理解を得るまでに一定の時間が掛かること，「国際的に信用のある資格＝日本国内で信用を得られる」というわけではないこと，そして帰国後のキャリアのロールモデルが大変少ないといったことが挙げられるかと思います．

まとめますと日本で将来的に働くならば，海外大学院の学位が箔になることは必ずしも期待はできないかもしれません．ただし若いうちから厳しい世界にさらされることで，これをくぐり抜けられれば，厳しい世界を生き抜くための個人の力として得られるものは非常に大きいと私は考えます．

最後になりますが，海外大学院留学に興味をもたれた方は，理系の日本人海外大学院生のコミュニティーであるカガクシャ・ネットで，留学に興味のある人に対して Google Hangout を用いたオンライン座談会を定期的に開催しております．医学分科会[1]という，医学部を卒業した後に海外大学院に留学した（もしくは現在留学中の）人によるグループもあります．私は臨床医経験を経て留学しましたが，医学部卒業直後から海外大学院で始めた人もわれわれの仲間にいます．ウェブサイトをのぞいてみて，興味が湧いたらコンタクトしていただければ[2]，もっと具体的な話が色々な人から聞けると思います．

[参考 HP]
1) http://www.kagakusha.net/activities/medical-society
2) http://www.linkedin.com/groups/Kagakusha-Network-4834525

資 料 1

2015年度 JANAMEF
《研修・研究,調査・研究助成募集要項》

2015年度助成要項（A）──研修・研究助成
（JANAMEF-A）

1. 助成内容　日本の医療関係者の米国・カナダ他における医療研修助成並びに米国・カナダ他の医療関係者の日本における医療研修助成（研修期間1年以上）

2. 応募資格　①2015年4月1日から2016年3月31日までに出国する方
②臨床研修あるいは医学研究を希望する医療関係者で各専門職種の免許取得の方
③TOEFL iBT80点以上の取得者（IELTSも可）
④USMLE/Step1・Step2CK・Step2CS・MCCEEGFMS・CGFNS等の合格者が望ましい
⑤臨床研修を目指す方が望ましい
⑥研修先が決まっている方（研修先の紹介はしておりません）あるいは，マッチングに応募していて2015年3月31日までに結果が確定する方
⑦当財団から4年以内にA項の助成を得た方あるいは他財団より助成を受けた方は応募資格はありません．

＊留学中の収入合計額が5万米ドル以内の方を優先します

3．助成人数　若干名
　　助成額　最高100万円/人

4．提出書類　①申込書（所定用紙・JANAMEF A-1, A-2, A-3, A-4, A-5, A-6）
　　　　　　＊ホームページより申し込み用紙ダウンロードページでPDF書類がダウンロードできます
　　　　　　②履歴書・和文（所定用紙2枚．上記PDF書類とセットになっています），英文（A4サイズ・1枚／書式自由）各1通
　　　　　　＊①，②の写真は同一写真で，証明用として最近3カ月以内に撮られたもの
　　　　　　＊家族構成（履歴書に必ずご記入ください）
　　　　　　③卒業証書のコピーまたは卒業証明書
　　　　　　④専門職種免許証のコピー（縮小コピー可）
　　　　　　⑤USMLE/Step1・Step2CK・Step2CS等の合格証をお持ちの方はコピーを提出してください
　　　　　　⑥英語能力試験（TOEFLまたはIELTS等）の点数通知書のコピー
　　　　　　＊TOEFLまたはIELTSを取得されていない場合は受験し，点数通知書のコピー
　　　　　　⑦論文リスト（主な3篇以内 JANAMEF A-5）をA4サイズ1枚に
　　　　　　⑧誓約書（所定用紙・JANAMEF A-6）
　　　　　　⑨推薦書（英文厳守・A4サイズ，1枚）2通
　　　　　　＊推薦者のうち1名は当財団賛助会員であること
　　　　　　＊2名とも賛助会員でない場合は，どちらか1名に賛助会員になってもらってください（賛助会費・1口2万円）

＊応募者の自己・近親者などの推薦は認められません
＊推薦書はレターヘッド付の便箋を使用し，英文でお書きください（日本語の推薦書は認められません）
＊ひな型はありません
＊応募者の方の人物像がわかる内容をご自身の言葉で，また推薦者の方の財団との現在・今後の関わり合い方も含めてお書きください
＊推薦書は推薦者本人が直接，財団へお送りください
⑩米国・カナダ他あるいは日本での研修または研究受け入れを証明する手紙
＊受入先機関の代表者または指導者のサイン入りのもの（コピー可）
⑪収入証明書または契約書のコピー
＊留学中，日本での収入がある場合も必ず１年間の総額を証明するもの（給与証明書等）を付けてください
⑫応募者一覧表作成用書式
⑬上記1–12とセルフチェックリスト

　PDF書類はそのままタイピングしてプリントアウトして提出してください
　書類はできるだけタイピングしたものを提出願います
　（他に，タイピングしたものの，切り貼りでも結構です）
　以上13項目の書類をクリアファイルに入れて期限までに提出してください

5．応募締切　2015年3月31日（火）（期日までに必着）

6．選考方法　選考委員会が書類審査並びに面接のうえ採否を決定します．

7. 選考日　2015年4月25日（土）
　　場　所　東京

8. 選考結果の通知
　　　　　　応募者本人宛に郵便により通知します．

9. 送金方法　合格者は出入国日を所定の連絡票によって財団に通知してください．それにもとづいて振り込みます．

10. 義務　　1）研修開始後の近況報告の提出（JANAMEF NEWS やホームページ掲載用）
　　　　　　2）研修報告の提出（JANAMEF NEWS やホームページ掲載用）
　　　　　　＊様式は財団指定書類
　　　　　　＊A4サイズ（40字×30行くらい），3枚程度
　　　　　　＊日本語または英語（帰国後1カ月以内）
　　　　　　3）賛助会員に入会
　　　　　　4）財団主催のセミナーや財団活動への協力
　　　　　　5）助成金に対する使途明細書の提出（帰国後1カ月以内）
　　　　　　6）氏名，出身大学・所属機関名，研修先・分野・研修期間，推薦者について，JANAMEF NEWS や事業報告書に掲載することの了承

11. 助成金の取消
　　　　　　下記の場合，助成金の取消，助成金の停止，もしくは振込まれた助成金の返却を通告します．
　　　　　　1）提出書類に虚偽の記載があった場合
　　　　　　2）医療関係者としてふさわしくない行為があった場合
　　　　　　3）前項の義務1）〜6）の不履行

2015年度助成要項（B）──研修・研究助成
（JANAMEF-B）

1. 助成内容　日本の医療関係者の米国・カナダ他における調査・研究助成並びに米国・カナダ他の医療関係者の日本における調査・研究助成（研修期間1年未満）

2. 応募資格　①2015年4月1日から2016年3月31日までに出国する方
②財団の事業目標に合致した分野での短期調査・研究を希望する医療関係者で，海外及び日本での生活に直ちに順応できる人物であること．ただし当財団から4年以内に助成を得た方は対象としません．

3. 助成人数　若干名
   助成額　　10万～50万円/人

4. 提出書類　①申込書（所定用紙・JANAMEF B-1, B-2, B-3による）
＊ホームページより申し込み用紙ダウンロードページでPDF書類がダウンロードできます
②履歴書・和文（所定用紙・2枚．上記PDF書類とセットになっています），英文（A4サイズ・1枚／書式自由）各1通
＊①，②の写真は同一写真で証明用として最近3カ月以内に撮られたもの
③卒業証書のコピーまたは卒業証明書
④専門職種免許証のコピー（縮小コピー可）
⑤米国・カナダ他あるいは日本での調査・研究の受け入れを証明する手紙（コピー可）

＊受入れ先機関の代表者または指導者のサイン入りのもの
　　⑥推薦書（英文・A4サイズ，1枚）2通（サイン入りのもの）
　　　＊推薦者のうち1名は当財団賛助会員であること
　　　＊2名とも賛助会員ではない場合，どちらか1名に賛助会
　　　　員になってもらってください（賛助会費・1口2万円）
　　⑦英語能力試験（TOEFL・TOEIC・IELTSなど）の点数通
　　　知書のコピー
　　⑧誓約書（所定用紙 JANAMEF B-3）
　　⑨渡航計画書
　　⑩応募者一覧表作成用書式
　　⑪セルフチェックリスト

　　PDF書類はそのままタイピングしてプリントアウトして提出
してください
　　書類はできるだけタイピングしたものを提出願います
（他にタイピングしたものの，切り貼りでも結構です）
　　以上11項目の書類をクリアファイルに入れて期限までに提出
してください

5．応募締切　2015年3月31日（火）及び9月30日（水）（年2回）

6．選考方法　選考委員会が書類審査により採否を決定します．

7．選考日　　年2回
　　　　　　2015年4月末頃および10月末頃予定

8．選考結果の通知
　　　　　　応募者本人宛に郵便により通知します．

9．送金方法　合格者は出入国日を財団所定の連絡票によって財団に通知して下さい．それにもとづいて振り込みます．

10．義務　　　1）調査・研究報告の提出（JANAMEF NEWS やホームページ掲載用）
　　　　　　　＊様式は財団所定指定書類
　　　　　　　＊A4 サイズ（40 字×30 行くらい），1 枚程度
　　　　　　　＊帰国後 1 カ月以内
　　　　　　　2）賛助会員に入会
　　　　　　　3）財団主催のセミナーや財団活動への協力
　　　　　　　4）助成金に対する使途明細書の提出（帰国後 1 カ月以内）
　　　　　　　5）氏名，出身大学・所属機関名，受入先・調査・研究項目・期間，推薦者について，JANAMEF NEWS や事業報告書に掲載することの了承

11．助成金の取消
　　　　　　　下記の場合，助成金の取消，助成金の停止，もしくは振り込まれた助成金の返却を通告します．
　　　　　　　1）提出書類に虚偽の記載があった場合
　　　　　　　2）医療関係者としてふさわしくない行為があった場合
　　　　　　　3）前項の義務 1）～5）の不履行

⦿問い合わせ先
公益財団法人　日米医学医療交流財団
〒113-0033　東京都文京区本郷 3-27-12　本郷デントビル 6 階
Tel：03-6801-9777
Fax：03-6801-9778
e-mail ● info@janamef.jp
URL ● http://www.janamef.jp

資料 2
JANAMEF 助成者リスト

2014 年度
助成者リスト（医師A項）

ID	Year	氏名	研修先
376	2014	川堀真志	Brigham and Women's Hospital
377	2014	石塚万貴	The Children's Hospital of Philadelphia
378	2014	名取洋一郎	University of Toronto
379	2014	影本容子	1）Mount Sinai Beth Israel，2）Tufts Medical Center
380	2014	安藤彰香	University of Hawaii
381	2014	小林泰俊	University of Pittsburgh Presbyterian Shadyside Hospital
382	2014	後藤真実	University of Pittsburgh Presbyterian Shadyside Hospital
383	2014	濱嶋夕子	Duke University School of Nursing

＊頭のIDは『MPH留学へのパスポート』よりの続きの番号です．

2014 年度
助成者リスト（医師B項）

ID	Year	氏名	研修先
128	2014	新井英介	University of Utah

＊頭のIDは『外科診療にみる医学留学へのパスポート』よりの続きの番号です．

資料 3

助成団体への連絡および，留学情報の問い合わせ先

公益財団法人　日米医学医療交流財団
JAPAN-NORTH AMERICA MEDICAL EXCHANGE FOUNDATION
（JANAMEF）
〒113-0033　東京都文京区本郷 3-27-12 本郷デントビル6階
Tel：03-6801-9777
Fax：03-6801-9778
e-mail ● info@janamef.jp
URL ● http://www.janamef.jp

（株）シェーンコーポレーション　KAPLAN 御茶ノ水センター
窓口／プログラム担当
〒101-0041　東京都千代田区神田須田町 1-2-3　Z会御茶ノ水ビル 9F
Tel：03-5298-6179
Fax：03-3253-0725
e-mail ● kap-info@kcep-eikoh.com
URL ● http://www.kcep-eikoh.com

株式会社トラベルパートナーズ
窓口／看護留学担当
〒103-0015　東京都中央区日本橋箱崎町 25-6 KCM ビル 2F
Tel：03-5645-3700
Fax：03-5645-3775
e-mail ● nursingprograms@travelpartners.jp
URL ● http://www.nurse-kenshu.com

※看護長期研修手配，学生短期留学企画（医学部・看護学部），専門分野視察研修企画手配，留学手続（医療英語研修・語学研修・大学），ホームステイプログラム手配

執筆者紹介

▶Ⅰ部◀

林　大地（はやし・だいち）

東京都出身

2004 年	ロンドン・キングスコレッジ医学部卒業
2005 年	ロンドン・キングスコレッジ病院初期研修医（内科・外科）修了
2006 年	英国ケント州メドウェイ病院耳鼻科・産婦人科研修修了
同　年	東京慈恵会医科大学大学院医学研究科博士課程入学
2007 年	日本医師国家試験合格
同　年	東京慈恵会医科大学病院初期研修医
2009 年	同　　修了
同　年	東京慈恵会医科大学大学院医学研究科博士課程復学（放射線科リサーチレジデント）
同　年	ボストン大学放射線科リサーチフェロー
2011 年	同　　リサーチインストラクター
2012 年	同　　リサーチアシスタント・プロフェッサー
2013 年	イェール大学ブリッジポート病院放射線科レジデント
同　年	ボストン大学放射線科リサーチアシスタント・プロフェッサー

山本翔太（やまもと・しょうた）

神奈川県出身

2006 年	カリフォルニア大学バークレー校 Biology, Molecular Biology 卒業
同　年	Genentech Inc. ハーセプチン関連乳がんリサーチアシスタント（～ 2007 年）
2011 年	カリフォルニア大学ロサンゼルス校医学部卒業
同　年	同　　サンフランシスコ校レジデント
2012 年	同　　ロサンゼルス校分子イメージングリサーチアシスタント
2013 年	同　　放射線科レジデント

堀川雅弘（ほりかわ・まさひろ）
JANAMEF Fellow 2013

神奈川県出身
2006 年　防衛医科大学校卒業
同　　年　陸上自衛隊幹部候補生学校
同　　年　防衛医科大学校病院初期臨床研修
2008 年　陸上自衛隊旭川駐屯地業務隊医官兼旭川厚生病院放射線科後期研修医
2010 年　防衛医科大学校病院放射線科専門研修医（〜 2012 年 8 月）
2011 年　ECFMG Certificate 取得
2012 年　日本医学放射線学会放射線診断専門医
同　　年　防衛医科大学校学生指導教官兼防衛医科大学校病院放射線科医師
2013 年　陸上自衛隊衛生学校衛生技術教官室教官
同　　年　株式会社クオリティラド IVR 代表取締役（〜現在）
同　　年　日本 IVR 学会専門医
同　　年　オレゴン健康科学大学ドッター・インターベンショナル研究所リサーチフェロー
2014 年　同　　インストラクター
現在に至る

北之園高志（きたのその・たかし）

東京都出身
1988 年　昭和大学医学部卒業
同　　年　同　　医学部附属病院放射線科入局
同　　年　昭和大学内科系大学院
1992 年　同　　修了
1994 年　テキサス大学 MD アンダーソン癌センタークリニカルフェロー
2004 年　ロチェスター大学放射線科アシスタント・プロフェッサー
2012 年　ノースフィールドインターナショナル設立，プレジデント就任
現在に至る

サラモン典子（さらもん・のりこ）

岡山県出身

1984 年　昭和大学医学部卒業
同　年　同　　放射線科にて研修
1988 年　埼玉医療センター放射線科勤務
1989 年　昭和大学医学部放射線科助手
1990 年　仏国マルセイユ大学神経放射線科リサーチフェロー
1992 年　同　　外国人教授（Foreign Professor）
1996 年　ノースウエスタン大学病院神経放射線科リサーチフェロー
1997 年　同　　神経内科レジデント
1998 年　同　　放射線科レジデント
2001 年　同　　神経放射線科クリニカルフェロー
2002 年　カリフォルニア大学ロサンゼルス校放射線科アシスタント・プロフェッサー
2008 年　同　　放射線科アソシエイト・プロフェッサー
2012 年よりカリフォルニア大学放射線科プロフェッサー，プログラムディレクター

資格

米国放射線科専門医（2002 年～），米国神経放射線科専門医（2005 年～）

森谷聡男（もりたに・としお）

岡山県出身

1987 年　昭和大学医学部卒業
同　年　同　　医学部大学院放射線医学教室入局
1989 年　第一種放射線取扱主任者
1991 年　昭和大学放射線科助手
同　年　同　　医学博士
1992 年　太田熱海病院放射線科部長
同　年　放射線科専門医
1993 年　埼玉県立小児医療センター医長
1997 年　昭和大学放射線科助手
1999 年　ロチェスター大学放射線科リサーチアシスタント・プロフェッサー（～ 2003 年）
2002 年　ECFMG Certificate 取得
2004 年　アイオワ大学医学部放射線科ビジティング・リサーチフェロー（客員研究員）
2005 年　同　　放射線科アシスタント・プロフェッサー
2010 年　同　　放射線科アソシエイト・プロフェッサー，神経放射線部門研究部長
　　　　ロチェスター大学放射線科兼任アソシエイト・プロフェッサー
2013 年　アイオワ大学医学部放射線科プロフェッサー，神経放射線部門研究部長

資格

アイオワ州およびマサチューセッツ州永久医師免許，米国放射線専門医，米国神経放射線専門医

酒井　修（さかい・おさむ）

埼玉県出身
1988 年　山形大学医学部医学科卒業
同　年　自治医科大学附属病院放射線科レジデント
1993 年　同　　病院助手
1996 年　自治医科大学放射線医学教室助手
1998 年　ハーバード大学マサチューセッツ・アイ・アンド・インファーマリー放射線科リサーチフェロー（～ 1999 年）
2000 年　自治医科大学放射線医学教室講師
2001 年　昭和大学藤が丘病院放射線科兼任講師（～ 2009 年）
同　年　ボストン大学神経放射線科クリニカルフェロー（～ 2003 年）
2003 年　同　　放射線科アシスタント・プロフェッサー（～ 2005 年）
2005 年　同　　放射線科アソシエイト・プロフェッサー（～ 2009 年）
同　年　同　　放射線科頭頸部放射線主任（～現在）
2009 年　同　　放射線科神経放射線主任（～現在）
同　年　同　　放射線科プロフェッサー（～現在）
2013 年　同　　耳鼻咽喉科－頭頸部外科プロフェッサー（～現在）
2014 年　同　　放射線腫瘍科プロフェッサー（～現在）
e-mail: Osamu.Sakai@bmc.org

大橋健二郎（おおはし・けんじろう）

静岡県出身
1984 年　横浜市立大学医学部卒業
同　年　東京女子医科大学循環器内科研修医，医療錬士
1987 年　聖マリアンナ医科大学放射線医学教室病院助手
1988 年　オハイオ州シンシナッティ大学核医学レジデント
1990 年　同　　修了
1994 年　アイオワ州アイオワ大学医学部放射線科 Visiting Associate（クリニカルフェロー）
1995 年　同　　修了
1996 年　茅ヶ崎市立病院医長（～ 1998 年）
2002 年　アイオワ大学医学部放射線科ビジティング・アソシエイト・プロフェッサー（客員准教授）
2008 年　同　　放射線科プロフェッサー
2011 年　同　　骨軟部放射線フェローシッププログラム長
e-mail: kenjirou-ohashi@uiowa.edu

河本里美（かわもと・さとみ）
JANAMEF Fellow 1992
群馬大学医学部卒業，聖路加国際病院内科研修後，埼玉医科大学放射線科．その後米国メリーランド州ジョンズ・ホプキンス大学放射線科にて，リサーチフェロー，レジデント，およびクリニカルフェロー（Cross Sectional Imaging）．その後，埼玉医科大学放射線科，大津市民病院放射線科．2001年よりジョンズ・ホプキンス大学放射線科アシスタント・プロフェッサー，2009年アソシエイト・プロフェッサー，現在に至る．

平田健司（ひらた・けんじ）
北海道出身
2002年　北海道大学医学部医学科卒業
同　年　北海道大学医学部附属病院（当時）医員（研修医）
2003年　日鋼記念病院（室蘭市）研修医
2004年　市立旭川病院放射線科医師
2006年　北海道大学病院核医学診療科医員
2011年　同　医学研究科博士課程（医学）修了
2012年　同　大学院医学研究科核医学分野助教
同　年　カリフォルニア大学ロサンゼルス校 Department of Molecular and Medical Phamacology にて Postdoctoral Researcher（博士研究員）
2014年11月より北海道大学大学院医学研究科特任助教に内定

隈丸（國島）加奈子（くままる・かなこ）
長崎県出身
2005年　東京大学医学部医学科卒業
同　年　東京大学医学部附属病院初期研修医
2007年　同　放射線科後期研修医
2008年　社会保険中央病院放射線科医員
2009年　東京大学医学部医学科生体物理医学専攻博士課程
2010年　ハーバード大学医学部・ブリガムアンドウィメンズ病院放射線科リサーチフェロー
2012年　博士号（生体物理医学）取得
2014年　ハーバード大学医学部・ブリガムアンドウィメンズ病院放射線科講師

若月　優（わかつき・まさる）

神奈川県出身
2002 年　群馬大学医学部医学科卒業
同　年　同　医学部放射線腫瘍学教室入局
2004 年　群馬大学大学院医学研究科博士課程
2007 年　同　修了
2008 年　群馬大学医学部放射線科助教
2009 年　ハーバード大学マサチューセッツ総合病院放射線科リサーチフェロー
2011 年　放射線医学総合研究所重粒子医科学センター病院勤務
現在に至る

真鍋（大山）徳子（まなべ・のりこ）

北海道出身
1997 年　北海道大学医学部医学科卒業
同　年　日鋼記念病院（室蘭市）研修医
1998 年　北海道大学病院放射線科研修医
1999 年　市立札幌病院放射線科研修医
2001 年　北海道大学大学院医学研究科高次診断治療学専攻博士課程入学
2004 年　ベスイスラエルディーコネスメディカル医療センター循環器内科リサーチフェロー
2005 年　博士号（医学）取得
2006 年　ベスイスラエルディーコネス医療センター循環器内科兼ブリガムアンドウィメンズホスピタル，TIMI 研究室
2008 年　北海道大学病院放射線診断科助教
2011 年　同　講師

齋藤アンネ優子（さいとう・あんね・ゆうこ）

JANAMEF Fellow 2004

千葉県出身
1995 年　順天堂大学医学部卒業
同　年　同　放射線医学教室入局
2000 年　埼玉県立がんセンター医員
2002 年　順天堂大学放射線医学教室助教
2004 年　フロリダ大学放射線腫瘍科リサーチフェロー
2006 年　米国ビューレイ社リサーチフェロー
2008 年　順天堂大学放射線医学教室助教
2013 年　同　放射線医学教室放射線治療学講座准教授
現在に至る

中村聡明（なかむら・さとあき）

兵庫県出身
1996 年　神戸大学医学部医学科卒業
同　年　大阪大学放射線科入局
1997 年　公立学校共済組合近畿中央病院放射線科医員
1998 年　大阪大学大学院医学系研究科
2002 年　同　　修了
同　年　シカゴ大学放射線腫瘍科 Postdoctoral Researcher（博士研究員）
2005 年　大阪大学大学院放射線治療科助手
2007 年　大阪府立成人病センター放射線治療科診療主任
2009 年　同　　医長
2012 年　大阪府立急性期・総合医療センター放射線治療科副部長
同　年　京都府立医科大学放射線科特任講師

石川　仁（いしかわ・ひとし）

栃木県出身
1995 年　群馬大学医学部医学科卒業
同　年　同　　医学部放射線医学教室入局
1998 年　群馬大学大学院医学研究科博士課程
2002 年　同　　修了
同　年　群馬大学医学部放射線科助教
2004 年　放射線医学総合研究所重粒子医科学センター病院
2006 年　群馬大学医学部放射線科講師
2008 年　ロチェスター大学がんセンター放射線腫瘍学ビジティング・アソシエイト・プロフェッサー（客員准教授）
2011 年　筑波大学人間総合科学研究科放射線腫瘍学准教授

▶解説 & 特別寄稿◀

中島康雄（なかじま・やすお）

京都府出身
1977 年　横浜市立大学医学部医学科卒業
1982 年　聖マリアンナ医科大学放射線医学講座助手
1983 年　カリフォルニア州スタンフォード大学放射線科リサーチフェロー
1989 年　聖マリアンナ医科大学放射線医学講座講師
1991 年　アイオワ州アイオワ大学放射線科ビジティング・アソシエイト・プロフェッサー（客員准教授）
1994 年　聖マリアンナ医科大学放射線医学講座助教授
1999 年　同　　教授
同　年　聖マリアンナ医科大学病院放射線科部長
現在に至る
e-mail: y3naka@marianna-u.ac.jp

沼口雄治（ぬまぐち・ゆうじ）

福岡県出身
1966 年　長崎大学医学部卒業
同　年　九州大学医学部附属病院でインターン
1967 年　九州大学医学部放射線科学教室入局
1968 年　広島原爆傷害調査委員会（ABCC）研究員
1970 年　ルイジアナ州ニューオリンズのオクスナークリニックで放射線科レジデント
1973 年　ジョージア州アトランタのエモリー大学で神経血管系放射線クリニカルフェロー
1975 年　九州大学放射線科教室に帰学．講師
1981 年　佐賀医科大学放射線科助教授
1982 年　ルイジアナ州ニューオリンズのチューレン大学放射線科教授
1988 年　メリーランド州ボルチモアのメリーランド大学放射線科教授
1994 年　ニューヨーク州ロチェスターのロチェスター大学放射線科教授
2001 年　帰国．聖路加国際病院放射線科部長
2002 年　昭和大学，聖マリアンナ大学，ロチェスター大学非常勤教授（〜現在）
2005 年　聖路加国際病院放射線科特別顧問（〜現在）
2013 年　聖マリアンナ大学，ロチェスター大学非常勤教授（〜現在）
資格
　日本および米国の放射線専門医，米国神経放射線専門医，日本脳血管内治療指導医
e-mail: yunuma@luke.ac.jp

▶II部◀

宮田（野城）加菜（みやた・かな）
東京都出身
2007 年　東京医科歯科大学医学部医学科卒業
同　年　同　医学部附属病院初期研修医
2008 年　茨城県厚生農業協同組合連合会土浦協同病院初期研修医
2009 年　東京都立多摩総合医療センター腎臓内科
2010 年　在沖縄米国海軍病院インターン
2011 年　ニューヨーク，マウントサイナイ・ベスイスラエル病院内科レジデント
2014 年よりハーバー UCLA メディカルセンター腎臓内科でフェローシップ予定

本郷偉元（ほんごう・いげん）
京都府出身
1996 年　東北大学医学部医学科卒業
同　年　沖縄県立中部病院インターン
1997 年　同　内科研修医
2001 年　ベスイスラエルメディカルセンター内科レジデント
2004 年　バンダービルト大学感染症科クリニカルフェロー
2006 年　武蔵野赤十字病院内科副部長
2007 年　同　総合診療科副部長
2008 年　同　感染症科副部長
現在に至る

若林健二（わかばやし・けんじ）
東京都出身
2002 年　東京医科歯科大学医学部医学科卒業
同　年　同　小児科
2007 年　インペリアル・カレッジ・ロンドン医学部・大学院博士課程
2012 年　同　大学院博士課程修了
同　年　同　麻酔・集中治療科リサーチアソシエイト
2013 年　東京医科歯科大学グローバルキャリア支援室
e-mail: waka-tmd@umin.ac.jp

公益財団法人　日米医学医療交流財団
JAPAN-NORTH AMERICA MEDICAL EXCHANGE FOUNDATION
(JANAMEF)

1988年10月財団法人として設立．翌1989年5月には特定公益増進法人に認定され更新を受けてきたが，2012年8月に公益財団法人に移行した．日本と北米諸国間の医療関係者の交流，医療関係者の教育並びに保健医療の向上への寄与を主な事業目的に，医学医療研修者の留学助成，学会助成，セミナーやシンポジウムなどを年に数回開催，医学医療交流の促進，普及，啓蒙のための出版物の作成等を行なっている．医学医療研修者に対する助成は，現在までに600名を超える．

〒113-0033　東京都文京区本郷 3-27-12 本郷デントビル6階
Tel：03-6801-9777/Fax：03-6801-9778
e-mail ● info@janamef.jp
URL ● http://www.janamef.jp

シリーズ日米医学交流 No.14　放射線科診療にみる医学留学へのパスポート
2014年11月10日初版第1刷発行

© 編者　公益財団法人　日米医学医療交流財団

発行所　株式会社はる書房
〒101-0051　東京都千代田区神田神保町 1-44 駿河台ビル
Tel.03-3293-8549/Fax.03-3293-8558
振替 00110-6-33327
http://www.harushobo.jp/

落丁・乱丁本はお取り替えいたします．　印刷　中央精版印刷／組版　閏月社
©JAPAN-NORTH AMERICA MEDICAL EXCHANGE FOUNDATION, Printed in Japan, 2014
ISBN 978-4-89984-145-6 C3047